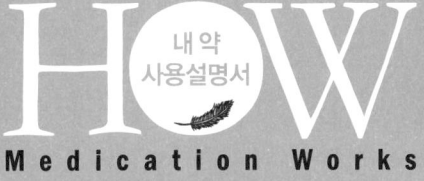

의사, 약사도 궁금해하는 약의 모든 것

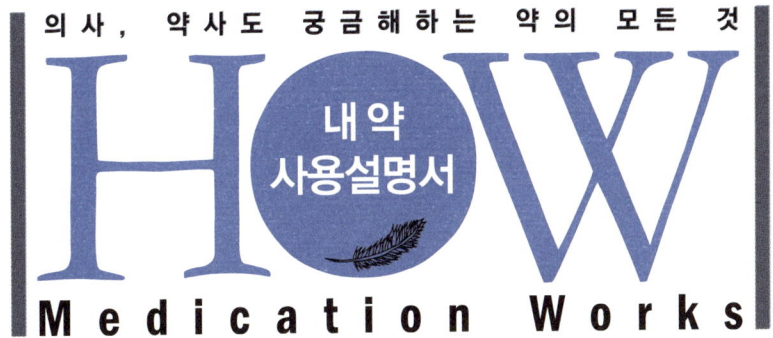

내 약 사용설명서

Medication Works

이지현 지음

세상풍경

contents

약사가 권하는 약, 믿어도 될까? 5

Chapter 1 기본 사용설명서

약 성분을 외우는 사람들	12
복약 가이드 1 내 약 성분 알아보기	18
대체 조제약에 대한 편견과 진실	22
약에도 피해야 하는 궁합이 있다	24
복약 가이드 2 약 궁합 복약 레시피	30
약사도 알려주기 힘든 약물 부작용의 진실	36
복약 가이드 3 안전한 약 사용을 위한 복약수칙	40
호기심을 자극하는 진열 약품들	43
복약 가이드 4 약 사용설명서 보는 법	46
내 증상을 제대로 말하는 대화의 기술	50
복약 가이드 5 안전한 약 사용을 위한 질문 리스트	54
왜, 약국마다 약값이 다를까?	56
복약 가이드 6 내 약 보관수칙	60
모든 약은 간을 손상시킨다?	62

Chapter 2 셀프케어 가이드

제대로 알고 구비해야 하는 가정상비약	68
복약 가이드 7 우리 집 상비약 10가지 리스트	74
일반약 구매 시 꼭 체크해야 하는 부작용 약 성분	76
복약 가이드 8 편의점 상비약 활용 가이드	82
우리 아이 약, 제대로 먹이고 있을까?	85
Q&A 어린이 약에 대한 오해와 진실	89
복약 가이드 9 삐뽀삐뽀! 어린이 약 복약수칙	94
홈쇼핑에서 판매하는 건강기능 제품들, 믿고 먹어도 될까?	96
복약 가이드 10 홈쇼핑 건강기능식품 구매 가이드	102
내성을 피하는 현명한 방법	104
면역력을 증진시키는 시크릿 생활수칙 10가지	108

Chapter 3 감기약

- 감기마저도 항생제를 선택하는 사람들 … 114
- 감기에 자주 쓰이는 항생제, '아목시실린'을 주목하라 … 117
- 혹시 감기약에 수면제가 들어 있나요? … 123
- **복약 가이드 11** 감기약 셀프케어 가이드 … 126
- 몸살감기에는 정말 쌍화탕이 좋을까? … 129
- 바싹바싹 입이 마르는 것도 감기약 부작용? … 133
- **Q&A** 감기약에 대한 오해와 진실 … 136
- 언니가 먹던 코감기약 내 기침 감기에 같이 먹어도 될까? … 138

Chapter 4 위장약

- 습관적으로 위장약을 즐기는 사람들 … 144
- 마시는 소화제 천기누설 … 147
- **복약 가이드 12** 증상에 따른 위장약 셀프케어 가이드 … 152
- 감기약에 든 위장약이 변비 유발자? … 159
- 헬리코박터균, 과연 없애는 것이 정답일까? … 162
- 배탈 설사는 예민한 내 장 탓! … 164
- 변비약에 서서히 마비되는 장 … 166

Chapter 5 진통제

- 세균과 바이러스라는 나쁜 세입자 … 170
- 통증과 발열은 지원군이 필요해 … 172
- **Q&A** 열에 대한 오해와 진실 … 174
- 진통제의 중독성을 걱정하는 사람들 … 176
- 왜, 어떤 의사들은 매번 같은 약만 처방할까? … 181
- **복약 가이드 13** 진통제 셀프케어 가이드 … 184
- 매일 먹는 진통제가 만성두통의 원인 … 187
- 만병통치약, 아스피린 주의보 … 191
- 토네이도급 진통제 칵테일 … 194
- 익숙해서 더 신뢰하는 무서운 진통제들 … 200
- 진통제도 힘 못 쓴 지긋지긋한 관절 통증 … 205

Chapter 6 다빈도 질환 치료약

콜레스테롤 약 먹어? 말아? 210
우울증약 정말 중독될까? 214
혈압약, 평생 먹는 두려움 217
당뇨약을 정말 끊는 사람들 220
식물성 여성 호르몬제, 믿거나 말거나 224
너무도 쉽게 선택하는 피임약의 위험한 부작용 229
커뮤니케이션을 통한 부작용 모니터링 232
약이 영양소를 빼앗아간다고? 236

Chapter 7 영양제

천연 비타민제의 늪 242
비타민 B군 영양제에 주목하라 248
영양제 주사를 신뢰하는 사람들에게 253
여자라서, 여자이기에 꼭 챙겨야 할 영양제 258
화제의 프로바이오틱스, 뭐길래 난리일까? 261
복약 가이드 14 영양제 선택 가이드 265
Q&A 다이어트 약에 대한 오해와 진실 266

Chapter 8 외용제

잘못된 습관이 흉터를 만든다! 278
다친 발톱에 왜 무좀약을 바르나? 281
Q&A 외용제에 대한 오해와 진실 284
스테로이드 연고가 곰팡이를 키운다 286
피부암을 일으키는 '연고 바르는 습관' 291
파스 때문에 화상을 입는다고? 293

Reference guide 안전한 약 사용을 위한 안내

우리들이 가장 많이 찾는 일반약 베스트 판매순위 298
혼동하기 쉬운 내용들에 대한 안전장치 302

Jennifer's Letter

Good Medicine
약사가 권하는 약, 믿어도 될까?

"왜 약사는 내가 원하는 약이 아닌 다른 제품을 권할까?"

'혹시 이윤이 더 많이 남는 약을 팔려는 것은 아닐까?' 누구나 한 번쯤 이런 생각을 해본 적이 있을 것이다.

실제로 몇몇 약국에서 약사가 아닌데도 약을 파는 일명 '카운터'를 고용해 매출 상승만을 위한 영업에 열을 올린 것이 언론에 보도되면서 '약사가 권하는 약은 싸구려 약'일지 모른다는 의심이 사람들의 뇌리에 깊이 자리 잡은 듯하다.

물론 약국도 비즈니스를 하는 곳인 것은 맞다. 하지만 효능이 좋고 약사 스스로 신뢰하는 제품인데도 단지 광고에 투자하지 않아 상대적으로 가격이 저렴하고 이윤까지 남는다면 굳이 권하지 않을 이유가 없다.

약국을 잘 운영하기 위해 약사는 경영적인 측면을 고려하지 않을 수 없지만, 돈을 위해 양심을 저버리는 약사가 생각보다 그렇게 흔치는 않다. 약사의 업무가 단순히 처방전에 따라 약을 조제하고 달라는 약을 주는 정도에 불과하다면 면허를 유지하기 위해 연수교육을 받는 등 늘 공부를 하면서 지내야 할 이유가 없지 않는가.

캐나다, 미국 등에서는 처방 검토, 약물 오남용 방지, 만성질환 관리를 위한 환자 교육 등 다양한 약사의 업무와 역할에 대해 많은 홍보가 이루어져 이에 대한 사람들의 이해도 또한 높은 편이다. 편의점, 주유소 등에서 상비약을 판매하지만 사람들은 약사의 상담 없이 함부로 약을 복용하려 하지 않고 약국을 찾아 부작용이나 상호작용에 대해 다시 한 번 확인한다.

캐나다에서 일할 때 실제로 있었던 일이다.

하루는 항우울제와 수면제를 처방받은 중년의 여성이 약국을 방문했다. 수면제를 먹는데도 잠이 잘 오지 않는다고 해서 주의 깊게 들어 보니 항우울제의 부작용일 수 있다는 생각이 들었다. 항우울제를 언제 먹느냐고 물으니 하루 한 번 밤에 먹는다고 한다.

"불면증이 개선되지 않는 것은, 우울증약을 밤에 먹어서 약 부작용이 나타난 거예요. 앞으로 항우울제를 아침 식후에 먹으면 잠이 잘 올 수도 있을 겁니다."

이렇게 증상의 원인으로 의심되는 '약의 복용법'을 바꾸라는 조언과 함께 약으로 인해 비타민 B가 결핍되어 더욱 예민해질 수 있다고 설명했다. 또 중년의 나이를 고려해 그 나이 여성에게 부족하기 쉬운 칼슘과 마그네슘을 보충하도록 권했다. 칼슘제는 우울감이나 불면에도 도움을 줄 수 있을 거라는 설명과 함께 의례적인 인사말처럼 건넨 상담이었다.

그런데 이 환자는 갑자기 내게 "이제부터 나는 당신을 내 약사로 생각한다"고 말하며 가족의 건강 상담까지 부탁했다. 내가 권한 영양제들까지 약을 한 아름 안고 가며 고맙다는 말을 몇 번이고 되풀이하기도 했다.

아무도 자신이 우울증약을 밤에 먹는지 확인하지 않았고, 잘못된 복용법 때문에 불면증이 생길 수 있다는 것을 내 말을 듣고서야 처음 알게 되었다는 것이다.

이후로도 약사인 내가 책이나 논문을 보며 공부한 내용, 여러 환자들을 보면서 경험상 알게 된 약물 치료의 문제점들을 이야기할 때마다 캐나다 사람들은 무한한 신뢰를 표현하며 'We need you!'라고 말해주었다.

아낌없이 신뢰를 보내준 환자들 덕분에 나는 더 열심히 관련 정보를 찾게 되었고, 사람들에게 한마디라도 더 설명해 주려는 마음이 생겨났다. 서로 간의 신뢰가 쌓이면서 보람도 느끼고 약국에서 상담하는 것이 재미있게 느껴지기까지 했다.

그러한 경험 덕분에 나는 약사로서 커다란 생각의 전환을 맞이하게 됐다. '환자와 약사 간의 신뢰가 얼마나 중요한지, 그러한 신뢰관계를 만들기 위해 어떤 노력을 기울여야 할지' 생각하게 된 것이다.

한국에 돌아온 나는 이곳 약국에서도 진심 어린 상담을 실천하고자 노력했다. 하지만 이게 어떻게 된 상황일까? 똑같은 상담을 했지만 무언가 못 미더운 시선을 내게 보낸다! 사람들은 나를 '약 팔려는 사람'으로 느끼는 듯했다.

물론 이렇게 된 데에는 이제까지 약사의 상담과 역할이 미흡했던 점이 큰 이유로 작용했을 것이다. 그렇지만 요즘 약사들은 약물 치료나 환자 상담에 대해 정말 많은 공부를 한다. 약국의 형태 또한 변화를 거듭해 약은 물론, 건강관리에 필요한 거의 모든 제품을 취급할 정도로 발전했다.

처방약을 조제하는 일만 해도 사람들이 안전하고 효과적으로 약을 사용할 수 있도록 약사가 고려해야 할 것들이 많다. 가령 정확한 복용법과 부작용에 대한 대처법, 지금 먹고 있는 약은 없는지, 평소 식습관은 어떤지 등을 환자에게 물어봄으로써 약으로 인한 여러 문제들을 방지하고 효과적인 약물 치료가 될 수 있게 노력한다.

이렇듯 약국에서 이뤄지는 약사와 환자 간의 대화는 매우 중요하다. 약사라고 하면 제한된 공간에서 기계적으로 약을 조제해 주는 사람을 연상하기 쉽다. 하지만 약사는 학교를 졸업하고 나서도 약에 대해 '끊임없이' 공부해야 하는 직업이다. 새로운 약물 치료 가이드가 나와 기존의 지식과 전혀 다른 이론이 생기기도 하고, 위험한 약물 부작용이 새롭게 보고되어 지금까지 잘 쓰던 약을 더 이상 쓸 수 없게 되는 등 빠르게 변화하는 약물 치료 관련 지식을 습득하고 정확히 적용해야 하기 때문이다.

"왜 내가 찾는 약을 주지 않고 이 제품을 주느냐, 혹시 이윤이 더 남기 때문에 그러느냐"고 한다면 이 길고 긴 사연을 다 전달할 수 없는 나로서는 한마디로 '맥이 빠진다!'

사람들이 '약은 우리 몸속에서 매우 복잡하게 작용한다'는 사실을 꼭 알

앉으면 한다. 복잡한 생리학적, 화학적 작용이 연관되어 있는 '약효와 부작용'에 관한 전문지식을 상황과 상태에 맞게 보다 알기 쉬운 말로 사람들에게 전달하기 위해 약사들도 나름의 연구와 연습을 한다.

물론 "우리 동네 약사는 약을 줄 때 별다른 설명을 하지 않던데요?"라고 반문하는 사람도 있을 것이다. 자세한 복약지도를 하지 않는 약사도 분명 있을 수 있다. 그럴 때는 이렇게 한번 질문해 보면 어떨까? "이 약의 효과는 언제 나타날까요? 약은 꾸준히 먹어야 해요?" 혹은 "혹시 2달 전에 먹었던 항생제와 같은 성분의 약인가요?"

이 책의 첫 글을 읽고 있는 독자라면 왜 이런 질문이 중요한지 아직 모를 수도 있다. 하지만《내 약 사용설명서》를 모두 읽고 난 후에는 이런 짧은 대화들이 나의 건강을 지키는 데 매우 중요한 역할을 한다는 사실을 알게 될 것이다. 그리고 의약품 광고에 현혹되어 무턱대고 이 약 저 약 찾는 대신 약 성분과 약물 상호작용, 부작용이나 주의할 점 등에 대해 보다 자세한 질문을 하게 될 것이다.

쉽게 찾아갈 수 있는 동네 약국 약사를 친절한 '내 약국의 내 약사'로 만들자. '신뢰할 수 있는 나만의 약사'를 만들어 가족의 건강과 복용하는 약에 대해 꾸준히 소통하고 교류하기를 바란다. 좀 더 편리하고 안전하게 약을 잘 사용할 수 있게 말이다.

1년간 집필한《내 약 사용설명서》를 탈고하면서···.

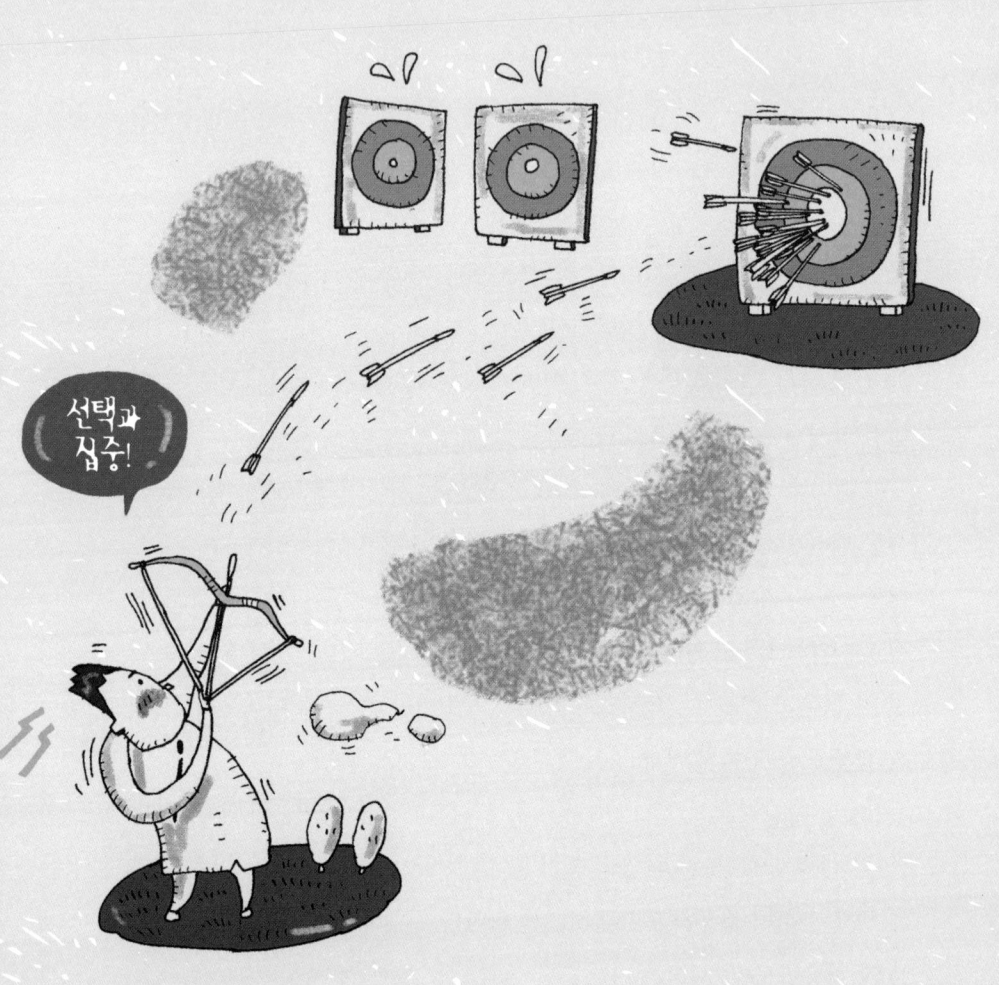

Chapter
1
기본 사용설명서

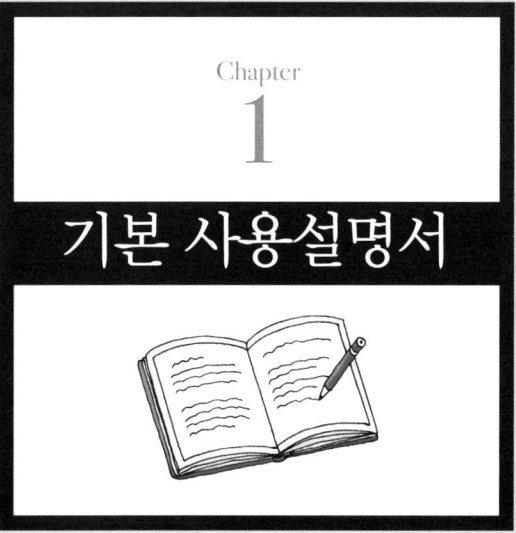

약 성분을 외우는 사람들

"100세 시대를 살고 있는 당신, 지금 먹고 있는 약의 성분을 아는가?"

백세인생을 대비해 사람들은 건강 프로그램을 즐겨 시청하고, 너도나도 TV에서 말하는 몸에 좋은 음식을 구해서 먹으려고 한다. 그런데 그에 비해 정작 내 질병을 치료하는 '약 성분'에 대해서는 과연 얼마나 관심을 갖고 있을까?

약국에서 만난 환자들의 대부분은 자신이 복용하는 약 성분이 무엇인지 제대로 기억하지 못한다. 이 약을 왜 먹어야 하고 정확히 어떻게, 언제까지 먹어야 하는지도 모른 채 그저 먹으라고 하니 먹는 정도다.

캐나다에서 약사로 일할 때 가장 놀란 점은 약국에 오는 환자들이 자신이 먹는 약의 성분과 용량을 너무나 정확하게 외우고 있다는 것이었다. 의사가 언제부터 약의 용량을 바꿔서 처방했는지, 어떤 약을 먹고 부작용을 겪었는지 등 약물 복용 이력에 대해 자세히 설명할 수 있는 환자들을 보고 정말 우리와는 너무나 다르다고 느꼈다.

한번은 미국에서 치과의사로 일하다가 한국에 교수로 온 친구가 내게 전화를 해서 너무 신기하다고 하기에 무슨 일이냐고 물었더니 똑같은 말을 한 적이 있다.

"미국에서는 평소 먹는 약에 대해 물어보면 사람들이 자기가 먹는 약을 다 외우고 있어. 성분이랑 용량까지. 그런데 한국에서 같은 질문을 하면 대부분 대답을 못해. 어떻게 이럴 수가 있지?"

이런 차이는 사실 제도의 차이에서 비롯된 문제이기도 하다. 우리나라의 경우 처음 개발한 오리지널 약이든 그것을 카피한 약이든 모두 제각각 다른 이름을 지어 붙이니 약사인 나도 이름만 듣고선 도통 무슨 약인지 모를 때가 많다.

미국이나 캐나다는 제약회사마다 각기 다른 이름을 붙이는 대신 약의 '성분 자체'를 '약의 이름'으로 사용한다. 심지어 환자에게 주는 약통에 붙어 있는 라벨 또한 성분명으로 표기하기 때문에 소비자들이 약의 성분에 매우 익숙해지는 것이다.

그런데 이런 제도적인 차이만을 이유로 삼기에는 북미 환자와 한국 환자들 사이에는 분명 아주 큰 차이가 있다. 우리나라 환자들에게서 나타나는 대표적인 성향이 하나 있는데, 그것은 바로 '내 병은 내가 잘 안다'는 신념이 강하고 약물 치료 자체를 별로 대수롭지 않게 여긴다는 것이다.

이러한 우리나라 환자들의 독특한 성향과 관련하여 암 치료의 권위자이기도 한 어느 의사는 인터뷰에서 이렇게 고충을 토로하기도 했다.

"한국에서는 환자들이 의사의 말을 신뢰하기보다 몸에 좋다는 여러 가지 식품들로 자가 치료를 하는 경우가 많아 암 치료가 매우 어렵다."

지병에 대한 지나친 자기 확신이나 약물 치료에 대한 이해 부족은 질병 치료를 더 어렵게 만드는 대표적인 요인이다.

실제로 약국에서 만난 많은 환자들은 약 성분에 대해 정확한 지식이 없이 약을 임의로 골라먹기까지 한다. 혈압, 당뇨, 고지혈증 등의 만성질환을 갖고 있는 경우 특히 이러한 현상이 두드러지는데, 3가지 이상의 약을 먹는 환자 중에는 처방대로 약을 복용하지 않고 임의로 한두 가지 줄여 복용하는 사례가 상당히 많다.

약의 작용은 단순히 혈압이나 당 수치를 떨어뜨리는 일차적인 기능에만 국한된 것이 아니다. 혈압약이 신장 기능을 보호하기도 하고, 고지혈증약이 심장마비나 뇌졸중 등의 심혈관계 합병증을 예방하기도 한다. 약의 작용이나 역할에 대해 심도 깊은 이해가 부족하다 보니 질병 치료에 방해가 되는 위험한 선택을 하는 것이다.

내가 먹는 약이 왜 처방되었는지 관심을 갖고 약효와 사용법에 대해 숙지하는 것만으로도 질병 치료에는 큰 도움이 된다. 만일 처방에 대해 의구심이 들거나 약에 대해 궁금증이 있는 경우 반드시 처방의나 약사에게 다시 한 번 '약의 성분과 역할'에 대해 물어보자.

한 명의 '가정의'가 환자를 꾸준히 돌보는 외국과 달리 우리나라는 환자들이 아플 때마다 이 병원, 저 병원으로 여러 명의 '전문의'를 찾아가 진료를 받는다. 또 약 처방도 '상품명'으로 하다 보니 해당 약이 있는 병원 인근 약국에서만 조제가 가능한 것도 문제다.

결과적으로 의사나 약사는 자신을 찾아온 사람이 과거 어떤 약을 먹었는지에 대해 모두 알아내기가 힘들며, 환자 본인의 설명에 의존할 수밖에 없는 것이 현실이다. 그러므로 우리는 자신이 현재 복용하는 약이 무엇인지에 대해 좀 더 정확한 설명을 의사나 약사에게 전달할 수 있어야 한다.

사람들의 약국 이용 습관 또한 약물 이력 관리에 큰 걸림돌이 된다. 미국이나 캐나다 환자들은 자신의 처방전을 '내 약국, 내 약사'에게만 가져간다. 그들은 집 가까이 '내 약국'을 만들어두고 건강관리를 위해 자신이 지정한 약국을 적극 활용한다.

간단한 진통제나 조제해 주겠다고 해도 정중히 사양하고 '내 약사'를 찾아가겠다고 하는 환자들을 보고 적잖이 놀란 기억이 있다. 자신의 질병 이력이나 약물 복용 내역을 훤히 알고 있는 단골 약사에게만 가겠다는 생각이 확고한 것이다.

반면에 우리는 어떤가? 매일 가던 약국이 조금만 바빠 보여도 빨리 약을 받아갈 수 있는 다른 약국을 이용한다. 여기저기 약국에 처방전을 맡길 경우 약사는 환자가 어떤 약을 먹었는지 알아낼 방법이 없다. 새로운 약을 줄 때도 약물 상호작용이나 부작용에 대해 체크하기가 매우 어렵다. 간단한 일반약이나 영양제 등과의 상호작용으로 인해서도 큰 피해를 입을 수 있다는 것을 생각하면 위험한 상황이다.

미국과 캐나다에서는 이러한 약물 복용의 문제점을 바로 잡기 위해 '약물 이력 관리(Medication Review, Medication Therapy Management)' 서비스를 운영한다. 국가에서 상담료를 지원하는 전문 서비스로 인해 꼭 필요한 약을 먹지 않거나, 약 복용법이 잘못되어 질병을 제대로 관리하지 못하는 환자들이 현저하게 줄었다(국내에서는 서울시에서 최초로 '세이프 약국'을 운영해 시범 서비스를 시작했다).

약사가 직접 환자와의 대면 상담을 통해 약물 복용에 대해 다시 한 번 검토해 주는 이 제도는 환자 삶의 질을 높이는 데 기여했을 뿐 아니라, 비용적인 측면에서도 좋은 평가를 이끌어냈다. 치료약을 제대로 복용하지 않거나, 상호작용이 있는 약 또는 보조제를 잘못 사용해 일어나는 건강상의 문제를 방지하기 때문이다. 이는 당뇨나 고혈압을 포함한 만성질환을 잘 관리하지 못해 합병증으로 병원에 입원하는 기간을 줄임으로써 결과적으로 의료비용을 절감하는 효과를 가져왔다.

우리나라도 '의약품 안심 서비스(DUR)'가 도입되어 새로운 약을 처방할 때 약물 복용 이력에 대해 검토해 주는 시스템이 마련되었다. 이 의약품 안심 서비스는 최근 같은 기간에 동일 성분의 약을 처방하거나 병용 금기, 연령 금기 약품을 처방할 경우 알림창으로 경고를 해준다.

문제는 중복 복용이나 금기약 복용을 방지하는 데 도움을 주기는 하지만, 이 시스템이 환자의 약물 복용 이력을 완벽하게 검토해 주지는 못한다는 것이다.

오래 전 받아둔 약이 있는 경우, 복용법이 잘못되거나 상호작용이 있는 일반약, 영양제 등을 복용하는 경우에 대해서는 어디까지나 환자와의 인터뷰에 의존해 판단할 수밖에 없다.

이것이 환자가 평소 자신이 먹는 약의 성분을 꼼꼼히 외우고 있어야 하는 또 다른 이유이다. 먹는 약을 정확하게 기억하기 어렵다면 수첩이나 스마트폰에 먹는 약의 성분명과 용량, 용법 등을 정확히 기록해 두고 위급하거나 필요한 상황에 의사나 약사에게 반드시 보여주어야 한다.

의료 시스템 상의 이유로 인해 여러 병원을 다니고, 또 이 약국 저 약국에 처방을 맡길 수밖에 없는 우리나라와 같은 상황에서는 이처럼 스스로 약물 복용 이력을 관리하는 '복약수첩'이 절실히 필요하다.

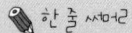

내가 먹는 약의 이름이 아니라 약의 성분을 기억하는 습관을 들이자!

내가 복용한 약물 이력을 관리하라!
복약수첩 작성법

자신이 먹는 약을 꾸준히 기록해 두면 복용하는 약이 어떤 것들인지 한눈에 알 수 있다. 특히 위급 상황 시 복약수첩은 빛을 발한다. 보유 질병이나 복용하는 약에 대한 정보를 제공해 빠른 처치가 가능하다. 평소 병원이나 약국을 이용할 때도 보여주면 약물 부작용과 상호작용을 미연에 방지할 수 있다.

내가 먹는 약을 기록할 때는 병원 처방약 외에도 일반약, 건강기능식품, 비타민제까지 꼼꼼히 기록하는 것이 좋다. 주사약이나 한약까지 기록해 두면 더욱 좋다.

복약수첩은 약물 복용 이력 관리가 목적이므로 약의 이름과 함께 성분을 반드시 기록해야 한다. 만약 약 복용 후 알레르기 반응이 나타났다면 해당 약을 반드시 표기해 두었다가 처방이나 조제 전에 한 번 더 알려주자.

복용 시작일	
복용기간	
병명 및 증상	
약 성분명	
1회 복용량	
복용법	
부작용	

먹는 약이나 바르는 외용제 모두 하루 사용 횟수와 함께 총 사용기간을 적어두면 좋다. 특히 먹는 약의 경우 약마다 다른 'mg' 용량을 꼭 표시해 두자.

1 Guide
내 약 성분 알아보기

얼마 전 어깨가 아파 약을 복용하는 이에게서 이상하게 많이 어지럽다는 말을 들었다. 부작용의 증상만으로 떠오르는 약이 있어 조제약 중에서 노란 빛깔의 작고 길쭉한 알약이 포함되어 있는지 물어보고, 만약 있다면 빼고 먹어보라고 권했다(효과 좋은 진통제로 흔히 처방되는 '트라마돌 Tramadol' 성분을 함유한 약은 실제로 '어지럼증', '환각' 등의 부작용이 빈번히 보고되는 약이다).

하지만 약사라고 해도 모양이나 색깔만으로 약의 성분을 정확히 판단하는 것은 쉽지 않다. 이럴 때 약학정보원 사이트를 이용하면 처방받은 약에 대한 궁금증을 말끔히 해소할 수 있다.

특히 먹고 있는 약이 어떤 약인지 잘 알지 못할 때 약의 생김새만으로도 검색을 통해 해당 약에 대한 자세한 정보와 부작용 등을 알아낼 수 있다.

이 환자의 경우 한쪽 면에 'KK'라고 새겨진 노란색 알약을 처방받은 적이 있는데, 이 약을 먹고 어지럼증을 느꼈다고 한다. 이후 다른 병원에서 몸통에 'YTS'라고 적힌 비슷한 모양의 알약을 처방받았는데, 검색 결과 이 2가지 약이 같은 성분이란 것을 알고 부작용을 미연에 방지할 수 있었다.

우리가 병원에서 처방받는 약은 제각기 이름도 다르고 모양도 다르지만 성분이 같은 약이 의외로 많다. 혹시 약을 먹고 부작용이나 알레르기를 경험한 적이 있다면 의심되는 약을 복용하기 전에 한 번쯤 검색해 볼 것을 추천한다.

대한약사회에서 운영하는 약학정보원은 홈페이지(www.health.kr)와 스마트폰 어플리케이션 '의약품 검색'을 통해 약 46,680가지의 약 성분을 포함한 의약품 정보를 제공한다.

그렇다면 약학정보원에서 약 성분을 어떻게 찾아볼 수 있을까? 앞서 언급한 노란색의 알약을 다음과 같이 제시한 3가지 방법으로 검색해 보자.

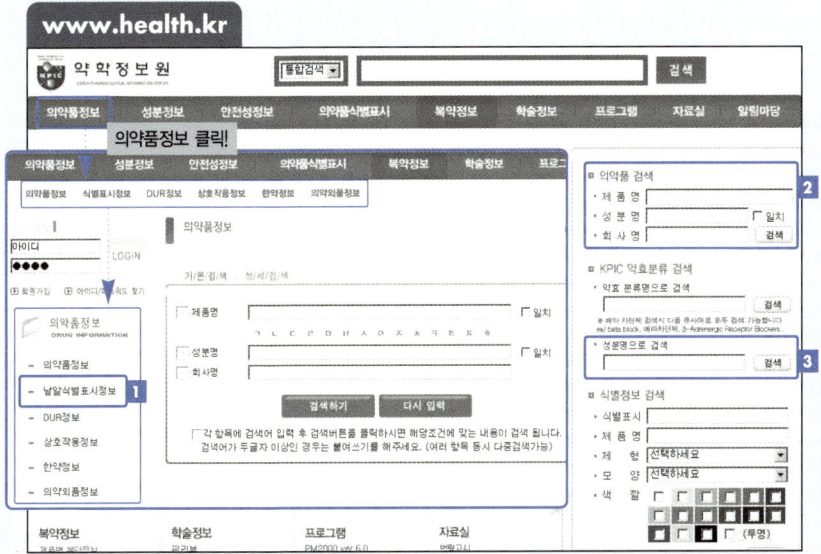

▶ 메인 화면 상단 메뉴에서 의약품 정보뿐 아니라 성분 정보, 복약 정보, 안전성 정보 등 원하는 정보에 대해 찾아볼 수 있다.

약 색깔과 모양으로 검색하기 ⇒ 1 '낱알식별표시정보'

약을 색깔이나 모양만으로 검색하는 방법이 있다. 약국에서 약사들도 이 방법을 자주 사용하는데, 상단 '의약품 정보' 메뉴 중 '낱알식별표시정보'를 클릭하면 오른쪽의 화면이 뜬다.
앞서 언급한 'KK'라는 문자와 노랑, 주황색 길쭉한 약이라는 정보만으로 검색을 해보았다.

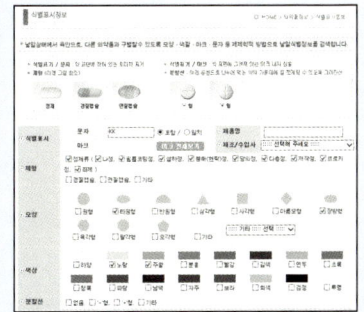

❶ 'KK'라는 글씨를 '문자' 기입란에 입력한 후 해당 문자가 검색될 수 있도록 '포함'을 체크한다. 정제인지 캡슐인지 '약품의 제형'을 체크하고, 검색할 약의 '색깔과 모양'도 체크한다.

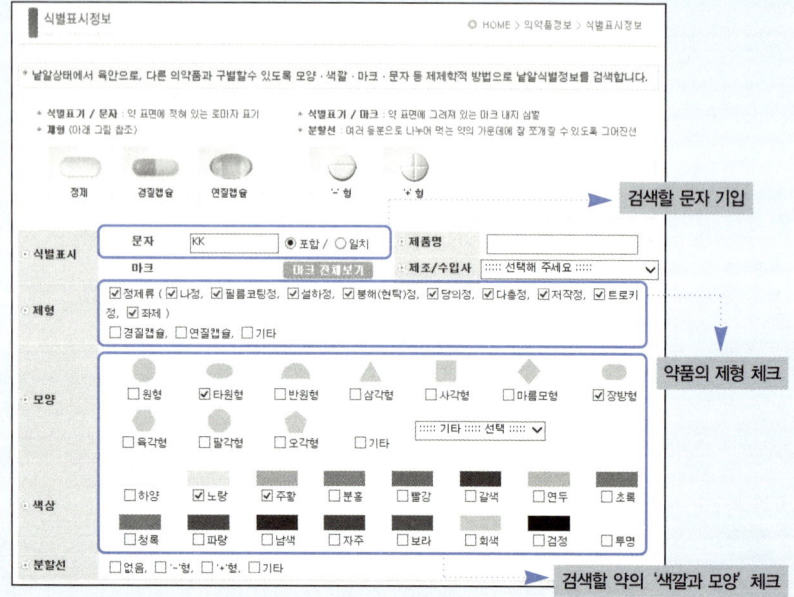

❷ 약의 생김새로 검색하면 화면과 같이 비슷한 약들이 결과로 나온다. 검색할 약의 또 다른 면의 표기사항을 확인한 후 'PI'라는 글씨가 동시에 새겨진 약을 선택하면 '페인리스세미정'이라는 약 이름을 찾을 수 있다. 이 약을 클릭하면 복용법, 부작용 등의 상세한 정보가 나온다.

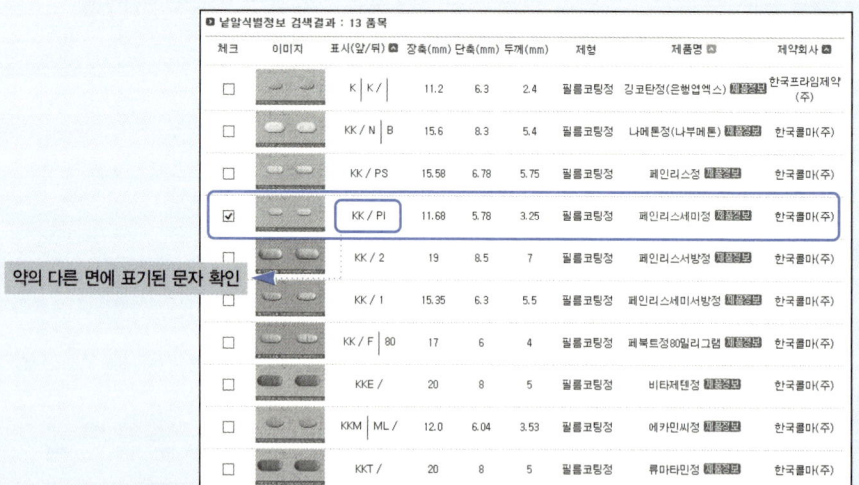

약 이름으로 검색하기
⇒ 2 의약품의 '제품명' 검색

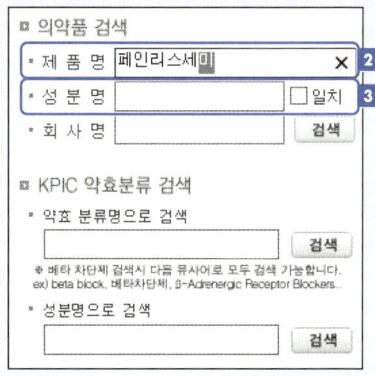

약의 이름을 알고 있다면 약품 정보를 검색하는 것이 훨씬 쉽다. 약학정보원 홈페이지 메인 화면 오른쪽 메뉴에서 '약 이름(제품명)'을 직접 입력하기만 하면 된다.

약 성분으로 검색하기 ⇒ 3 의약품의 '성분명 검색'

만약 내가 먹는 약의 성분명을 알고 있다면 같은 성분을 가진 약들을 모두 검색해 볼 수 있다. 메인 화면 오른쪽에서 '성분명'을 직접 입력하면 된다.

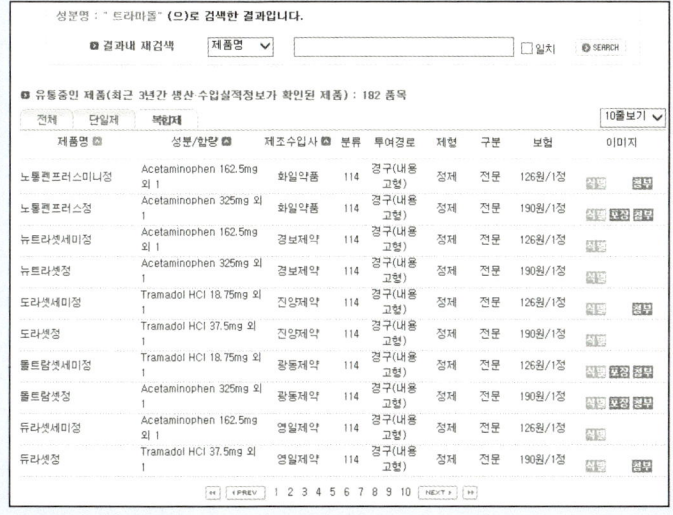

검색 결과 해당 성분이 하나만 함유된 단일제, 그 성분을 함유한 복합제 등의 정보를 모두 볼 수 있다. 우리가 찾는 페인리스세미정과 같은 성분의 약들이 모두 검색된다.

이러한 약물 정보를 검색해 봄으로써 부작용이나 알레르기를 경험한 약에 대해 정보를 얻고, 안전한 약물 복용에도 도움을 얻을 수 있다.

대체 조제약에 대한 편견과 진실

"처방약과 다른 조제약 먹어도 될까?"

약국에서 대체 조제를 해주겠다고 하면 환자들 대부분은 무언가 '다른 약'을 넣어준다고 생각해 꺼리는 모습을 많이 본다. 하지만 '대체 조제'란 몸속에서 똑같은 작용을 하는, 동일한 성분의 약을 주는 것이다. 인근 병원 처방이 아니라면 약국에 이름과 회사까지 똑같은 약이 없기 때문에 갖고 있는 약 중에서 성분뿐 아니라 효과까지 동일한 약으로 조제해 주는 것이다.

그럼 혹시 더 싼 약, 이윤이 더 많이 남는 약으로 주려는 것은 아닐까?

조제약은 마진이 남지 않기 때문에 약을 바꿔주면 좋은 이유가 전혀 없다. 더구나 건강보험심사평가원에서는 사입한 약과 조제해서 나간 약을 비교하는 감시 작업을 하기 때문에 비싼 약을 청구하고 싼 약을 주는 행위는 엄연한 불법으로 처벌받는다.

그러므로 처방받은 약이 '더 좋은 약'이라는 환상을 가질 필요가 전혀 없다. 수없이 많은 제약회사에서 똑같은 성분의 약을 만들어내는데 내 처방전에 있는 약이 그중에서 가장 좋은 약이라 확신하는 게 더 우스운 일 아닐까?

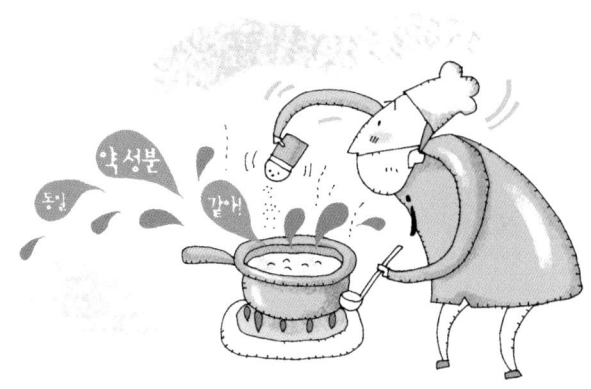

다시 말해 대체해 주는 약은 늘 '카피약'이고 처방약은 항상 '오리지널 약'이 아니라는 의미다.

'카피약'에 대한 오해도 버려야 한다. 특정 제약회사가 개발해 출시한 신약은 '특허'로서 독점 판매를 일정 기간 인정해 준다. 그 기간이 지나면 어느 제약회사나 똑같은 약을 복제해도 되기 때문에 효과 면에서는 차이가 없으면서 더 저렴한 약들이 대량으로 쏟아져 나온다.

처음 개발한 약을 '오리지널 약'이라 부르고, 복제한 약을 '카피약'이라 부른다고 해서 '명품'과 카피한 '짝퉁'의 의미는 전혀 아니라는 뜻이다.

대체 조제와 카피약에 대한 환자의 오해는 모두 '성분'에 대해 무지하기 때문에 생기는 일이다. 약마다 이름이 각기 다르다고 해서 성분까지 모두 다르다는 착각은 하지 말자. 중요한 것은 이름이 아닌, '성분'이라는 사실을 꼭 명심해야 한다.

> 🖊 한 줄 써머리
> 처방전과 다른 이름의 약을 주는 '대체 조제'는 약의 성분뿐 아니라 함량 및 효과까지 동일한 약으로 변경하는 것이다. 그러므로 혹시 다른 약을 먹고 효과가 없지는 않을까 걱정할 필요가 없다.

약에도 궁합이 있다
피해야 하는

"약에도 궁합이 있다!"

'약 궁합'이라는 표현이 좀 우습지만 사실 이만큼 잘 와 닿는 말도 없는 듯하다. 하지만 아직 약 궁합에 대한 인식이 부족한 사람들이 적지 않다.

여드름 때문에 피부과에서 항생제 처방을 받은 환자에게 약을 주면서 "이 약은 우유와 같은 유제품과 드시면 흡수가 잘 안 됩니다. 혹시 우유를 먹더라도 전후 2시간 정도는 간격을 두고 드세요"라고 하면 종종 의아한 표정을 짓곤 한다.

약과 음식 간에 궁합이 맞지 않을 경우 약효가 떨어지거나 부작용이 발생한다면 약 복용 시 이러한 정보를 어느 정도 알고 있어야 한다. 그렇다면 약의 효능에 영향을 주는 음식에는 어떤 것이 있을까?

"약물과 음식 간 상호작용을 그냥 가볍게 지나쳐서는 안 된다."

약과 음식의 상호작용으로 유명한 자몽 주스를 꼽을 수 있다. 자몽은 영어로 'Grapefruit'라고 하는데, 이 단어 때문인지 가끔 '포도 주스'로 잘못 번역되어 건강 뉴스에 소개되기도 한다.

자몽 안에는 약물을 대사시키는 데 주된 역할을 하는 효소의 활동을 억제하는 물질이 있어 약효에 영향을 미치고, 때에 따라 위험한 부작용의 원인이 되기도 한다. 자몽과 위험한 상호작용이 있는 대표적인 약으로는 항진균제, 고혈압약, 항우울제, 고지혈증약 등이 있다.

이 중 일부 약은 자몽과 함께 복용 시 신장 기능이나 근육에 손상을 입히기도 하고, 호흡기관에 부작용을 일으켜 심할 경우 사망에 이르게 할 수도 있다.

음식과 약의 상호작용으로 죽을 수도 있다니 실로 믿기 힘든 일이지만, 이런 일이 실제로 일어나기도 한다.

2008년 이후 화학 공법의 발전으로 약의 종류가 증가하면서 약 100여 가지 약물이 자몽에 의해 영향을 받으며, 간장의 약물 대사 기능을 저하시키는 것으로 알려져 있다. 특히 이 중 약 43가지 정도는 사망 등의 심각한 부작용을 일으키는 것으로 보고되어 있다.

약은 복용 후 어느 정도 시간이 지나도 체내에 잔류하므로 규칙적으로 복용하는 약이 있다면 먼저 자몽 주스와 같이 위험한 상호작용을 일으키는 식품이 있는지 점검하고, 복용기간 내 섭취를 피하는 것이 좋다.

자몽 주스 외에도 약을 먹을 때 피해야 하는 식품은 꽤 여러 가지가 있다. 우유는 위장의 산도를 낮추어 산성 환경에서 흡수되는 약의 흡수를 방해하고, 우유 속 칼슘이나 마그네슘 성분은 일부 약과 화학적으로 반응해 효과를 떨어뜨리기도 한다.

녹차와 홍차 또한 항생제, 비타민, 철분제의 흡수를 방해하고 카페인으로 인해 약물 대사를 빠르게 만들기도 한다.

훈제 햄이나 치즈 등 숙성된 음식에는 티라민이 많아 티라민 분해를 저해하는 일부 정신과 약물과 함께 먹는 경우 심각한 고혈압을 일으키기도 한다.

산성 음료인 콜라, 사이다 등의 탄산음료도 약 먹을 때 피해야 하는 대표적인 식품이다. 금연 보조제인 니코틴 껌의 효과를 떨어뜨리고 소염진통제, 항진균제 등 일부 약물의 흡수를 과도하게 증가시키기도 한다.

또 칼륨이 풍부한 바나나, 오렌지, 아보카도 등을 과도하게 섭취할 경우 부정맥이 나타날 수 있어 심장이나 신장 문제로 약을 복용한다면 주의해야 한다.

특정 질환 관리에 중요한 약을 복용 중이라면 갑자기 식습관을 드라마틱하게 변화시키는 것도 좋지만은 않다. 심혈관 수술 등으로 인해 혈액 응고 방지를 위해 복용하는 '와파린'이 대표적인 예다.

녹색 잎채소에는 비타민 K가 풍부해 과량 섭취 시 혈액 응고를 일으킬 수 있으므로 갑자기 채식 위주의 식사를 하는 것도 주의해야 한다.

"약과 약 사이의 상호작용도 때로는 큰 문제를 일으킨다."

처방전에 따라 전문약을 약국에서 조제할 경우나 상담을 통해 일반약을 구입할 경우에는 이러한 위험을 어느 정도 방지할 수 있다. 하지만 미리 구입해 둔 약을 필요에 따라 임의로 복용하는 경우도 많아 주의해야 할 조합에 대해 어느 정도 알아두는 것이 좋다.

가장 흔하게 볼 수 있는 사례는 같은 성분을 가진 약을 2가지 이상 동시에 복용해 부작용을 증가시키는 경우다.

흔한 예로는 코감기약이나 목감기약과 함께 종합감기약을 복용해 같은 성분을 2배, 3배 복용하는 것이다. 아세트아미노펜은 '타이레놀'이라는 상품명으로 더 잘 알려져 있는 해열진통제로 편의점 등에서도 쉽게 구매할 수 있어 특히 주의해야 한다. 아세트아미노펜은 감기약은 물론, 생리통약, 종합감기약에도 들어 있어 중복 복용으로 인한 간독성 피해 사례가 많이 보고되는 '성분'이다.

코감기약과 두드러기 알레르기약의 경우에도 같은 항히스타민제 성분이 함유되어 있어 중복 복용할 경우 심한 졸음이나 현기증을 일으켜 낙상이나 교통사고의 위험이 높아진다. 수면제나 신경안정제를 복용할 경우 졸음 부작용이 있는 항히스타민제를 함께 복용해서는 안 된다.

"특정한 약이 다른 약의 효과에 영향을 미치는 경우도 있다."

소염진통제는 몸속에 염분과 수분을 축적시켜 고혈압약의 효과를 떨어뜨린다. 고혈압약으로 자주 처방되는 이뇨제의 경우 염분과 수분을 배출하는 작용으로 혈압을 떨어뜨리는데, 이와 반대 작용을 하는 소염진통제를 먹게 되면 약효가 떨어지는 것이다. 또한 소염진통제는 혈액을 묽게 하는 아스피린이나 와파린 등과 함께 복용 시 혈액 응고를 더욱 저해해 출혈의 위험을 높이기도 한다.

진통제 다음으로 특히 우리나라 사람들이 많이 복용하는 위장약 또한 많은 문제를 일으킨다. 위장약은 위장의 산도를 낮추어 항진균제나 일부 항암제 등 산성 환경에서 흡수되는 많은 약물의 흡수를 방해하고 칼슘, 철분, 비타민 B12와 같은 영양소 또한 흡수되지 않게 만들어 영양소 불균형까지 초래한다.

약 중에는 장에서 작용하도록 특별히 설계된 '장용정'이라는 약이 있다. 위산이 나오는 위장을 무사히 통과해 산도가 낮은 장에 가서 분해되고 작용하도록 만든 것이다. 그런데 이를 위장약과 함께 먹으면 위장의 산도가 낮아져 장용정이 장에서 녹지 않고 위에서 녹아버려 기대한 약효를 얻지 못하게 된다.

또한 위장약의 성분 자체가 약물 대사에 영향을 미쳐 수많은 약의 약효를 방해하거나 부작용을 증가시킨다. 예를 들어 일반약으로 구매할 수 있고 감기약에도 흔히 처방되는 '위산 분비 억제제'는 천식약, 간질약, 항혈액응고제 등 미처 다 설명할 수 없을 만큼 많은 약과 상호작용이 있다.

위궤양 치료제로 쓰이는 위장약 중 일부는 심장 스텐트 시술 후 복용하는 항혈액응고제의 효과를 떨어뜨려 환자를 사망에 이르게 한 사례도 있다. 몇몇 약은 드물게 발생하지만 매우 심각한 부작용을 갖고 있는데, 잘못된 약 궁합으로 인해 이러한 부작용의 위험이 증가한다. 대표적인 예로 고지혈증약을 들 수 있다.

고지혈증약 중 '스타틴' 계열은 드물지만 위험한 부작용으로 '횡문근융해증'을 일으킬 수 있다. 항진균제나 일부 항생제의 경우 이 스타틴이란 약의 대사를 저해시켜 체내 약물 농도를 일시적으로 높이므로 부작용 발생 위험이 높아진다.

횡문근융해증은 쉽게 말해 근육이 파괴되는 것으로, 근육의 대사산물이 신장 기능을 손상시켜 신부전까지 일으킬 수 있는 매우 위험한 부작용이다. 따라서 스타틴 계열의 고지혈증약을 복용한다면 약물 대사를 저해하는 일부 항생제나 항진균제 복용 시 잠시 약 복용을 중단하는 것이 좋다. 또 처방의와 상의해 고지혈증약을 바꾸거나 용량을 조절하는 것도 고려할 필요가 있다.

이러한 '상호작용'의 문제 외에도 약 성분 자체의 특성상 체내 흡수가 너무 어려워 약 복용 후 어떤 음식이나 다른 약도 먹으면 안 되는 경우가 있다. 골다공증 치료제가 여기에 해당되는데 흡수율을 높이기 위해 일어나자마자 공복에 복용하고 최소 30분에서 2시간 정도는 물 이외에 아무것도 먹지 않아야 한다.

"영양제나 건강기능식품에도 약 궁합이 있다!"

영양제나 건강기능식품도 약 궁합 문제에서 예외가 될 수 없다. 약이 흡수, 대사, 배설되는 과정에서 약효에 영향을 주거나 독성을 나타내기도 하고 부작용을 증가시키기도 한다.

비타민 C는 소변을 산성화시켜 소변으로 배설되는 약의 배설에 영향을 미치고, 갱년기 증상이나 우울감 개선에 쓰이는 '세인트존스워트(St. John's Wort)'는 많은 약의 효과를 떨어뜨리거나 부작용을 증가시킨다.

이 밖에도 오메가-3나 은행잎 성분이 혈액을 묽게 만들어 항응고제와 함께 복용 시 출혈 부작용을 야기한다는 사실은 잘 알려져 있다.

약 궁합 즉 '약물 상호작용'은 사실 약물학적, 생리학적 전문지식을 갖고 판단해야 한다. 이런 이유로 환자 개개인이 스스로 모두 체크하기란 매우 어렵다. 따라서 특정 질병이나 복용 중인 약 또는 건강기능식품 등이 있는 경우에는 반드시 의사나 약사에게 알리고, 새로운 약과의 상호작용이나 질병과 관련된 문제점이 없는지를 확인하는 습관을 기르는 것이 중요하다.

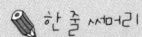
여러 가지 약을 먹어야 할 때는 약 궁합을 따져보고 음식도 가려서 먹자!

2 Guide
약 궁합 복약 레시피

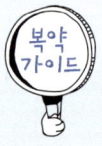

'혹시 내가 너무 많은 약을 먹고 있지는 않는가?' 라며 먹는 약의 상호작용과 부작용을 염려하는 사람들이 부쩍 많아졌다. 이와 같은 궁금증을 갖고 있는 이들에게 도움을 주고자 5명의 복약수첩을 통해 안전한 복약 레시피를 제시하고자 한다.

하루에 너무 많은 약을 먹는다며 자신이 먹는 약에 대해 궁금해하는 사람들 중 5명을 선정했다. 해당 참여자들이 하루 동안 자신이 실제 먹고 있는 모든 약을 기록한 내용을 토대로 복약 레시피를 제시할 것이다. 과연 이 5명의 사람들은 자신에게 적합한 제품을 안전하게 복용하고 있을까?

참여자 1의 복약수첩
- 성별 : 남자 · 나이 : 43세 · 키 : 170cm · 몸무게 : 78kg
- 음주 : 주 2회 이상(소주 1병 이상) · 흡연 : 1일 1갑
- 근육통, 근육 결림으로 자주 소염진통제 복용
- 아침 : 우루사 100mg 1알, 코큐텐 100mg 1캡슐, 칼슘 1알, 철분 1캡슐, 눈 영양제 2캡슐
- 점심 : 우루사 100mg 1알 · 저녁 : 우루사 100mg 1알, 칼슘 500mg 1알
- 가끔 먹는 약 : 비타민 B군 복합제

참여자 1의 추천 복약 레시피
- ➡ 아침 : 식사 후 칼슘제(마그네슘 함유)+비타민 B군 복합제
- ➡ 점심 : 비타민 C+철분제
- ➡ 저녁 : 식사 후 칼슘제(마그네슘 함유)+비타민 B군 복합제

참여자 1의 경우 평소 피로를 느끼고 숙면을 취하는 데 어려움을 겪는다면 비타민 B군 복합제를 가끔 먹을 것이 아니라 칼슘과 함께 아침, 저녁 1알씩 규칙적으로 복용하는 것이 좋다.

아침에 먹는 건강 보조제 중 칼슘과 철분은 서로 흡수를 방해하는 조합이다. 칼슘은 식사 후 위산이 있을 때 흡수가 잘 되므로 식후에 먹고, 철분제는 칼슘제를 먹지 않는 점심에 먹는 것이 좋다. 다만 철분의 경우 과량 복용하면 독성이 있으므로 혈액검사를 통해 철분이 부족하다는 진단을 받은 경우에만 복용해야 한다. 만일 철분 복용의 필요성을 느낀다면 의사나 약사와 상담 후 복용하는 것이 안전하다.

또 눈 영양제는 흡연자의 경우 베타카로틴이 함유되지 않은 제품을 선택하는 것이 좋다. 흡연을 하는 경우 베타카로틴이 폐암의 위험을 증가시킨다는 보고가 있기 때문이다. 가령 해외에서 유행하는 비타럭스(Vitalux)라는 눈 영양제의 경우 흡연자를 위한 제품으로 베타카로틴을 빼고 제조한 'Vitalux-s'라는 제품이 따로 있다.

비타민 C 또한 흡연자에게 필요한 성분으로 비타민 C를 철분제와 함께 복용하면 철분의 흡수에도 도움이 된다.

우루사는 크게 3가지 종류로 나뉘는데 단순 피로를 위해 복용한다면 굳이 우루사 100㎎과 같은 조제용 약을 복용할 필요가 없다. 복합 우루사는 인삼, 타우린, 이노시톨, 우루소데옥시콜린산 등의 성분을 함유해 자양강장, 육체피로 등을 위해 만든 제품이지만 우루소데옥시콜린산 100㎎를 함유한 우루사정은 담즙 분비에 문제가 있는 경우 사용하는 약이다.

무조건 주성분의 함량이 높은 제품을 선호하는 대신 '목적'에 맞는 성분으로 조합된 제품을 선택하는 것이 낫다. 이 참여자의 경우 음주나 피로 때문에 간 건강이 걱정된다면 '밀크씨슬 추출물' 성분도 간세포 보호에 도움이 된다.

마지막으로 근육 결림으로 인해 진통제를 자주 복용한다면 진통제의 사용을 줄일 필요가 있다. 마그네슘을 섭취하는 것이 근육 이완에 도움을 줄 수 있으므로 칼슘제에 함유된 마그네슘의 함량을 체크해 보는 것이 좋겠다.

참여자 2의 복약수첩
- 성별 : 여자　• 나이 : 71세　• 키 : 157cm　• 몸무게 : 63kg
- 고혈압약 2알 복용으로 혈압을 관리하며, 심하지는 않지만 당뇨약을 아침과 저녁으로 1알씩 복용
- 아침 : 고혈압약, 당뇨약, 오메가-3, 칼슘+비타민 D
- 점심 : 홍삼정 1티스푼
- 저녁 : 당뇨약 + 홍삼정 또는 대추 생강차 등 기침 완화에 도움이 되는 한방차나 감기 시럽을 가끔 복용
- 자주 먹는 처방전 약 : 소염제 및 진통제가 포함된 정형외과 처방약, 마른 기침 외과 처방약

참여자 2의 추천 복약 레시피
➡ 아침 : 식사 후 칼슘제(비타민 D 함유)+비타민 B군 복합제
➡ 점심 : 식사 후 오메가-3
➡ 저녁 : 식사 후 칼슘제(비타민 D 함유)+비타민 B군 복합제
➡ 고혈압약, 당뇨약은 복용법 유지

참여자 2의 경우 자주 소염진통제를 복용함으로써 체내에서 나트륨 및 수분이 축적돼 이유 없이 몸이 붓고 혈압이 높아질 수도 있다. 심하지 않은 국소적인 통증의 경우 바르는 소염진통제 사용을 권장한다.

당뇨가 있는 경우에는 홍삼정이나 대추차 등에 설탕이나 꿀 등 당 성분이 함유되어 있지 않은지 확인해야 한다. 기침 시럽 또한 설탕이 함유된 시럽을 복용할 경우 혈당을 올릴 수 있다.

무릎 관절통, 고혈압, 당뇨 등이 있는 고령자의 경우 오메가-3는 항염, 혈행 개선 등에 도움을 주므로 좋은 선택이지만 고혈압약이나 당뇨약으로 인해 부족해지기 쉬운 비타민 B군을 보충해야 한다. 비타민 B의 부족은 신경염 등의 원인이 되기도 하므로 신경통 증상이 있다면 더욱 더 비타민 B군 복합제를 추천한다.

또한 폐경기 이후 여성은 골다공증 예방을 위해 칼슘을 충분히 섭취하는 것이 좋은데, 칼슘제를 1일 1정 복용하는 것으로는 부족하다. 유제품이나 칼슘이 풍부한 음식을 섭취하는지 검토한 후 1일 2~3회 식후 1알 정도로 복용량을 늘려야 한다.

마지막으로 이유 없이 마른기침이 난다면 일부 고혈압약의 부작용일 수 있으므로 복용 중인 약의 성분을 반드시 체크해 볼 필요가 있다. 이럴 때는 혼자 기침에 좋은 한방차 등을 음용할 것이 아니라 의사나 약사의 상담을 받아야 한다.

| 참여자 3의 복약수첩 | • 성별 : 여자 • 나이 : 52세 • 키 : 164cm • 몸무게 : 60kg
• 평소 스트레스가 많고 우울감 및 불면증 호소. 폐경기 증상으로 여성 호르몬제, 골다공증 치료제 복용
• 아침 : 골다공증약(식전), 다이어트 보조제 가르시니아(식전)
• 점심 : 점심 식사 후 비타민 B군 복합제
• 저녁 : 가르시니아(식전), 여성 호르몬제, 폴리코사놀(취침 전) |

| 참여자 3의 추천 복약 레시피 | ▶ 아침 : 식사 후 칼슘제(비타민 D 함유)+비타민 B군 복합제
▶ 점심 : 식사 후 오메가-3
▶ 저녁 : 식사 후 칼슘제(비타민 D 함유)+비타민 B군 복합제
▶ 골다공증약은 다른 약과 복용 시 흡수에 방해를 받는다. 1~2시간 이상 복용 간격 필요 |

참여자 3의 경우 여성 호르몬제를 오래 복용해 왔다면 비타민 B군이 부족해질 수 있으므로 비타민 B군 복합제를 복용하는 것은 좋은 선택이다. 다만 수용성 비타민으로 소변으로 배설되기 때문에 하루 2회(아침과 저녁), 식후 1정씩 복용하는 것이 좋다.

또 골다공증약은 뼈가 더 이상 파괴되지 않도록 해주는데, 뼈가 잘 생성되려면 칼슘이 필요하기 때문에 칼슘제를 복용해야 한다. 칼슘은 비타민 D가 약 800iu 정도 함유된 칼슘제를 선택해 복용하는 것이 좋다. 칼슘은 산성 환경에서 흡수되므로 식후 위산이 분비될 때 복용하고, 골다공증약과 동시에 복용할 경우 흡수를 방해하기 때문에 2시간 이상의 시간 간격을 두고 1일 2회, 식후 1정씩 복용하는 것이 좋다.

폴리코사놀의 경우 생리활성기능 1등급으로 콜레스테롤 개선에 도움이 된다고 해서 많이들 섭취하는데 이 환자의 경우 단순히 혈관질환 예방을 위해 먹는 것은 좋은 선택이 아니다.

다이어트를 목표로 할 경우 BMI에 대한 이해가 필요한데 이 참여자의 BMI는 22 정도로 정상 범위에 해당한다. BMI는 체중(kg) ÷ {신장(m) × 신장(m)}로 계산되며, 23까지는 과체중에 속하지 않는다. 따라서 심한 과체중이 아닌 경우 보조제를 복용하기보다는 적당한 운동과 건강한 식습관으로 체중을 관리하는 것이 좋다. 지나친 다이어트로 인해 영양소가 결핍될 경우 우울감이나 불면증이 심해질 수 있기 때문이다.

참여자 4의 복약수첩

- 성별 : 남자 • 나이 : 45세 • 키 : 175cm • 몸무계 : 78kg
- 음주 : 주 3회 이상(맥주 1000cc 이상) • 흡연 : 1일 1갑
- 속 쓰림, 역류성 식도염 증상 및 고지혈증약 복용, 잦은 근육 통증
- 아침 : 아침 식사 후 비타민 B군 복합제 1알, 오메가-3 1캡슐
- 점심 : 식사 후 비타민 B군 복합제 1알, 오메가-3와 감마리놀렌산 각 1캡슐
- 저녁 : 저녁 식사 후 폴리코사놀 1캡슐
- 자주 먹는 처방전 약 : 소염제, 근육 이완제, 진통제가 포함된 정형외과 약

참여자 4의 추천 복약 레시피

➡ 아침 : 식사 후 코엔자임Q10+비타민 B군 복합제
➡ 점심 : 식사 후 오메가-3
➡ 저녁 : 식사 후 비타민 B군 복합제+마그네슘

참여자 4의 경우 콜레스테롤 조절을 위해 처방약을 복용하면서도 오메가-3와 감마리놀렌산, 폴리코사놀 등 콜레스테롤 조절에 좋은 건강기능식품들을 모두 함께 복용하고 있다. 이러한 제품들이 콜레스테롤 조절에 도움이 된다고는 하지만, 약물 간의 상호작용이나 효과에 대해 확실한 데이터가 아직은 부족한 실정이다. 또한 오메가-3, 감마리놀렌산, 폴리코사놀 모두 혈액을 묽게 만드는 작용을 하므로 갑작스런 수술이나 처치 시 지혈이 잘 되지 않는 등의 문제를 일으킬 수 있다.

고지혈증으로 이미 약을 처방받아 복용하는 경우 추가적으로 노력해야 할 것은 '비약물요법'인 식사량 조절, 식단 관리와 운동이다. 음주나 흡연 또한 고지혈증에 악영향을 끼치는 요인으로 생활습관의 개선 없이 건강 보조제만 많이 먹는 것은 잘못된 선택이다.

또한 스타틴 계열의 고지혈증약을 복용할 경우 체내 코엔자임Q10이라는 영양소를 고갈시키므로 이것저것 콜레스테롤 조절에 좋다는 보조제를 챙겨 먹기보다는 코엔자임Q10을 보충해 주는 보조제를 복용하는 것이 더 현명한 선택이다. 고지혈증약을 장기 복용할 경우 간 기능에 영향을 줄 수 있으므로 음주나 흡연은 삼가는 것이 좋다.

진통제와 근이완제를 장복하는 것은 좋지 않으므로 근육 이완에 도움이 되는 성분을 섭취하는 게 좋을 듯하다. 식도염이 있어 소화장애가 있는 칼슘제보다는 근육 이완에 도움이 되는 마그네슘 보충제를 추천할 수 있다.

참여자 5의 복약수첩
- 성별 : 여자 · 나이 : 44세 · 키 : 162cm · 몸무게 : 58kg
- 집안에 유방암 이력, 어깨 결림 및 피로감 호소, 최근 들어 살이 많이 찜. 특별한 질환 없이 어깨 통증, 두통으로 진통제를 자주 복용
- 아침 : 루테인 1캡슐, 칼슘제 1정, 눈 영양제 1캡슐
- 점심 : 공액리놀렌산 1캡슐
- 저녁 : 오메가-3 1캡슐, 석류즙 1봉
- 자주 먹는 처방전 약 : 소염제 및 진통제, 근육 이완제

참여자 5의 추천 복약 레시피
➡ 아침 : 식사 후 칼슘+마그네슘
➡ 점심 : 식사 후 오메가-3+루테인
➡ 저녁 : 식사 후 칼슘+마그네슘

참여자 5의 경우 눈에 피로감을 느껴 루테인과 눈 영양제를 복용하는 것은 좋지만, 가임기의 나이로 임신 계획이 있다면 비타민 A가 다량 함유된 눈 영양제는 피하는 것이 좋다.

최근 들어 살이 많이 찌고 피로감이 심하게 느껴진다면 갑상선 기능 저하를 의심해 볼 수 있으므로 혈액검사를 통해 호르몬 수치를 확인해 볼 것을 권한다.

오메가-3는 혈행 개선에 도움이 되므로 좋은 선택이다. 다만 어깨 결림과 잦은 두통이 있다면 그에 더해 마그네슘 제품을 함께 복용할 것을 추천한다.

이 환자의 경우 여성 호르몬 유지와 유방암 예방을 위해 석류즙을 꾸준히 섭취하고 있는데, 생리가 유지된다면 에스트로겐 분비가 지속되는 것이므로 굳이 석류즙을 섭취할 필요는 없다. 또한 석류는 식물성 에스트로겐을 함유하고 있어 유방암 예방에 도움이 된다고 알려져 있으나 과학적 근거가 부족하며, 장기간 과량을 농축해서 섭취할 경우 오히려 여성 호르몬 작용을 해 위험하다는 의견도 있다.

다이어트를 목적으로 섭취하는 공액리놀렌산은 위장에 부담을 주고 두통을 유발하는 등의 부작용이 있으며, 장기간 복용 시 안전성에 대한 논란(당뇨 등 대사성 질환)을 고려해야 한다. 따라서 환자의 식습관을 고려해 탄수화물 섭취가 많다면 가르시니아 함유 제품을, 먹는 양이 많다면 포만감을 주는 알긴산 함유 제품을 고려해 볼 만하다. 물론 살이 찌는 원인을 찾아 생활습관을 바로 잡는 것부터 우선되어야 할 것이다.

약사도 알려주기 힘든
약물 부작용의 진실

"이 약은 자살 충동을 유발할 수도 있지만, 금연에 도움을 주니까 처방대로 잘 챙겨 드세요."

금연 치료제로 복용하는 약에 대해 이런 복약지도를 듣는다면 어떤 기분이 들겠는가? 어렵게 금연을 결심하고 병원에 가는 일도 쉽지 않을 텐데, 금연 치료제로 쓰는 약이 자살 충동을 일으킬 수도 있다고 하니 갑자기 약 먹기가 너무 싫어질 것이다.

정도의 차이는 있지만 모든 약에는 크고 작은 부작용이 따른다. 하나를 얻으면 다른 하나를 잃는 것이 세상의 이치라는 말도 있듯 약이 우리 몸에서 작용하여 약효를 나타낸다는 것은 그만큼의 부작용이 따를 수 있다는 것을 의미한다.

물론 부작용을 줄인 좋은 약을 만들기 위해 끊임없이 연구하고 있지만 결과적으로 부작용이 전혀 없는, 100% 안전한 약은 세상에 없다고 할 수 있다.

약물 부작용은 두통, 설사, 변비 등과 같은 가벼운 증상뿐 아니라 자살 충동, 근육 손상, 턱뼈 괴사 등 듣기만 해도 무서운 문제를 일으키기도 한다. 치명적이고 심각한 부작용은 대부분 아주 드물게 발생하지만, 누구에게 이러한 부작용이 나타날지 예측할 수 없으므로 약사는 약을 줄 때마다 부작용에 대해 늘 경고해야 한다.

그런데 어떤 사람들은 의사나 약사가 약의 부작용을 일부러 감추거나 축소해 고지한다는 의심을 품기도 한다. 아주 틀린 이야기는 아니다. 하지만 의사나 약사에게도 환자에게 약물의 부작용에 대해 소상히 알려주기 어려운 나름의 고충이 있다.

'질병 치료'라는 목적을 달성하기 위해서는 환자가 약 부작용에 대해 두려움을 느끼게 하기보다는 약을 꼭 먹어야 한다는 사실을 인지하도록 설득해야 한다. 약의 부작용에 대해 필요 이상으로 자세하게 설명하게 되면 오히려 약에 대한 공포감과 거부감을 키울 수도 있다. 즉, 적절한 치료를 받아야 하는 상황에서 자칫 약을 복용하지 않게 만드는 방해 요소로 작용할 수 있다는 얘기다.

가령 뇌졸중 등을 예방하기 위해 복용하는 아스피린이 위장관 출혈의 원인이 된다고 하면, 그 말이 떨어지기 무섭게 "그럼 안 먹으면 되지 않아요?"라고 반문하는 환자도 있게 마련이다.

이렇게 환자에게 심각한 부작용에 대해 알리는 것은 약사 입장에서 조심스러운 일이다. 그럼에도 약사가 굳이 듣기에도 불편한 약의 부작용을 말해주는 가장 큰 이유는 무엇보다 환자의 안전 때문이다.

사실 전문지식이 부족한 일반인이 약 설명서를 보고 주의해야 할 부작용을 식별해 내기란 매우 어렵다. 하나의 약을 개발하면 건강한 사람, 질병이 있는 사람 모두에게 임상시험을 하고 약으로 인해 발생하는 모든 문제를 검토한 후 부작용 항목에 포함시켜야 한다. 그러다 보니 별것 아니게 보이는 약에도 부작용이 반 페이지 이상 나열되기도 하는데 어떤 것이 정말 심각한 문제인지, 또 부작용이 발생할 경우 어떻게 대처해야 하는지에 관해서는 자세한 설명이 없다.

그래서 약사는 약을 줄 때 복용법과 더불어 꼭 알아야 하는 부작용, 발생 빈도가 높은 부작용, 드물게 발생하지만 치명적인 부작용에 대해 환자를 교육하도록 훈련받는다.

환자는 이러한 부작용에 대한 설명을 듣고 무조건 약에 대해 거부감을 갖지 않아야 한다. 부작용의 증상 자체가 주는 거부감에 집중할 것이 아니라, '그에 따른 대처법'에 귀를 기울이는 것이 현명한 자세다. 심각한 부작용은 발생하는 경우가 극히 드물며 발생한다 해도 즉시 적절히 대처할 경우 치명적인 문제로 발전하지 않기 때문이다.

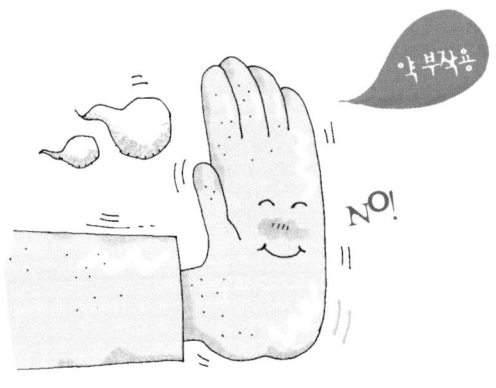

그렇다면 몇 가지 약의 대표적인 부작용에 대해 들어보고 어떻게 대처할지 한번 생각해 보도록 하자.

먼저 대표적인 우울증 치료제이자 요즘에는 만성 통증 치료제로도 사용되는 세로토닌 재흡수 억제제(SSRI)를 예로 들어보자. 이 약물은 '복용 중 자살 충동을 일으킬 수 있다' 라는 경고 문구가 붙어 있을 정도로 심각한 부작용의 위험을 안고 있는 약이다. 하지만 필요 이상으로 지나치게 부작용을 의식하기보다는 약을 복용하면서 기분이 갑자기 가라앉거나 괜히 눈물이 나는 등 이상한 감정의 변화가 있는지 여부를 알아차리는 데 집중하는 것이 더 중요하다.

또 널리 사용되는 스타틴 계열의 고지혈증약은 근육을 손상시킨다는 부작용이 보고되어 있다. 약을 복용하는 동안 평소에 경험하지 못한 증상이 나타날 수 있는데, 팔다리가 무기력하고 힘이 없으면서 근육통이 나타난다면 바로 의사나 약사에게 문의해야 한다.

이밖에 흔히 처방되는 약 중에서 잇몸을 자라게 하는 부작용을 가진 고혈압약도 있고, 위장약을 먹고 갑자기 가슴이 커지거나 유즙이 나올 수도 있다. 이렇게 단순히 이상한 몸의 변화처럼 보이는 증상도 먹는 약 때문에 나타나는 부작용일 수 있다는 것이다.

혹시나 일어날지 모르는 이런 부작용까지 일일이 환자에게 일러주기는 쉽지 않은 일이다. 아무래도 약사들은 치료의 중요성과 복약 순응도를 고려할 수밖에 없으므로 치명적인 부작용이 아니라면 빈번하게 발생하는 가벼운 부작용 위주로만 설명하게 된다.

따라서 약을 먹고 몸에 이상 반응이 나타난다면 이후 어떻게 대처할 것인지가 매우 중요하다. 검증되지 않은 정보가 넘쳐나는 인터넷을 검색해보고 불필요한 걱정에 휩싸일 것이 아니라, 가까운 약국을 방문해 약물 부작용이 아닌지 상담을 받아보는 것이 훨씬 더 현명한 대처다.

> ✏️ 한 줄 써머리
> 약물 부작용에 대한 공포나 거부감을 갖기보다 이상 반응이 나타날 때 어떻게 대처할 것인지가 중요하다.

3 Guide
안전한 약 사용을 위한 복약수칙

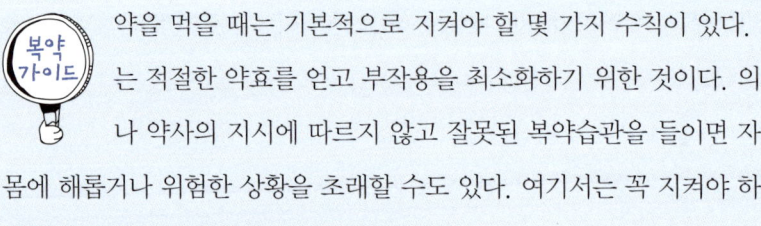

약을 먹을 때는 기본적으로 지켜야 할 몇 가지 수칙이 있다. 이는 적절한 약효를 얻고 부작용을 최소화하기 위한 것이다. 의사나 약사의 지시에 따르지 않고 잘못된 복약습관을 들이면 자칫 몸에 해롭거나 위험한 상황을 초래할 수도 있다. 여기서는 꼭 지켜야 하는 생활 속 복약수칙에 대해 알아보기로 하자.

1 약효를 제대로 얻기 위해서는 물과 함께 복용한다

특별한 경우를 제외하고 모든 약을 먹을 때는 가장 안전한 음료인 물과 함께 먹는 것이 원칙이다. 우유나 커피, 콜라, 주스 등과 함께 약을 먹으면 약효가 떨어지거나 부작용이 발생할 수 있으니 주의해야 한다.

2 미지근한 물을 충분히 마시면 속이 불편하지 않다

약을 먹을 때 미지근한 물을 충분히 마시면 약이 위장벽을 직접 자극해 속이 쓰리거나 불편해지는 것을 줄일 수 있다. 알약이 식도를 통과해 위장에 도달하기까지 필요한 물의 양은 큰 컵으로 한 잔(240cc) 정도다. 이렇게 물을 충분히 마시면 약이 위장까지 도달하는 데 5초밖에 걸리지 않지만, 한두 모금 마실 경우 자칫 약이 식도에 걸린 채 녹아버려 자극이 발생하기도 한다.

3 약을 먹고 나서 바로 눕지 않아야 한다

약도 입으로 들어가기 때문에 음식과 마찬가지로 식도를 지나 위장에서 녹아 흡수되는 과정을 거친다. 그런데 약을 먹은 후 바로 누우면 약이 식도로 역류할 가능성이 있다. 이렇게 되면 역류한 약이 식도를 자극해 심하면 염증을 일으킬 수 있으므로 가급적 곧은 자세로 복용하는 것이 좋다. 대표적으로 복용 후 절대 눕지 말아야 하는 약으로는 골다공증 치료제가 있다.

4 증상이 심하다고 약을 2배로 먹으면 부작용만 커진다

약을 먹을 때는 반드시 권장하는 용량을 지켜야 한다. 증상이 심할 때 약을 2배로 먹는다고 해서 빨리 낫는 것은 아니다. 오히려 모든 약은 독이 될 수 있다는 사실을 알아야 한다.

약이 독이 되느냐 아니냐를 구분하는 가장 중요한 기준들 중 하나가 바로 용량이다. 특히 간질약이나 심장약처럼 안전영역이 좁은 약은 임의로 과량을 복용할 경우 혼수상태에 빠지거나 사망에 이를 수도 있으므로 더욱 주의해야 한다. 만일 처방된 용량을 지켰음에도 효과가 없다면 임의로 복용량을 늘릴 것이 아니라, 다른 약으로 바꿀지 여부를 의사 및 약사와 상담하는 것이 현명하다.

5 여러 가지 약을 먹을 때는 같이 먹어도 되는 약인지 꼭 확인한다

서로 다른 병원에서 처방받은 약이나 일반약을 함께 먹어야 할 때는 약물 간에 영향을 미치지 않는지 확인하는 습관을 들이는 것이 좋다. 이는 건강기능식품도 예외가 아니어서 오메가-3 같은 경우도 처방받은 혈압약과 같이 먹어도 되는지 상담을 받는 것이 좋다. 간혹 별 생각 없이 여러 가지 약을 한꺼번에 먹는 경우가 있는데, 약 궁합이 서로 맞지 않으면 흡수를 방해하거나 특정 약의 부작용을 증가시키므로 주의해야 한다.

6 알약이 목에 걸리는 느낌이 싫어 함부로 쪼개거나 갈아서는 안 된다

알약에는 나름의 과학이 숨어 있다. 즉, 약효와 복용 시 편의를 고려해 최적화된 모양(정제, 캡슐)으로 만들기 때문에 처방된 그대로 먹는 것이 좋다.

가령 캡슐이 목에 걸린다고 해서 안에 든 가루만 먹는다든지 알약을 씹거나 부수어 먹는 것은 좋지 않다. 약을 갈거나 씹어 먹을 경우 약효에 지장을 준다. 특히 약 성분을 조금씩 방출하게 만들어진 알약의 경우에는 약 성분이 한꺼번에 왕창 나오게 되어 부작용 위험이 증가한다. 만일 알약을 잘 먹지 못한다면 갈거나 부수어도 되는지 약사와 꼭 상담해야 한다.

7 모든 약은 무조건 식후 30분에 먹는 게 아니다

흔히 약을 먹을 때 '하루 3번, 식후 30분'을 기본으로 하는 이유는 약을 규칙적으로 복용하게 하고, 위장에 남은 음식물이 위 점막을 보호하여 속 쓰림과 같은 부작용을 줄이기 위해서이다.

하지만 식사와 관계없이 복용할 수 있는 약들이 많고, 때로는 공복에 복용하는 것이 더 좋은 약도 있다. 식후 '바로' 먹는 것이 좋은 약들도 있는데 이는 약물 흡수나 부작용 때문이다. 예를 들어 일부 항생제, 항진균제 성분은 음식물이 있을 때 더 흡수가 잘 되므로 식후 즉시 먹는 것이 좋고 위장에 부담을 주어 속 쓰림, 소화불량 등을 일으키는 소염진통제, 스테로이드제 등도 식후 즉시 복용하면 부작용이 적다. 또한 때에 따라 식전에 먹으면 효과가 좋은 약이 있고, 복용시간 사이의 간격이 더욱 중요한 약도 있다.

먹는 시간을 특별히 정해주는 약들은 우리 몸에서 작용하도록 알맞은 조건을 찾아주기 위한 것일 때가 많다. 이러한 복용법을 지키지 않을 경우 약효가 제대로 나타나지 않거나 부작용의 위험이 높아지므로 반드시 용법을 지켜 복용하는 것이 중요하다.

8 증상이 나아졌다고 마음대로 복용을 중단하면 안 된다

변비약, 두통약, 설사약처럼 증상 완화를 목적으로 사용되는 약들은 증상이 호전될 경우 약을 끊어도 된다. 하지만 고혈압, 당뇨 등 만성질환에 먹는 약은 증상 완화가 아니라 심혈관계 합병증 예방을 위한 목적도 있으므로 단순히 혈압이나 당 수치가 떨어졌다고 해서 약 복용을 중단하면 안 된다.

혈압약을 먹고 일시적으로 혈압이 떨어진 것은 약효 때문인데 임의로 복용을 중단하면 다시 혈압이 올라가 위험한 상황을 초래할 수 있다. 따라서 약 복용을 중단하고 싶어질 경우 반드시 의사나 약사와 상담한 후 결정해야 한다.

호기심을 자극하는
진열 약품들

"애들이 약국만 오면 자꾸 뭘 사려고 해요. 이런 장난감 같은 비타민제를 먹어도 정말 괜찮나요?"

"이거 먹으면 정말 피로가 확 풀려요? 나도 한번 먹어볼까?"라며 이런저런 눈에 띄는 진열 약품들을 보며 약사에게 질문하는 사람들이 많다. 특히 처방전을 주고 난 후 사람들은 투약대 앞에 서서 알록달록 맛깔 나는 진열대를 보고 다들 한마디씩 묻곤 한다.

약국에서 처방전을 받고 복약지도를 하는 투약대 주변 공간은 사람들의 이목을 끌기 좋아 일명 '명당'으로 불린다. 신제품이 들어오거나 계절별로 특정 주력 상품이 있는 경우 제약회사 영업 사원들이 서로 자사 제품을 앞에 진열해 달라고 부탁할 정도로 인기가 많은 자리다.

이곳 투약대 주변에는 가격이 부담스럽지 않으면서 쉽게 하나쯤 사갈 수 있는 가벼운 용도의 제품을 주로 진열한다. 여기에는 주로 어린이들이 좋아하는 캐릭터가 그려진 비타민 제품군과 피로회복제 앰플, 목캔디 등 부담 없이 눈길을 끌 수 있을 만한 제품들이 놓인다.

아이 엄마라면 누구나 한 번쯤 진열대에 놓인 장난감 같은 비타민제를 먹여도 될까 망설인 경험이 있을 것이다. 사실 인기 만화 캐릭터가 그려진 비타민 제품은 대부분 하나씩 까서 먹는 캔디류이다. 비타민이라고는 하지만 제품의 분류부터 식품류에 속하며, 비타민 함량이 그다지 높지 않은, 맛과 캐릭터를 위주로 한 제품이다.

아이들이 병원에 가기 싫어 떼를 쓸 때나 주사를 맞고 나와 울음을 그치지 않을 때 엄마들이 하나씩 손에 쥐어주기에는 나쁘지 않은 용도이다. 하지만 딱 그 정도의 역할만 할 뿐이다. 복도에 구비된 껌볼 자판기에서 지저분한 껌볼을 뽑아 먹는 것보다는 낫겠지만 말이다.

아이들이 약국에서 자주 사먹는 캐릭터 음료의 경우도 마찬가지다. 편의점에서 소다 음료를 사먹는 것보다는 낫겠지만, 성분이나 함량이 건강을 위해 꾸준히 마시기에는 적절하지 않다.

그렇다면 한방에 피로를 풀어준다는 앰플제는 어떨까? 앰플제는 효능에 따라 크게 철분 보충, 피로회복, 간장해독 등으로 구분할 수 있는데, 1회 복용으로도 빨리 흡수되어 효과를 나타낼 수 있도록 액체 상태로 만든 것이다.

약사인 나도 일을 하다 피곤할 때면 앰플제를 복용하곤 하는데 대부분 비타민 B, 아미노산, 태반 추출물 등의 성분으로 이루어져 몸에 해로울 것은 없다. 다만 일시적인 효과를 원하는 것이 아니라 장기적으로 건강관리를 위해 복용하는 용도로는 고가이기도 하고 특별히 액상 제품을 복용해야 할 필요는 없어 보인다.

또한 앰플제는 일시적인 피로회복 효과를 위해 카페인이나 당분을 많이 함유한 것들도 있어 카페인에 예민한 사람이나 당뇨 환자 등은 복용 시 성분에 대해 확인해 보는 것이 좋다.

투약대 앞 진열대는 이렇게 반짝 효과를 노리는 제품이나 호기심을 끌 만한 제품, 인후통 스프레이나 목캔디 등 계절별로 그때마다 필요한 제품들을 눈에 잘 띄도록 진열하는 용도로 많이 활용한다. 약을 조제하는 시간에 환자들이 지루하지 않도록 둘러보고 별 부담 없이 가볍게 구입할 수 있는 손쉬운 제품들이 주로 나와 있는 것이다.

만약 투약대 주변의 광고 문구나 제품에 대해 궁금한 점이 생겼다면 조금만 시간을 갖고 약사에게 적극적으로 문의하는 것이 좋다. 건강관리를 위해 장기적으로 복용하면 좋은 제품이나 효과나 부작용에 대해 많은 설명이 필요한 약들은 대부분 투약대가 아닌 다른 약장에 고이 모셔두는 경우가 많기 때문이다.

그렇다고 해서 투약대 앞 알록달록한 진열에 너무 거부감을 가질 필요는 없다. 광고판처럼 환자의 지루함을 달래주고 제품이나 건강에 대해 궁금증을 갖게 만들어 약사에게 말을 걸게 하는 '소통의 통로'쯤으로 여기면 좋겠다.

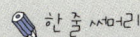
약국의 약들은 용도와 중요도에 따라 진열되는 위치가 다르다.

4 Guide

약 사용설명서 보는 법

<small>복약 가이드</small>

약을 먹기 전 반드시 포장 케이스에 동봉된 약 사용설명서를 읽고 주요 내용을 숙지하는 것이 약 부작용을 막는 가장 좋은 방법이다. 그럼에도 불구하고 작은 글씨에 너무 많은 내용이 있다며 읽기 싫다는 사람이 대다수다. 반면에 약 사용설명서를 차근차근 꼼꼼히 읽고 복용법과 주의사항을 숙지하는 사람도 있다.

《내 약 사용설명서》의 '복약 가이드 4'에서는 보다 안전한 약 사용을 위해 '약 사용설명서 보는 법'을 알려주고자 한다. 먼저 약에 동봉된 사용설명서에서 무엇을 확인해야 할까? 사용설명서에 어떤 내용들이 있는지 안다면 굳이 많은 내용을 다 읽지 않아도 체크해야 할 부분만 확인하면 된다.

❶ 모든 약 사용설명서의 첫 시작 부분에는 '증상의 원인' 및 '약의 작용'에 대해 서술되어 있다.

❷ 다음으로 나오는 '성분 및 함량'은 반드시 알아두는 것이 좋다. 다른 약을 먹을 경우 성분이 겹치지 않는지, '상호작용'은 없는지 확인할 때 이 성분을 비교하면 된다. 만일 유당 알레르기가 있는 경우는 '유당 함유 여부'를 확인한다.

❸ '용법·용량'을 보면 연령별로 구분되어 있다. 이 부분을 보면 어린이나 청소년에게 해당 약을 먹여도 되는지 알 수 있다. '복용 간격'과 '1일 최대 용량'도 꼭 확인하자.

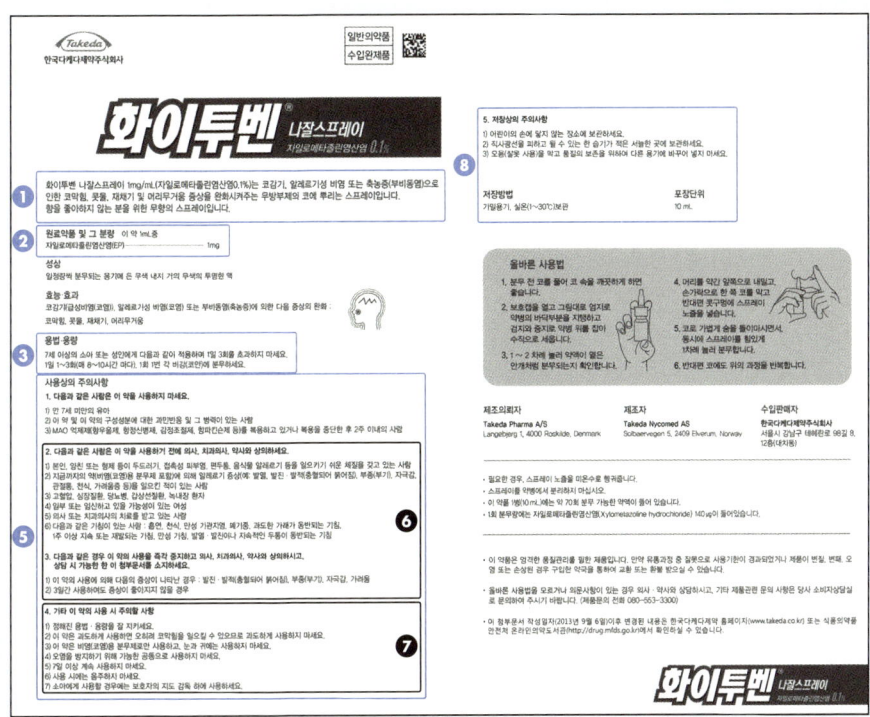

④ 타이레놀이나 부루펜 시럽 같은 어린이 약의 경우 연령보다는 '몸무게' 기준으로 표기된 용량을 확인하도록 한다. 1일 복용 횟수도 중요하다.

⑤ '사용상의 주의사항'에는 특히 어려운 말이 많은데, 이 부분에 나오는 다른 약과의 상호작용이나 금기사항 등은 설명서를 읽고 바로 이해되지 않는 경우가 많다. 이런 경우 약사에게 직접 문의하는 것이 좋다.

⑥ 주의사항에 적힌 여러 가지의 '부작용'은 이 약을 먹고 나타날 수 있는 부작용에 대해 설명한 것이다. 드물게 나타나는 반응보다는 '일반적인 부작용'들을 눈여겨보면 된다. 또 이상 반응이 표시된 부분에는 '약물 알레르기 반응'에 대해 안내가 되어 있으니 체크하도록 한다.

⑦ '기타 주의사항'이 따로 설명된 부분이 있다. 일반약의 경우 가벼운 증상에

먹는 약이기 때문에 '어느 정도 먹고도 증상이 개선되지 않을 경우' 병원에 가야 한다는 정보는 중요하다. 보편적인 부작용 및 안전을 위해 주의할 점이 있으니 꼭 참고하자.

❽ 대부분의 약은 '실온 보관'이지만 가끔 '냉장 보관'이나 '직사광선을 피해 보관'해야 하는 보관법이 특별한 약이 있으므로 보관방법 또한 꼭 확인해 보는 것이 좋다.

약이나 비타민 등에 들어 있는 사용설명서를 보면 깔끔하게 잘 정리된 설명서만 있는 것은 아니다. 도무지 알 수 없는 어려운 말과 읽기만 해도 무서운 생각이 드는 각종 부작용이 나열된 설명서도 있다.

이런 설명서를 접하게 되면 어떤 부분을 눈여겨보는 것이 좋을까? 회사별로 설명서의 형태가 달라 읽기 힘든 복잡한 설명서도 간혹 있지만, 그래도 다음 사항은 공통적으로 포함되어 있으므로 꼭 확인해 보기 바란다.

1 효능·효과, 용법·용량은 반드시 읽어본다

대부분의 설명서에는 '성분'을 나열한 후 용법, 용량에 대해 설명하는 곳이 있다. 이 부분을 보면 연령별로 복용해야 하는 용량과 함께 하루 '복용량'이 표시되어 있다. 약은 1회 복용량도 중요하지만 '복용 횟수'도 중요하므로 눈여겨보고 표기사항에 맞게 복용하자.

2 일반적인 주의사항 중에서도 '금기사항'에 주목하자

> **사용상의 주의사항**
> 1. 다음과 같은 사람은 이 약을 사용하지 마세요.
> 1) 만 2세 미만의 영아(젖먹이, 갓난아기)
> 2) 이 약 및 이 약의 구성성분에 대한 과민반응 및 그 병력이 있는 사람
> 3) MAO 억제제(항우울제, 항정신병제, 감정조절제, 항파킨슨제 등)를 복용하고 있거나 복용을 중단한 후 2주 이내의 사람

'주의사항'의 대부분 첫 부분에서 설명하는 '금기사항'은 몇 살 이하 복용 금지라든지 특정 질병 또는 복용하는 약이 있는 경우 복용할 수 없다는 식인데, 이런

경우에 해당되지 않는지 반드시 체크하자.

이후에 나오는 어려운 말로 설명된 무시무시한 얘기들은 혹시라도 있을지 모르는 부작용에 대한 설명이다. 혹시라도 약을 먹다가 이상한 반응이 발생한다 싶으면 해당 사항에 본인의 증상이 있는지 살펴보고 확인하면 된다.

특히 일부 제품에는 '연령별 금기사항'이 표기되어 있는데 수입 의약품의 경우 해외 설명서를 그대로 번역해 해외 승인 내용이 적용된 경우가 많다. 보다 정확한 설명이 필요한 경우에는 해당 제약사 측에 꼭 확인하도록 한다.

아쉬운 점은 이러한 설명들이 일반인이 이해하기 어려운 전문용어로 기재되어 있다는 것이다. 약을 먹기 전 이런 주의사항을 모두 이해하기 어려우므로 혹시라도 주의해야 할 부작용 등이 없는지 구입 시 약사에게 문의하는 것이 좋다.

3 약마다 다른 '보관방법'과 '사용법'을 꼭 확인한다

```
6. 저장상의 주의사항
 1) 어린이의 손에 닿지 않는 곳에 보관하십시오
 2) 직사광선을 피하고 될 수 있는 한 습기가 적은 서늘한 곳에 (밀폐하여) 보관하십시오
 3) 오용(잘못 사용)을 막고 품질의 보존을 위하여 다른 용기에 바꾸어 넣지 마십시오
 4) 사용기한을 넘긴 제품은 복용하지 마십시오
 5) 용기 안에 충전물은 개봉 후 버리십시오.(흡습의 원인이 될 수도 있습니다.)
 6) 사용 후 용기의 마개를 잘 닫아서 보관해 주십시오
```

대부분 설명서의 마지막 부분에 나오는 내용이 바로 '보관방법(저장방법)'에 관한 설명이다. 대부분의 약들은 30도 이하의 실온에서 보관하라고 되어 있지만, 많은 사람들이 약을 더 신선하게 보관하고픈 욕심에 임의대로 냉장 보관하곤 한다. 그런데 냉장고 안의 환경은 습도가 높고 약을 꺼냈다 넣었다 할 경우 온도차가 심해져 오히려 좋지 않다.

약은 건조하고 어두운 실온 상태에 보관하는 것이 가장 좋다. 간혹 냉장 보관이나 냉장 금지, 화기 가까이 두지 말 것 등 특이한 보관방법이 기재된 약의 경우 주의사항을 지켜 보관해야 하므로 이때는 '보관방법'을 꼭 확인해야 한다.

또한 약에 따라 사용법을 별도로 설명한 부분이 있는데 특히 먹는 약이 아닐 경우 반드시 '올바른 사용법'을 숙지해야 한다. 먹는 약 포장의 '개봉방법'이 특이한 경우도 있으니 설명서를 확인하고 그대로 사용하도록 한다.

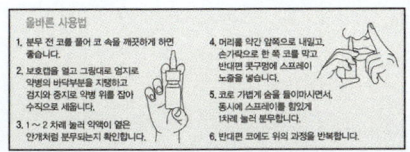
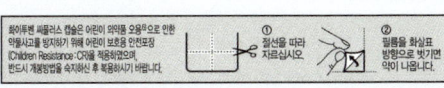

내 증상을 제대로 말하는
대화의 기술

"코감기약 하나 주세요.", "소화제 주세요."
보통 약국에서 증상을 설명할 때 사람들이 많이 하는 말들이다.

코감기약 달라는 말에 "코가 막히세요? 콧물이 나지는 않나요? 열은요?" 하고 자세한 증상을 묻기 시작하면 곧잘 대답하다가도 귀찮은지 이내 자신이 먹어본 약의 이름을 대면서 그 약을 달라고 하는 사람들이 많다.

우리가 감기라고 느끼는 증상들은 전문지식이 부족한 일반인이 볼 때 비염이나 편도염, 부비동염 등의 각종 다른 질환으로 인한 증상과 크게 다르지 않다. 환자 인터뷰 실기시험이 있는 미국이나 캐나다의 약사들은 학교 때부터 이런 증상을 구별해 가장 적합하고 안전한 약을 주도록 하는 연습을 수없이 반복한다.

우리나라 약사들도 이제 복약지도에 필요한 여러 가지 커뮤니케이션 스킬을 익히고 안전한 약물 사용을 위해 일반약 상담 가이드라인을 더욱 중요시한다. 간단한 소화불량 증상을 호소하는 사람에게도 혹시 명치끝의 통증이 퍼져나가는 심근경색의 전조증상이 나타난 것은 아닌지 이런저런 질문을 던져보도록 훈련받고 있다.

환자에게는 전에 먹던 약 하나면 해결될 것 같은 간단한 증상으로 여겨지더라도 약사는 환자의 안전을 위해 심각한 질병과 연결된 증상은 아닌지 판단하고자 더 많은 질문을 하는 것이다.

　별것 아니라 생각하기 쉬운 발열이나 두통도 뒷목이 뻣뻣해지는 증세가 동반될 경우 뇌수막염의 전조증상일 수 있고, 고열이 나고 몸이 쑤시고 아픈 감기는 바이러스성 독감일 수 있어 48시간 내로 항바이러스제를 처방받아야 하는 경우도 있기 때문이다.

　그러므로 약사에게 자신의 증상을 자세히 설명해야 함은 물론, 이전에 먹던 약의 복용 이력과 증상이 얼마나 지속되었는지 등도 상세히 알려주는 것이 바람직하다.

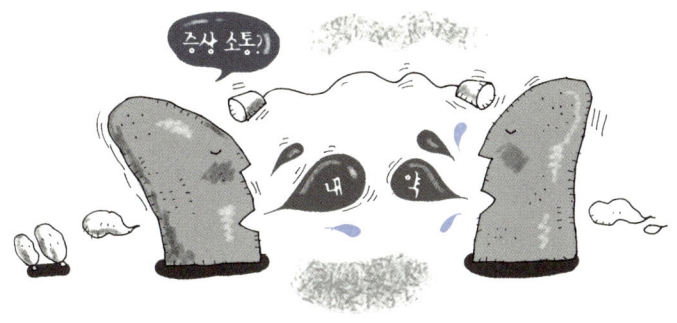

　잠이 오지 않는 불면증 증상은 우울증, 갑상선질환 등의 다른 질병 때문에 발생하기도 하며, 해열제를 써도 잘 떨어지지 않는 고열은 심각한 감염의 징후일 수도 있다. 이럴 때는 증상이 얼마나 지속되었는지가 중요한 판단 기준이 된다.

　별도의 약을 추가로 먹지 않고 약 먹는 습관만 바꾸어도 증상이 개선되는 경우도 적지 않다. 한 예로 속 쓰림이나 소화불량 등을 호소하는 경우 먹는 약이 있다면 어떻게 복용했는지를 꼭 물어보는데, 진통제나 당뇨약 등을 빈속에 복용해 위장장애가 발생하는 경우도 많기 때문이다.

나는 강연을 다니면서 일반인에게 약에 대한 상식과 올바른 복용법을 교육하고, 약사들을 상대로는 환자 상담 기술과 약물 임상 지식에 대해 가르치는 일을 한다. 환자의 이야기를 통해 증상을 판별하고 약의 올바른 사용법을 일러주는 '복약지도' 강의에서 늘 하는 말을 하나 소개할까 한다.

그것은 '엄마가 늘 나를 도와준다' 라고 하는 말인데 다음의 'MAMA 정보'를 기억해 두면 아주 유용하게 쓸 일이 있을 것이다.

M - Medical Condition(보유 질환)
A - Allergy(약물 알레르기)
M - Medication History(약물 복용 이력)
A - Alter Life Style(생활습관 교정)

왜 이 질문들을 중요하게 생각하고 지도하며 또 간단한 증상으로 일반약을 사러 온 사람들에게까지 이런 질문을 던지는지 하나씩 살펴보자.

● 보유 질환 : 예컨대 코감기약 중 일부는 전립선 비대증을 앓는 환자가 복용할 경우 소변을 잘 볼 수 없게 만들거나 고혈압 환자에게서 혈압을 올리는 부작용을 낳는다. 이렇게 특정 질환에는 복용을 금기시하거나 주의해서 복용해야 하는 성분들이 있다. 개인이 가진 질환에 따라 약의 선택이 달라져야 하기 때문에 꼭 필요한 정보다.

● 약물 알레르기 : 소염진통제 한 가지에 알레르기 증상이 나타났다면 다른 소염진통제류에도 나타날 확률이 높고, 어느 한 가지 항생제에 알레르기 증상이 나타났다면 다른 성분의 약에도 교차 알레르기가 발생할 수 있다. 따라서 약물 알레르기 반응이 있었다면 반드시 의사나 약사에게 알려

야 한다. 그런데 알레르기 반응은 부작용과는 다른 것이어서 속 쓰림, 설사 등의 증상이 아니라 입술이 붓거나 열이 나기도 하며 두드러기가 발생하기도 한다. 심한 경우 호흡이 곤란해지는 증상을 보인다.

● 약물 복용 이력 : 환자가 가진 증상 자체가 약의 부작용일 수 있고, 약끼리도 효과를 감소시키거나 부작용을 높이는 등의 상호작용이 있으므로 약물 선택에 중요한 판단 기준이 된다.

● 생활습관 교정 : 간혹 어떤 증상은 식습관 등의 생활습관 때문에 발생하기도 한다. 생활습관 교정은 약물 복용만큼이나 질병 치료에 큰 효과가 있다. 예컨대 기침이 자주 나고 목이 쉰다고 목감기약을 자주 복용하는 환자의 경우 야식을 먹거나 식사 후 드러눕는 습관이 있다면 역류성 식도염으로 인해 후두염이 잘 발생하기도 하므로 먼저 생활습관을 체크한다.

이렇게 'MAMA'로 자신의 증상을 전달한다면 약사는 간단한 증상 뒤에 숨겨진 여러 가지 문제점을 찾아내고 적절한 약을 추천해 줄 수 있다. 특히 위급 시 가장 적절한 처치와 안전한 약 복용을 위해서라도 반드시 의사나 약사에게 정보를 제대로 전달하는 것이 중요하다.

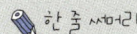

병원이나 약국에서 증상을 말할 때는 'MAMA'를 기억하자!

5 Guide
안전한 약 사용을 위한 질문 리스트

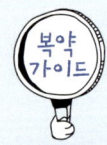

다음은 약을 안전하게 복용하기 위해 새로운 약을 처방받거나 구입할 경우 꼭 의사나 약사와 공유해야 할 내용이다. 상담 시에는 본인의 약물 복용 이력에 대해 자세히 알려주어야 한다.

1 이것만은 꼭 말하자!

❶ 예전에 부작용을 경험한 적이 있는 약의 이름 또는 성분명을 구체적인 부작용 증상과 함께 의사 또는 약사에게 처방 시, 구입 시 반드시 알린다.
"3개월 전에 ○○○ 약을 먹고 머리가 아프면서 어지러웠어요."

❷ 현재 보유하고 있는 질병이 있다면 병명과 치료기간을 꼭 말해야 한다. 이때 치료약의 이름을 말하는 것도 좋다.
"식도염을 진단받아 ○○○ 약을 대략 1개월 정도 복용 중입니다."

❸ 현재 복용 중인 약이나 건강기능식품이 있다면 꼭 말해야 한다. 이때 약 이름과 성분, 용량을 꼭 기억해 두었다가 알려주어야 한다.
"고혈압 때문에 ○○○ 5mg과 오메가-3를 매일 2년째 먹고 있어요."
"1개월째 고지혈증으로 ○○○ 40mg을 매일 한 알씩 먹고 있습니다."

2 이렇게 질문하자!

❶ 내복약일 경우
"언제, 어떻게 먹으면 될까요?"
"이 약을 복용할 때 반드시 주의해야 할 사항은 무엇인가요?"
"현재 매일 먹고 있는 약 이름(또는 성분명)이 ○○○인데요, 이 약과 함께 먹어도 될까요?"
"복용 중 나타날 수 있는 부작용은 무엇인가요?"
"피해야 하는 음식이 있나요?"
"이 약은 끝까지 꾸준히 먹어야 하나요?"
"보관상 특별히 주의할 점이 있나요?"

❷ 외용약일 경우
"어디에, 어떻게, 얼마나 사용해야 합니까?"
"이 약을 사용할 때 주의할 점은 무엇인가요?"
"부작용은 어떤 것이 있나요?"
"바르는 순서는 어떻게 되나요?"
"약을 보관할 때 특별히 주의할 사항은 없나요?"

3 꼭 확인하자!

늘 먹던 약을 다시 처방받는 경우라 하더라도 약의 용량이나 종류가 바뀌지는 않았는지 처방전을 확인해 보는 것이 좋다. 조제한 약의 경우에도 여러 번의 검수과정을 거치지만 환자 스스로 다시 한 번 확인해 볼 필요가 있다.

❶ 처방전이나 약 봉투가 본인 이름의 것인지 확인하자.

❷ 처방된 약이 이전에 먹던 약과 바뀐 것은 없는지 확인하고, 의문사항이 있다면 의사나 약사에게 문의하자.

❸ 약을 얼마나 먹는지, 언제 먹는지, 얼마 동안 먹어야 하는지 등 구체적인 복용법에 대해 반드시 약사의 설명을 듣고 확인하자.

왜, 약국마다 약값이 다를까?

"이 약국은 약값이 더 비싼 것 같아!"

이렇게 약값을 비교하는 환자들이 있다. 조제약의 가격이 다른 것은 약국이 달라서가 아니라, 시간외 가산이나 공휴일 가산 등으로 가산 금액이 붙는 경우가 있기 때문이다.

처방에 의한 조제의 경우 약값과 조제료 등의 기술료를 포함해 일정 금액이 책정되며, 이는 국민건강보험공단의 계산법을 따른다.

따라서 어느 약국을 가나 본인 부담금의 금액은 같게 나온다. 가격이 달라지는 경우는 가산 금액이 붙는 경우, 처방 일수가 다른 경우, 약의 종류가 달라지는 경우뿐이다.

다만 가격을 약국에서 정할 수 있는 일반약, 비타민제와 같은 보조제의 경우에는 약국마다 가격이 천차만별일 수 있다. 이는 국가에서 일반약에 대한 가격을 정찰제가 아닌 자율경쟁에 따라 조정하도록 한 정책 때문이다(조제약이라도 발기부전 치료제나 탈모 치료제 등 환자 부담금이 100%인 비급여약의 경우 약국이 자체적으로 가격을 정할 수 있다).

대량 주문으로 매입가를 낮춘 약국은 같은 마진을 붙이더라도 약값이 더 저렴할 수 있다. 동네 슈퍼마켓보다 대형 마트의 물건이 좀 더 저렴한 것과 같은 이치다. 하지만 작은 약국이라 하더라도 주변에 경쟁 약국이 많고, 특정 제품의 매출이 많은 경우 약을 조금 더 저렴하게 판매하기도 한다.

실제로 약국을 해보면 100원 차이에도 민감하게 반응하는 사람들이 있는데, 이러한 분위기 때문에 경쟁이 치열한 약국들은 가끔 도매가보다 낮은 금액으로 약을 판매하기도 한다. 단골 환자가 약을 싸게 파는 약국까지 멀어서 가기 싫다며 게보린이나 펜잘 등의 상비약을 싸게 달라고 하면 울며 겨자 먹기로 손해를 보고라도 주는 것이다.

어떤 대형 약국 약사는 약을 터무니없이 싼 가격에 팔아 주변 약국의 원성이 자자해지자 약국에 '싸게 팔아도 죄가 되나요?'라는 제목의 대자보를 붙인 사건이 있었다. 이를 본 대다수 소비자들은 그 약사를 두둔하고 나섰고, 주변 약국 약사들은 한동안 속앓이를 해야만 했다.

이와 같은 약국 간의 지나친 가격 경쟁이 소비자에게 꼭 이로운 것만은 아니다. 약국 간 가격 경쟁이 치열해지다 보면 이윤이 남지 않으므로 상담을 통해 약을 권할 때 환자를 위해서라기보다는 약국 매출을 위해 고가의 제품을 떠안기는 수가 있다.

이는 실제 약값이 싸기로 소문난 일부 대형 약국에서 불법으로 카운터를 고용해 약을 판매하던 영업 방식인데, 약가 경쟁에 밀려 경영이 어려워지면 그 주변 약국마저 이러한 변칙 영업에서 자유롭지 못하게 된다.

약사 사회에서는 이런 부작용을 낳는 무분별한 가격 경쟁을 막기 위해 오래 전부터 일반약 판매제도를 표준소매가제도나 정찰제 같은 제도로 개선을 요구하는 목소리가 끊이지 않았다. 특히 일반 공산품이 아닌 건강에 직접적인 영향을 미치는 의약품이라는 점에서 '약국 간의 과당경쟁을 막고 판매 질서 확립'을 통해 안전한 의약품 사용을 유도하는 정책은 반드시 필요하다는 주장이다.

다만 정찰제 시행을 통한 법제도 개선에 앞서 약값에 대한 소비자의 이해를 높이고 인식을 전환하는 노력 또한 필요해 보인다.

단순히 진열대에서 약을 집어주는 약사라면 가격 경쟁에서 밀려도 괜찮다. 하지만 진심으로 상담을 해주고 환자에게 맞는 약을 선택해 주는 약국이라면 단순히 몇 푼 되지 않는 약값 차이로 발길을 돌리는 것은 결국 소비자에게 손해다.

약국에서 약을 구매하는 행위는 약이라는 상품과 함께 약사의 서비스까지 구매한다는 의미다. 올바른 약 복용에 대해 조언을 듣고 건강관리에 좋은 팁을 얻을 수 있는 약국이 있다면 나의 건강관리를 위해서는 그러한 서비스의 가치가 약값의 차이보다 훨씬 크다고 할 수 있을 것이다.

외국의 경우에도 일반약은 약국마다 가격을 다르게 책정하는 오픈 프라이스 정책을 쓴다. 하지만 간단한 가정상비약이 아닌 내 몸에 필요한 제품을 상담을 통해 구입하는 경우나, 일반약이라 해도 제품 선택에 약사의 판단이 필요한 경우 사람들은 약값을 따지기보다 정확한 상담을 받기 위해 일부러 '내 약국'을 찾아가려고 한다. 심지어 캐나다는 약국마다 조제료가 달라 조제약에도 엄청난 가격 차이가 나지만, 자신의 건강관리를 위해서라면 내 약사의 차별화된 서비스를 인정하고 적극 이용한다.

대형 마트에 가면 싸게 살 수 있는 과일이 많지만, 그것 때문에 매번 가기도 힘들고 살 때마다 품질이 다른 것도 당연하다. 그래서 좀 비싸더라도 품질이 일정하고 믿을 수 있는 동네 단골 가게에서 과일을 사 먹을 때도 있지 않은가. 약국에서 약과 함께 구매하는 약사의 전문 서비스는 후자에 비유할 수 있을 것이다.

무조건 '내가 먹고 싶은 약'을 싸게 사려고 이 약국 저 약국 찾아다니는 것이 능사는 아니라는 말이다. 약국 서비스를 최대한 활용하는 알뜰한 소비가 되려면 믿고 찾는 나만의 단골 약국에서 나의 건강을 책임져주는 약사에게 상담을 받고 '내게 꼭 맞는 약'을 구매할 필요가 있다.

혹시 이런 이야기를 듣고도 아직 약값 차이가 너무 아깝다면 단골 약국을 바꾸라고 권하고 싶다. 실제 의사, 약사와 환자 간의 '친밀한 관계(Rapport)'는 약물 치료 효과에 긍정적인 영향을 미치기 때문이다. 최상의 약효를 위해서는 약값 차이로 고민하지 않을 만큼 '신뢰하는 약국'을 찾는 것이 매우 중요하다는 것이다.

간혹 조제약의 경우에도 약값 가산 때문에 기다렸다 약을 사겠다는 사람들이 있다. 가산 금액 때문에 약값이 올라가는 시간은 오전 9시 이전, 오후 6시 이후, 토요일 및 공휴일로 금액 차이가 큰 편이 아닌데도 말이다.

치료 시기가 중요한 감염에 먹는 약이나 규칙적인 복용이 필요한 만성 질환 약을 구매하는 경우라면 과연 그 정도의 돈과 자신의 건강을 맞바꿀 만한 가치가 있는지 생각해 볼 필요가 있다.

캐나다에서는 요즘 '당신만을 위한 맞춤 약, 당신에게 꼭 맞는 서비스'라는 슬로건을 내건 특화된 약국들이 성황을 이루며 새로운 수익모델로 떠오르고 있다. 우리도 이제는 차별화된 전문 서비스를 제공하는 약국을 찾아 나만의 맞춤형 건강관리 서비스를 구매할 줄 아는 현명한 소비자가 되어야 할 것이다.

> 🖊️ 한 줄 써머리
> 크지 않은 약값의 차이에 연연하기보다 내게 맞는 약을 선택할 수 있도록 내 약국과 내 약사의 서비스 가치를 소중하게 여기자.

6 Guide
내 약 보관수칙

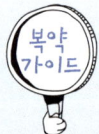

효과적이고 안전한 약 복용을 위해 '보관'도 매우 중요하다. 무조건 냉장고에 보관하거나 사용기한이 지난 약을 아무렇게나 방치하는 경우가 허다하다. 다음의 약 보관수칙을 숙지하도록 하자.

1 약 상자와 사용설명서는 따로 보관하자!
보통 약을 사고 나면 자리를 차지하는 포장 박스와 깨알 같은 글씨가 적힌 사용설명서는 따로 보관하지 않고 버리는 경우가 많다. 하지만 사용설명서에는 증상에 대한 약의 효능과 효과, 복용방법과 용량, 부작용과 주의사항, 보관방법 등 환자에게 꼭 필요한 정보가 담겨 있으므로 귀찮아도 꼼꼼히 살펴보아야 한다. 또한 약 상자의 겉면에는 사용기한이 적혀 있으므로 무심코 버리기보다 사용설명서와 함께 잘 보관하는 게 좋다.

2 약을 무조건 냉장고에 넣지 말자!
약도 음식처럼 상할 수 있다는 생각에서인지 냉장고에 넣어두려는 사람들이 의외로 많다. 그러나 냉장고 안은 오히려 습기가 많아 약 성분이 변할 수 있고, 시럽의 경우 침전물이 생기기 쉽다. 대부분의 약은 볕이 들지 않는 어둡고 서늘한 곳에 보관하는 것이 좋다.

녹내장 안약, 일부 항생제 시럽, 당뇨에 쓰는 인슐린 주사처럼 간혹 냉장 보관해야 하는 약이 있는데, 이런 약들은 약국에서도 냉장 보관되어 있고, 받아간 즉시 냉장 보관하라고 말해준다. 단, 냉장 보관하는 약은 대부분 사용기간이 짧으니 주의해서 사용해야 한다.

3 사용기한이 지난 약은 버려야 한다!

흔히 예전에 처방받은 감기약 등을 갖고 있다가 사용기한이 지난 후에 복용하곤 한다. 하지만 버리기 아깝다고 오래된 약을 사용하면 안 된다. 오래된 약은 약효가 떨어질 수 있는 데다 약에 따라선 간을 해치기도 한다.

먹는 약의 사용기한은 제품별로 다르지만 1~2년인 경우가 많다. 좌약이나 질정은 개봉 후 즉시 사용하고, 안약과 안연고는 개봉 후 한 달 이내에 사용해야 한다. 또 연고나 크림은 개봉 후 6개월 이내에 사용하는 것이 좋다.

4 약을 아무 데나 버리면 환경을 오염시킨다!

사용기한이 지난 약이나 더 이상 필요 없게 된 약은 근처 약국에 설치된 폐의약품 수거함에 버려야 한다. 그냥 쓰레기통이나 하수구 등에 버리면 환경오염의 원인이 되기 때문이다.

만일 집에 오래된 약이 있으면 약국을 한번 방문해 보자. 보관한 약을 먹어도 되는지 확인도 하고, 환경 친화적으로 버릴 수도 있으니 일석이조나 다름없다.

5 가정상비약 보관수칙

❶ 가정상비약은 가족 구성원의 나이나 건강상태에 따라 품목이 달라질 수 있지만 기본적으로 해열진통제, 감기약, 알레르기약, 지사제, 소화제, 일회용 밴드, 반창고, 소독약 정도는 준비해 두는 것이 좋다.

❷ 가정상비약은 약 이름, 사용방법, 유효기간 등이 적힌 박스나 약병 라벨을 붙여 보관하고, 직사광선을 피해 통풍이 잘 되는 곳에 보관하는 게 좋다. 가급적이면 구매할 때 포장된 상태로 사용설명서와 함께 보관하는 것이 좋다.

❸ 사용 도중 유효기간이 지났거나 변질이 의심되는 약은 복용을 중단한다. 유효기간을 알기 어렵거나 어떤 약인지 정확히 모를 경우에도 아낌없이 버리는 게 좋다.

❹ 한 달에 한 번씩 상비약을 꺼내 사용기한이 지났는지, 성분이 변질되지 않았는지 확인해야 한다. 지난 1년 동안 다 쓰지 못한 약은 아까워하지 말고 버리는 것이 좋다.

모든 약은 간을 손상시킨다?

"이 약 먹으면 간에 안 좋아요?"

하루에도 수십 번, 약을 주면서 가장 많이 듣는 질문이 바로 간장과 관련된 질문이다. 일반의약품의 편의점 판매가 허용되면서 약의 부작용으로 인한 피해에 대해서는 이미 각종 매체에서 경고한 바 있다.

그중 가장 많이 언급되는 부작용이 타이레놀로 대표되는 '아세트아미노펜'이라는 해열진통제 성분으로 인한 '간독성'에 대한 것이다. 그 때문인지 사람들은 종류에 상관없이 약을 먹을 때면 머릿속에 '혹시 간에 해롭지 않을까?' 하는 생각을 먼저 떠올리는 듯하다.

약사로서 사람들이 먹는 약에 '겁을 낸다'는 사실은 약물 오남용을 방지하는 데 도움이 된다고 생각하기 때문에 나쁘지만은 않다고 본다. 다만 잘못 알고 있는 사실을 지적하자면 모든 약이 간에 매우 해로운 것은 아니라는 점이다.

우리가 복용한 약은 위나 장에서 흡수되고 간이나 장 점막, 신장 등에서 대사되고 배설된다.

일부 약의 경우 간이 좋지 않으면 먹지 말라고 경고한다. 그 이유는 그 약이 신장이나 장이 아닌 간에서 대사되는 약물이거나 간독성을 가진 약이기 때문이다. 간장의 대사에 영향을 미치는 여러 요인들로 인해 약물 대사가 지연되면, 약이 체내에 쌓이거나 대사과정에서 생성된 독성물질이 그대로 체내에 머물기도 한다. 따라서 '간에서 주로 대사되는 약'의 경우에는 특히 복용에 주의를 기울여야 한다.

"이 약 먹고 술 마시면 안 돼요?"

간독성과 관련하여 빈번하게 받는 질문 중 또 하나는 약을 먹고 술을 마셔도 되는지에 관한 것이다.

일단 음주는 질환 자체에 악영향을 줄 수 있으므로 삼가는 것이 좋다. 이런 복약수칙쯤은 누구나 알 것이다. 그런데도 이러한 질문이 끊이지 않는 것은 참 아이러니한 일이다.

"술을 잘 마시려면 매일 마셔라. 마실수록 는다." 주변에서 이런 말을 들어보았을 것이다. 그런데 이 말이 전혀 틀린 말은 아니다.

우리가 술을 마시면 술을 분해하려고 간에서 여러 가지 효소들이 분비되어 활발히 일을 하게 된다. 자꾸 술을 마시게 되면 그 효소들이 점점 더 열심히 일을 한다는 논리인데 이는 약물 대사에도 적용된다.

술을 마시면 알코올을 해독하고 분해하기 위해 작용하는 효소들이 유도되는데, 이 효소들은 직접 약물을 대사시키는 것들이다. 어떤 약은 대사가 활발해지면 효과가 없어지기도 하고, 또 어떤 약은 효과와 함께 부작용도 강해진다. 한편 일부 항생제와 소염진통제, 고혈압약 등은 술로 인한 독성을 증가시켜 메스꺼움, 홍조 등을 유발한다.

이렇게 원치 않은 효과를 나타나게 만드는 것이 바로 술이다. 특히 간독성을 가진 약들은 알코올과 병용 시 더욱 간에 해롭다.

간은 약뿐 아니라 음식 등 외부 물질에 대한 해독 및 대사를 담당하는 기관으로 스스로 기능을 복구하는 재생능력이 좋은 장기다. 그런데 한 번 망가지면 다시 건강하게 되돌리기가 매우 힘든 장기이기도 하다. 즉, 한 번 간 기능이 저하되면 그로 인해 우리가 먹고 마시고 흡입하는 모든 물질과 체내 호르몬 등에 대해 해독 및 대사작용이 잘 되지 않는 아주 큰 문제를 일으키게 된다.

간혹 약국에서 "이 약은 간에 나쁜가요?"라는 질문을 받을 때면 늘 해주고 싶던 이야기가 있다.

"당신의 간을 해치는 것은 지금 먹어야 하는 이 약 때문이 아니라 잘못된 생활습관 때문인 경우가 훨씬 많습니다."

사실 간 건강은 '약을 먹을 때'만 잠시 관리하는 것이 아니라 평소에 잘 보살펴야 한다. 그럼에도 우리는 평소에는 간을 혹사시키다가 아주 잠깐 약을 먹을 때만 간 걱정을 한다.

건강한 간을 유지하려면 과하지 않게 적당히 먹고, 규칙적으로 잠을 자고, 지나친 음주를 삼가야 한다. 이 중에서 '많이 먹는 것이 왜 간에 나쁘지?'라는 의문이 들 수도 있겠지만, 과도한 열량 섭취는 간에 지방이 쌓이게 해 술을 마시지 않더라도 지방간의 원인이 될 수 있다. 또한 검증받지 않은 건강식품류를 몸에 좋다고 해서 이것저것 너무 많이 먹는 것도 대사 및 해독 작용을 해야 하는 간에게는 매우 피곤한 일이 된다.

술을 즐기는 몇몇 사람들은 이런 말을 하기도 한다.

"내 간은 아직 멀쩡해요. 간 기능 검사를 했는데 아무렇지도 않다니까요."

일반적으로 간 기능 검사에서 효소의 수치가 정상 범위라는 것은 아직까지 간세포가 파괴되지 않은 것으로 볼 수 있다.

하지만 수치상으로 정상이라고 해서 간세포의 상태가 지속적인 음주와 과로에도 잘 견딜 수 있다고 과신하는 것은 금물이다. 간세포가 망가지기 직전의 상태에서도 검사 수치는 아무런 경고를 해주지 않기 때문이다.

간은 매우 인내심이 강하기 때문에 어느 정도 한계까지는 잘 버티다가도 한 번 파괴되면 다시 예전으로 되돌리기 매우 어렵다. 그러므로 현재 검사 수치가 정상이라 하더라도 평소 간을 관리하는 데 소홀해서는 안 된다.

"피로에는 우루~사!"

간 건강에 좋은 보조제를 찾는 사람들 중 대다수는 TV나 매체 광고로 익숙한 이름의 약을 찾는다. 그중 사람들이 많이 달라고 하는 인기 있는 간장약 중 하나가 바로 우루사이다. 우루사의 핵심 성분은 '우루소데옥시콜린산'이라는 담즙산(담즙산은 소화액 중 하나로 지방의 소화를 돕고 간에 있는 노폐물을 배출시키는 역할을 한다) 성분이다. 그래서 '피로회복' 기능보다는 주로 '간질환 개선'에 도움이 되는 약으로 담즙이 잘 분비되지 않는 질환에 처방된다.

그런데 유독 우루소데옥시콜린산(우루사는 우루소데옥시콜린산의 함량이 200mg 이상인 제품과 100mg 이하의 제품, 다른 성분이 더 들어간 복합 우루사 제품으로 나뉜다) 성분이 많이 함유된 제품을 선호하는 사람들이 있다.

특별한 간질환이 없다면 굳이 이 성분에 집착할 필요는 없다. 오히려 피로회복이 목적이라면 복합 성분 우루사가 낫고 간세포 보호 기능이 있는 다른 약들도 많다. 특히 이런저런 약을 복용하면서 단순히 간을 보호하고자 우루사와 같은 간장약을 함께 복용하는 것은 추천하지 않는다. 이런 간장약이 약을 해독하고 대사시키는 간의 수고로움을 덜어주는 용도가 아닐 뿐더러 때에 따라 약효에 영향을 주기 때문이다.

📝 한 줄 써머리
간을 상하게 하는 으뜸 요인은 약물 오남용 등의 잘못된 생활습관이다.

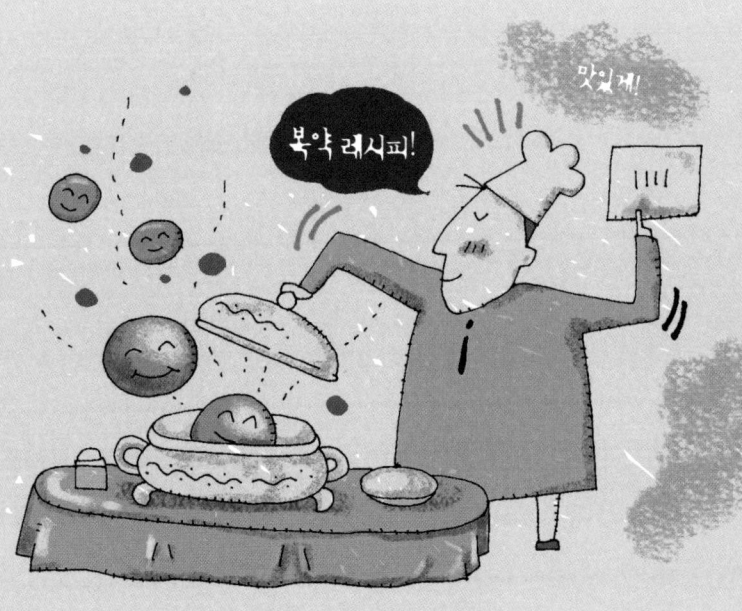

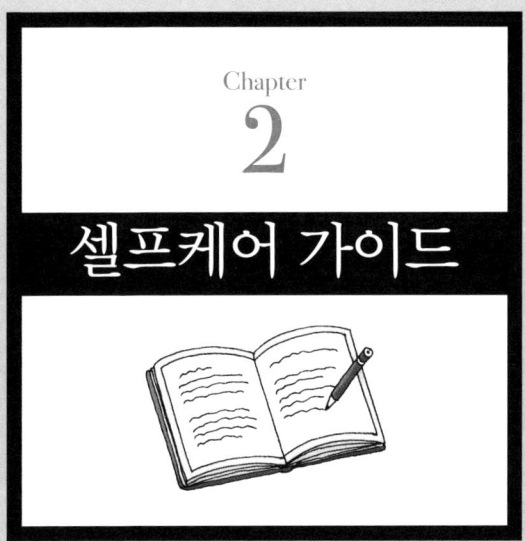

제대로 알고 구비해야 하는 가정상비약

"종합감기약 하고 콧물약, 후시딘 주세요!"

약국에 있다 보면 정말 1분 만에 이 약 저 약 사서 휘리릭 사라져버리는 사람들을 많이 본다.

감기약과 해열진통제를 같이 먹으면 간 건강을 해칠 수도 있다는 사실을 그들은 알고 있을까? 코막힘에 잘 듣는 스프레이 약을 많이 쓰면 안 된다는 것을 알까? 속 쓰림 때문에 위장약을 매일 먹다가 심각한 질병의 치료시기를 놓치기도 하고, 액상 감기약을 장복하다 보니 이제는 하루라도 안 먹으면 머리가 아프고 힘이 없어 어쩔 수 없이 매일 먹는다는 중독 사례도 적지 않다.

수많은 생각들이 떠오르지만 사람들은 말 걸 틈조차 주지 않는다. 가정상비약으로 셀프케어하는 것까지는 좋은데 간혹 잘못된 자가진단으로 생명을 위협하는 심각한 결과를 낳기도 한다. 속이 안 좋아 소화제를 먹고 시간을 지체하다 심근경색으로 쓰러지는 것이 대표적인 사례다.

가정상비약은 경미한 증상의 치료를 위해 가정에 구비해 두면 좋은 약이다. 하지만 상비약을 복용하기 전에 먼저 내가 가진 증상이 심각한 질병을 나타내는 위험한 경고는 아닌지 판단할 필요가 있다. 또한 특별한 문제가 없다 하더라도 증상이 지속될 경우 적절한 진료를 받아야 한다.

상비약은 말 그대로 병원이나 약국에 가서 상담을 받을 수 없을 때 비상 시 최소한의 도움을 주는 약일 뿐이다. 상비약으로 구매하는 약들은 손쉽게 복용하게 되므로 약물 복용으로 인한 피해를 줄이기 위해 복용법을 정확히 알고 있어야 한다. 상비약의 오남용은 부작용을 일으킬 뿐 아니라 증상 자체를 더욱 심각하게 만들기도 하기 때문이다.

진통제를 일주일에 3일 이상 지속적으로 복용 시 만성두통인 '약물 과용 두통'의 원인이 되기도 하고, 코에 뿌리는 코막힘을 해소해 주는 스프레이의 경우 일주일 이상 지속적으로 사용할 경우 코를 더욱 막히게 만든다.

간혹 연령이 다른 가족 구성원에게 상비약을 아무렇게나 먹이는 경우도 있는데, 이런 경우 예상치 못한 심각한 부작용을 겪게 되기도 하므로 연령별 금기사항에 대해서도 정확한 인식이 필요하다.

이러한 제반 사항을 고려해 올바른 방법으로 상비약을 사용한다 하더라도 모든 증상을 약으로만 치료하려 해서는 안 된다. 모든 약은 100% 효과적일 수는 없으므로 비약물요법이라 부르는 '생활수칙'들을 익히고 약처럼 활용해야 한다.

머리가 아플 때는 조용하고 어두운 방에서 휴식을 취한다든지 설사가 날 경우 부드러운 음식을 먹고 물을 충분히 마셔 탈수를 방지하는 등의 생활요법은 약만큼이나 중요하다. 약뿐만 아니라 이러한 생활요법에 대해서도 사람들은 잘못된 상식을 갖고 있는 경우가 많다.

예를 들어 아이가 열이 나면 해열제를 먹이면서 이불이나 두꺼운 옷으로 아이를 꽁꽁 싸매곤 하는데, 이러한 처치는 오히려 해열작용에 방해가 된다. 열이 나면 미지근한 물로 몸을 닦아주고 옷을 얇게 입히는 등의 올바른 생활수칙에 대해서도 미리 익혀두면 많은 도움이 된다.

약 종류에 따라 주의해서 사용해야 할

약 종류	용도 및 설명	주의할 점
진통제	발열, 오한, 두통, 근육통, 치통 등의 통증에 복용	아스피린류는 위장장애, 카페인이 함유된 복합제제(게보린류)는 불면증을 유발할 수 있고, 타이레놀류는 간독성이 있어 음주를 피해야 한다.
소화제	과식이나 소화불량 시 복용	소화제를 자주 복용하면 소화기능이 무력해질 수 있다. 증상이 좋아질 때까지 자극적인 음식을 피하고 죽 같이 소화가 잘 되는 음식을 먹는다.
제산제	위산 과다로 인한 속 쓰림 증상 완화를 위해 복용	속 쓰림이 있을 경우에만 복용하며 다른 약과 함께 복용을 삼가야 한다. 변비 또는 설사가 생길 수 있다. 장기 복용 시 소화불량을 유발할 수 있다.
지사제	설사를 멈추기 위해 복용	복통이 심하거나 고열, 혈변의 증세가 있을 경우 세균 감염이 의심되므로 병원에 갈 것을 권한다. 변비를 유발할 수 있다.
종합감기약	일반적인 감기의 여러 증상이 있을 경우 복용	감기약은 증상을 완화시킬 뿐 감기 자체를 치료하는 것이 아니므로 지나친 의존은 삼가는 것이 좋다. 따뜻한 물과 신선한 과일, 야채를 충분히 섭취하고 휴식을 취해야 한다. 감기가 7~10일 이상 지속되면 감염과 같은 합병증으로 진행될 수 있으므로 의사의 진찰을 받는 것이 좋다.
코감기약	콧물, 재채기, 코막힘에 먹는 약	졸음이나 어지럼증, 불면증 유발 가능
기침 감기약	기침과 가래를 완화시키는 약	손발 떨림, 졸음, 불면증 유발 가능

가정상비약 셀프케어 가이드

약 종류	용도 및 설명	주의할 점
소독약	과산화수소, 알코올, 포비돈요오드, 세네풀, 생리식염수 등이 있으며 상처의 세척과 소독에 사용	제품별로 사용법이 다르므로 상황에 맞는 것을 선택한다. 상처는 생리식염수나 흐르는 수돗물로 씻는 것이 가장 좋다.
상처 연고	상처 부위의 감염으로 인한 염증 치료를 위해 사용	손을 비누로 잘 씻고 상처 부위에 바른다. 수일 내 증상 개선이 없으면 의사 또는 약사와 상담한다
광범위 피부 연고	피부의 염증, 발적(홍반), 가려움증 등의 개선을 위해 사용	
파스류	근육 관절통, 타박상에 사용	피부 발진이 생기면 즉시 떼어낸다. 타박상 초기에는 쿨파스, 2일 정도 경과 후 핫파스를 사용한다.
알레르기약	알레르기성 콧물, 재채기, 가려움증에 먹는 약	졸음이나 입 마름이 생길 수 있다. 약은 증상을 일시적으로 완화시키는 작용을 하므로 근본 원인을 찾아 제거할 필요가 있다.

※ 이 외에도 가정상비용 위생용품에는 탈지면, 면봉, 거즈, 반창고, 밴드, 붕대, 탄력붕대, 가위, 핀셋, 사혈기가 있다. 이런 위생용품들은 반드시 재사용을 금해야 하고, 먼지나 기타 오염물질에 노출되지 않도록 의약품 보관함이나 상자에 넣고 보관하도록 한다.

약 성분별로 올바르게 사용해야 할

증상	성분별 상비약 사용법	진료가 시급히 필요한 경고 증상
열이 날 때	① 18세 미만은 아스피린 복용 금지 ② 아세트아미노펜 325~650mg (어린이 10~15mg/kg) 4~6시간마다 필요 시 복용	• 40.5도가 넘는 고열 • 뒷목이 뻣뻣할 때 • 이유 없이 24시간 이상 열이 지속될 때
머리가 아플 때	③ 이부프로펜 200~400mg(어린이 5~10mg/kg) 6~8시간마다 필요 시 복용	• 처음 경험하는 극심한 두통 • 한쪽 머리만 아픈 경우 • 점점 더 심해지는 두통
속 쓰림, 신물이 넘어올 때	① 짜먹는 제산제는 증상 발생 시 복용, 1일 4회 복용 가능 ② 라니티딘 16세 이상에서 75~150mg 하루 2회 복용 ③ 파모티딘 12세 이상에서 10~20mg 하루 2회 복용	• 증상이 2주 이상 지속될 경우 • 지속적으로 토할 때 • 토나 변에 피가 나올 때 • 갑자기 체중이 감소한 경우 • 명치끝의 통증이 어깨나 목으로 퍼져나갈 때
소화가 안 될 때	소화효소제를 1~2정 필요 시 복용(장기간 복용할 경우 소화 기능 저하 우려)	• 50세 이상인데 소화가 안 될 때 • 음식물을 씹어 삼키는 것이 힘들 때
설사가 날 때	① 로페라마이드 4mg(2알) 즉시 복용, 이후 2mg(1알)씩 설사할 때마다 하루 8알을 넘지 않게 복용(고열이나 복통, 혈변이 동반되면 복용 금지) ② 스멕타이트 현탁액 성인 1회 3g씩 1일 3회, 2세 이상 1일 6~9g을 3회 분할 복용	• 고열이 날 때 • 지속적으로 토할 때 • 혈변을 볼 때 • 갑작스런 체중 감소 • 2세 미만
변비가 있을 때	① 도큐세이트(대변 연화제) 12세 이상 100mg 하루 2회 복용(어린이는 처방에 따라 복용 가능) ② 비사코딜 5mg 12세 이상 1~2정, 6~12세 1정 취침 전 복용 ③ 센나 12mg 12세 이상 2~4정, 6~12세 1~2정 취침 전 복용	• 배변습관이 갑자기 변한 경우 • 혈변을 볼 때 • 변비가 일주일 이상 지속될 때 • 변이 연필처럼 가느다란 경우

가정상비약 셀프케어 가이드

증상	성분별 상비약 사용법	진료가 시급히 필요한 경고 증상
콧물, 재채기, 가려움증, 두드러기가 날 때	① 증상이 짧게 지속될 때는 1세대 항히스타민제 복용 : 클로르페니라민 4mg 4~6시간마다 복용(하루 24mg 넘지 않게 복용) ② 증상이 오래 지속될 때 2세대 항히스타민제 복용 : 세티리진 5~10mg 하루 1회 복용, 로라타딘 10mg 하루 1회 복용	• 2주 이상 맑은 콧물 및 가려움증 같은 알레르기 증상이 지속될 때 • 약 복용 후 갑자기 두드러기가 나고 간지러울 때
코막힘, 콧물이 있을 때	① 슈도에페드린 60mg 4~6시간마다 복용(하루 240mg 넘지 않게) ② 항히스타민제/슈도에페드린 복합제제 1일 1~3회 복용	• 열이 나거나 감기 증상이 일주일 이상 지속되는 경우 • 이가 아프거나 얼굴에 통증이 있는 경우
기침이 날 때	① 가래가 있는 경우 기침을 멈추게 하는 약 복용 주의 ② 가래 기침에는 암브록솔 성분 12세 이상 1일 3회 1정씩 ③ 마른기침에는 덱스트로메토르판 함유 기침약 1일 3회 1정씩	• 고열, 피부 발진이 동반될 때 • 3주 이상 기침이 지속되는 경우 • 목이 너무 아프거나 음식물 삼키기가 힘든 경우
손을 베이거나 상처가 난 경우	① 상처를 흐르는 물로 씻기 ② 습윤밴드나 밴드를 사용 ③ 마데카솔, 후시딘 등 항생제 연고는 감염 징후가 보일 때만 1일 2회 사용	• 동물이나 사람에게 물렸을 때 • 2~3도 이상의 화상 • 상처가 빨갛게 부어오르고 열이 날 때 • 계속 진물이 날 경우
벌레에 물리거나 두드러기가 난 경우	① 상처가 없는 경우 벌레 물린 데 바르는 연고 1일 2~3회 사용 ② 많이 부어오르고 발적, 가려움이 심하면 스테로이드 연고 1일 1회 사용(일주일 이내로 사용)	• 전신 무력감, 고열, 두드러기가 퍼져나갈 때

※ 주의 및 금기사항은 편의점 상비약 편 참고

7 Guide

우리 집 상비약 10가지 리스트

비상 시를 대비해 상비약을 집에 마련해 두면 편리하다. 흔히들 파스, 빨간약, 밴드, 소화제 정도는 집에 있지만 그렇다고 항생제 등 아무 약이나 상비해 두고 임의로 복용하면 약물 오남용으로 인해 더 큰 문제가 발생할 수 있다. 다음에서 추천하는 '우리 집 상비약 10가지' 리스트를 참고해 필요한 약품을 가정상비약으로 마련해 두자!

우리 집 상비약 10가지

❶ 해열진통제·소염진통제(아세트아미노펜 성분, 이부프로펜 성분) : 열이나 통증이 있을 때를 대비해 개인마다 효과 좋은 약으로 선택한다.

❷ 감기약(코감기약, 기침 감기약) : 감기약은 코감기약과 기침 감기약을 따로 준비한다. 종합감기약은 불필요한 성분이 있기 때문에 개별 성분을 확인해 보고 용도에 맞게 각각 별도로 준비한다(해열진통제 포함 여부 확인 필수).

❸ 알레르기약(클로르페니라민, 세티리진 등의 항히스타민제) : 환절기에 특히 필요한 약으로 피부 두드러기, 가려움뿐 아니라 콧물, 비염 증상에 복용 가능하다. 단, 졸음 부작용을 주의해야 한다.

❹ 소화제(소화효소나 위장관 운동 촉진제 성분 함유 제품) : 속이 더부룩하거나 명치끝이 답답할 때 복용한다.

❺ 제산제(짜먹는 포 타입 또는 알약류) : 갑자기 속 쓰림이 발생하면 효과 빠른 액상 타입을, 속 쓰림이 지속되면 알약을 복용한다. 단, 2주 이상 제산제의 도움을 받아야 할 정도가 되면 병원 진료가 필요하다.

❻ 설사약(로페라마이드, 스멕타이트 성분) : 고열이나 복통이 동반되지 않는 가벼운 설사에는 로페라마이드 성분, 음식을 먹고 나서 설사가 난다면 스멕타이트 성분의 설사약을 복용하고 증상이 지속되면 병원 진료를 받아야 한다.

❼ 습윤밴드(이지덤, 듀오덤, 메디폼 등) : 까이거나 베인 상처에 딱지가 지기 전 습윤밴드를 붙인다.

❽ 상처 연고(후시딘, 마데카솔, 박트로반 등 항생제 연고류) : 꼭 필요한 것은 아니지만 상처 부위가 빨갛게 부어오르고 열이 나면 감염 치료를 위해 발라주는 것이 좋다.

❾ 벌레 물린 데 바르는 연고와 약한 스테로이드 연고 : 벌레 물린 데가 많이 붓고 가려우면 약한 스테로이드 연고를 일시적으로(7일 내로) 사용해도 좋다(벌레 물린 데 바르는 항히스타민제, 마취제 성분의 연고는 피부 알레르기를 유발하기도 한다).

❿ 핫파스와 쿨파스, 압박붕대 : 타박상 직후에는 쿨파스, 48시간 경과 후에는 핫파스를 사용한다. 압박붕대로 다친 부위를 감아두면 회복에 도움이 된다.

일반약 구매 시 꼭 체크해야 하는 부작용 약 성분

"진통제 한두 알을 먹었을 뿐인데…, 속이 너무너무 쓰리고 아파요!"

해마다 늦가을 즈음이 되면 유독 응급실이 바빠진다고 한다. 환절기 감기로 인해 약을 먹고 부작용을 겪는 사람들 때문이다. 피린계(Pyrine) 약물을 복용한 후 소변을 보지 못해 응급실을 찾는 환자, 약물 알레르기 반응으로 온몸에 두드러기가 번지고 호흡이 곤란해져 응급처치가 필요한 환자 등 간단한 일반약 한 알에도 각종 사건 사고가 발생한다.

그도 그럴 것이 우리가 손쉽게 구하는 일반약의 경우 특별한 복약지도나 약 선택에 대한 상담 없이 누구나 스스로 필요에 따라 임의로 복용하는 경우가 많다. 이렇게 주의해야 할 부작용이 무엇인지, 내게 맞는 약인지도 잘 모르는 상태에서 무턱대고 약을 복용하면 예상치 못한 위험에 빠질 수 있다.

특히 특정 질병이 있는 경우 더욱 일반약 복용을 쉽게 생각해서는 안 된다. 별것 아니게 생각하고 복용한 일반약 때문에 질병 자체가 악화되기도 하고, 복용 중인 치료약과 상호작용을 일으켜 질병 관리에 심각한 악영향을 미칠 수도 있기 때문이다.

사람들이 주로 많이 사용하는 일반약에 대해 꼭 알아야 하는 부작용과 주의사항은 다음과 같다.

★ 단, 약의 부작용과 상호작용은 매우 다양하기 때문에 약을 먹고 나서 이상한 몸의 변화를 느낀다면 바로 병원이나 약국에 문의하는 것이 좋다.

일반약	약 성분명	일반적 부작용	주의사항 및 상호작용
소염진통제	이부프로펜 나프록센 덱시부프로펜 등	속 쓰림, 소화불량	❶ 고혈압약 복용 환자 혈압 상승 ❷ 항응고제 복용 환자 출혈 위험 증가 ❸ 천식 환자의 경우 알레르기 유발 가능
해열진통제	아세트아미노펜	간독성	❶ 정기적인 음주 시 복용 금지 ❷ 술과 함께 복용 시 간독성 증가

소염진통제는 타이레놀의 '아세트아미노펜'을 제외한 진통제(이부프로펜, 나프록센 등) 성분이라 보면 된다. 천식 환자는 이러한 비스테로이드성 소염진통제(NSAID)류를 복용하면 알레르기를 일으킬 수 있으므로 피하는 것이 좋다. 일반적인 부작용으로는 속 쓰림, 위염 등을 유발할 수 있으므로 반드시 식후 즉시 충분한 양의 물과 함께 복용해야 한다.

중요한 상호작용으로는 고혈압약의 효과를 떨어뜨릴 수 있고, 항응고제와 함께 복용 시 출혈의 위험을 증가시킨다. 이러한 상호작용은 복용 간격을 두는 것으로는 해결되지 않으므로 이 경우 소염진통제 성분보다 '아세트아미노펜' 성분을 선택하는 것이 좋다.

일반약	약 성분명	일반적 부작용	주의사항 및 상호작용
기침약	덱스트로메토르판	졸음, 어지럼증	❶ 세로토닌 증후군 유발 ❷ 특히 항우울제와 함께 복용 시 발한, 근육 경련, 고열 증상 가능

기침약에는 정신이 몽롱해지거나 기운이 빠지는 듯한 부작용이 있다. 처방약에 포함된 마약성 기침약 때문일 수도 있지만, 일반약에 함유된

'덱스트로메토르판' 성분도 그러한 부작용이 있다. 특히 이 성분은 '항우울제'와 함께 복용 시 '세로토닌 증후군(체내 '세로토닌'의 양이 증가함으로써 나타나는 부작용)'을 일으켜 근육 경련이나 고열, 혼수 등의 드물지만 위험한 사고를 유발할 수 있다.

항우울제는 우울증으로 처방받은 경우뿐 아니라 요즘 유행하는 다이어트 처방에도 흔히 쓰이므로 다이어트 약 중에서 항우울제가 포함되어 있다면 기침약을 고를 때 반드시 상호작용을 체크해야 한다.

일반약	약 성분명	일반적 부작용	주의사항 및 상호작용
코감기약	슈도에페드린 페닐에프린	어지럼증, 불면, 초조, 두근거림	❶ 고혈압, 심장질환, 녹내장, 전립선 비대, 당뇨, 갑상선 항진 등의 질환으로 인한 증상을 악화시킴 ❷ 일부 정신과 약물과 복용 시 심한 고혈압 유발
콧물 알레르기약	세티리진 클로르페니라민	졸음, 입 마름, 변비	❶ 신경안정제, 수면제와 함께 복용 시 심한 졸음 ❷ 심장약 복용 환자 부정맥 유발 ❸ 전립선 비대 환자나 노인 배뇨 곤란

누구나 쉽게 찾는 감기약 성분 중에서 흔히 부작용을 일으키는 것은 코감기약 성분인 '항히스타민제'와 '슈도에페드린'이다.

'항히스타민제'는 피부 두드러기, 가려움증, 콧물 등의 증세에 흔히 쓰이는데 졸음을 유발하므로 운전이나 기계 조작 시에는 특히 주의를 기울여야 한다.

졸음 부작용이 적은 2세대 항히스타민제가 있지만 사람마다 부작용에 대한 반응은 다르게 나타난다. 따라서 아무리 졸음이 덜한 약이라 해도 복용 후 어느 정도 시간을 두고 상태를 지켜보는 것이 좋다.

코막힘에 효과가 좋은 '슈도에페드린' 성분이 함유된 감기약의 경우 복용 시 불면증에 시달리는 경우가 많다. 특히 이 성분은 혈관 수축작용(혈압을 올리거나 혈액순환을 방해) 때문에 고혈압, 당뇨, 녹내장 환자는 복용을 피하는 것이 좋다.

또한 '슈도에페드린'은 교감신경 흥분제라 해서 우리 몸을 매우 긴장되고 놀란 상태로 만드는 작용을 한다. 그로 인해 소변이 잘 나오지 않고 변비가 발생하는 부작용이 발생하기도 한다.

일반약	약 성분명	일반적 부작용	주의사항 및 상호작용
위장약	시메티딘 라니티딘	두통, 설사, 유즙 분비	항진균제, 장용성 약제들의 효과를 저하시킴

가끔 약을 먹다가 유즙이 나와 놀라서 약국으로 문의 전화를 하는 경우가 있는데 이는 대부분 위장약 부작용으로 인한 것이다.

속 쓰릴 때 사먹는 위장약의 성분 중 '시메티딘'이라는 성분과 소화제로 유명한 멕소롱의 주성분인 '메토클로프라미드', 마시는 소화제에도 함유된 '돔페리돈'은 유즙 분비 부작용이 있으며 장기 복용 시 남성의 가슴이 여성처럼 나오는 여성형 유방의 원인이 되기도 한다.

특히 '시메티딘'은 약물 상호작용이 많은 성분이므로 다른 약을 복용하고 있다면 시메티딘 성분이 포함된 위장약은 피하는 것이 좋다.

일반약	약 성분명	일반적 부작용	주의사항 및 상호작용
변비약	산화마그네슘	설사, 탈수	❶ 심장이나 신장질환이 있는 환자는 복용 주의 ❷ 테트라사이클린(항생제), 디곡신(심장약) 등의 효능을 저하
	비사코딜	복통, 가스, 설사	❶ 우유, 제산제, 위산 분비 억제제와 함께 먹는 경우 효과 감소 ❷ 모유로 분비되므로 수유부에게 추천하지 않음
	센나	복통, 설사, 소변 변색(붉은색~갈색)	❶ 특별히 보고된 상호작용 없음 ❷ 수유부, 임산부에게 추천하지 않음

변비가 있는 사람에게는 안전하게 장기 복용할 수 있는 식이섬유 제품을 많이 권한다. 그러나 갑상선 호르몬제, 고지혈증약, 당뇨약, 심장약 등의 약을 복용하는 사람들은 주의해야 한다. 질병 치료를 위해 먹는 처방약의 흡수를 저해해 효과를 떨어뜨리기 때문이다.

또 안전한 변비약으로 자주 처방되기도 하는 '산화마그네슘' 성분 또한 일부 심장약이나 항생제 등의 흡수를 방해하므로 적어도 2시간 이상 시간 간격을 두고 복용하는 것이 좋다.

이와 달리 변비약 중에서 효과가 빨리 나타나는 '비사코딜'과 '센나' 성분의 경우에는 장벽을 자극하므로 심한 복통이 발생할 수 있으며 임산부의 경우 1차 선택약으로 추천되지 않는다. 또한 '센나' 성분은 소변을 분홍~빨강 또는 갈색~검정색으로 변색시키므로 부작용을 숙지해 놀라는 일이 없도록 해야 한다.

이들 자극성 변비약은 장기간 복용 시 장벽이 검게 변하고 배변 기능이 떨어지게 되므로 꼭 필요한 경우에만 복용하는 것이 좋다.

일반약	약 성분명	일반적 부작용	주의사항 및 상호작용
지사제	로페라마이드	졸음, 어지럼증 입 마름, 복통	❶ 2세 미만에는 금기, 12세 미만에서는 의사 상담 필요 ❷ 영·유아의 경우 중추신경계 부작용 주의 ❸ 혈변, 심한 복통 시 복용을 피해야 함 ❹ 증상이 2일 이상 지속될 경우 복용 중지 후 진료 필요

여행을 갈 때나 설사가 날 경우 흔히 복용하는 지사제의 성분으로 '로페라마이드'라는 성분이 있다. 이 성분은 감염성 설사에 복용 시 심각한 대장염을 일으킬 수 있고 과량 복용 시 졸음, 어지럼증 등의 중추신경계 부작용이 발생하기도 한다(특히 6개월 미만의 아이에게는 심각한 중추신경계 부작

용 경고). 복통이나 혈변 등을 동반한 감염성 설사의 경우 장의 움직임을 멈추게 함으로써 장내 세균이나 독소 배출을 막는 '로페라마이드' 지사제는 반드시 피해야 한다.

'약물 부작용'이란 반드시 모두에게 나타나는 것은 아니지만 개인의 건강상태에 따라 주의해야 할 부작용이 다르므로 복용 전에 면밀히 체크하는 것이 좋다.

또한 특정 질병이 있거나 그로 인해 복용 중인 약이 있다면 새로운 약을 선택할 때는 발생 가능한 크고 작은 상호작용, 부작용에 대해 반드시 약사의 상담을 받아야 한다.

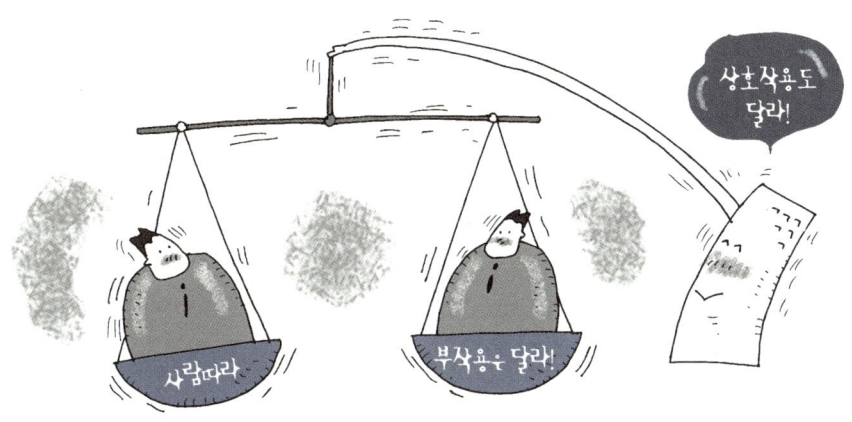

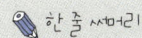
쉽게 구할 수 있는 약일수록 약물 부작용과 상호작용을 꼭 체크하라!

8 Guide
편의점 상비약 활용 가이드

'편의점 상비약'이란 약국이 문을 닫은 야간, 휴일에 응급상비약을 판매하게 한다는 취지에 따라 '안전상비의약품' 스티커가 부착된 전국 편의점(24시간 연중무휴로 문을 여는 점포)에서 판매 가능한 13가지 품목의 일반약을 말한다. 13가지 일반약에는 소화제, 감기약, 해열진통제, 파스 등이 있다.

편의점 점주라면 누구나 신청이 가능하고 대한약사회의 4시간 교육만 이수하면 약을 판매할 수 있다. 문제는 실제 편의점 상비약을 판매하고 있는 사람들은 교육을 받지 않은 아르바이트 직원인 경우가 많다는 것이다. 편의점 직원의 높은 이직률을 고려할 때 약물 판매 기본 안전수칙과 부작용 발생 시 행동절차 등의 교육을 철저히 시행하는 것이 불가능하다.

결국 약물 복용으로 인한 부작용의 피해는 고스란히 소비자의 몫이다. 실제로 슈퍼마켓이나 편의점 상비약 복용으로 인한 부작용 피해 보고는 매년 증가하는 추세다.

예를 들어 피곤한 상태에서 회식에 참석해 술을 많이 마시다 보니 두통이 찾아왔다고 가정해 보자. 급한 대로 편의점에서 두통약을 구매해 2~3알을 카페인이 함유된 드링크와 마셨다면 어떨까?

결론적으로 말해 이는 심각한 간 손상의 원인이 될 수 있다. 이렇게 약에 대한 전문지식 없이 약을 판매하는 것은 소비자의 안전을 위협하는 일이므로 대책 마련이 시급하지만, 그에 앞서 소비자가 스스로 주의하는 것이 최선이다.

비상시 사용하는 편의점 상비약 13가지에 대해 다음의 주의사항을 반드시 숙지해 급히 필요한 경우 안전하게 활용할 수 있도록 하자.

편의점 상비약	품목명(포장 단위)	복용 시 주의사항
해열진통제	타이레놀정 500mg (8정)	❶ 음주 시 또는 숙취로 인한 두통에 복용할 경우 심각한 간 손상의 원인이 된다. ❷ 하루 복용 용량은 8알까지다. 그러나 미국 FDA에서는 간독성을 줄이기 위해 1일 허용량을 6알까지 제한해야 한다고 경고한다.
	타이레놀정 160mg (8정)	❶ 소아·청소년의 경우 몸무게에 따라 용량을 계산한다. ❷ 성인의 경우 1회 2정씩 1일 3회 정도 복용한다. ※ FDA에서는 간독성 방지를 위해 복합 성분 진통제 처방 시 아세트아미노펜 함량을 1회 325mg 이상 처방하지 않도록 권고한다.
	어린이용 타이레놀정 80mg(10정)	❶ 몸무게 1kg당 10~15mg 정도를 계산하여 과량을 먹이지 않도록 주의한다. ❷ 이유 없이 24시간 이상 열이 날 경우 반드시 진단이 필요하다.
	어린이 타이레놀 현탁액 (100㎖)	❶ 정확한 용량을 측정할 수 있는 눈금 있는 용기를 사용해서 먹여야 한다. ❷ 몸무게 1kg당 10~15mg을 계산하여 4~6시간마다 5회를 넘지 않게 복용한다. ❸ 감기약 시럽과 약 성분이 중복되는지 확인해야 한다.
	어린이 부루펜시럽 (80㎖)	❶ 몸무게 1kg당 5~10mg을 계산하여 6~8시간마다 4회를 넘지 않게 복용한다. ❷ 천식이 있는 경우 알레르기를 유발할 수 있으므로 주의한다. ❸ 의사나 약사의 별도 지시 없이 임의로 타이레놀 시럽과 번갈아 먹이는 것은 추천하지 않는다.

편의점 상비약	품목명(포장 단위)	복용 시 주의사항
감기약	판콜에이 내복액 (30㎖×3병) 판피린티정(3정)	❶ 다른 감기약, 해열제 등과 병용을 피한다. ※ 판콜에이, 판피린티정도 함께 복용하지 않는다. ❷ 콧물, 기침약, 해열제를 모두 함유하고 있어 특정 증상만 있을 경우 적합하지 않다. ❸ 졸음을 유발할 수 있어 운전 시 주의한다. 카페인이 함유되어 있어 카페인 민감증이나 중독의 원인이 된다.
소화제	베아제정(3정) 닥터베아제정(3정)	❶ 소화불량이나 가스가 찬 경우 1일 3회 1정씩 씹지 말고 복용한다. ❷ 유당을 함유하고 있어 유당 분해효소 결핍증 환자는 복용을 삼간다. ❸ 7세 미만은 복용을 삼간다.
	훼스탈플러스정(6정) 훼스탈골드정(6정)	❶ 소화불량이나 가스가 찬 경우 1일 3회 1정씩 씹지 말고 복용한다. ❷ 7세 이하 소아는 복용을 삼간다.
파스	제일쿨파프 (4매)	❶ 타박상 발생 직후 48시간 이내로 쿨파스를 사용한다. ❷ 붙이는 파스는 피부 알레르기를 유발할 수 있어 두드러기 발생 시 바로 사용을 중단한다.
	신신파스 아렉스 (4매)	❶ 시간이 경과한 타박상에도 사용한다. 단, 5일 이상 통증 지속 시 진료는 필수다. ❷ 쿨파스보다 피부 자극이 심해 발적이 나타나면 사용을 중지한다.

가정상비약과 편의점 상비약은 비상시에 편리하게 사용할 수 있다. 하지만 이런 약들은 자가진단에 의해 선택하고, 누구든 원하는 약을 쉽게 구입할 수 있기 때문에 스스로 안전한 약 사용에 더 주의를 기울여야 한다.

급할 때 복용하는 상비약일수록 약을 먹기 전 설명서를 읽어 용법과 용량을 체크하고, 부작용에 대해 숙지하는 등 안전한 약물 복용을 위한 기본 수칙을 잘 지키는 것이 매우 중요하다.

우리 아이 약,
제대로 먹이고 있을까?

"졸린다고요? 애기가 약 먹고 자면 좋죠, 뭐~!"

코감기에 먹는 시럽약을 주면서 졸릴 수 있다고 주의사항을 전하면 많은 엄마들이 농담 반, 진담 반으로 하는 말이다. 이런 이야기를 하며 웃을 만큼 아이에게 먹이는 감기약 부작용에 대해 별 걱정을 하지 않는다는 뜻이기도 하다.

그런데 이렇게 대수롭지 않게 약을 먹이기에는 꺼림칙한 통계가 있다. 6세 미만의 아동에게서 감기약 부작용 피해가 약 3배 이상 보고되었으며, 특히 사망에까지 이르는 심각한 부작용이 수차례 발생했다는 사실이다.

어린아이의 경우 의사소통이 잘 되지 않기 때문에 심각한 부작용을 겪는다 해도 부모가 바로 알아채기 힘들다. 이런 경우 위험한 부작용이 발생해도 치료할 수 있는 시기를 놓쳐버리기도 한다.

아이들에게 감기약을 남용하는 것은 비단 우리나라만의 문제는 아니다. 미국 식품의약국(FDA)과 캐나다 보건부(Health Canada)에서는 이러한 어린이 감기약 오남용 문제를 바로 잡기 위해 '6세 미만 어린이'의 경우 기침약 등의 해열제를 제외한 감기약 시럽을 처방 없이 임의로 먹이지 않도록 주의하라고 경고했다. 이는 기존의 '2세 미만 유아'의 경우 의사의 진료에 따라 약을 복용하도록 권고한 것보다 더 기준을 강화한 것으로 그만큼 어린이에게 감기약 부작용이 위험할 수 있다는 것을 시사한다.

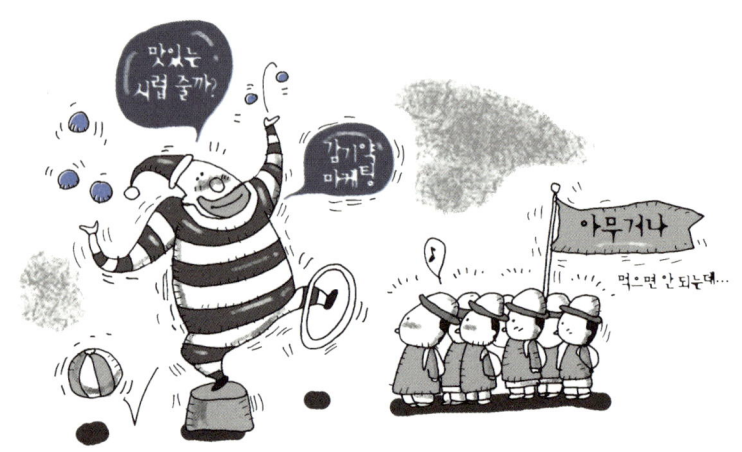

수년 전 캐나다에서는 기존에 판매하던 모든 어린이 감기약 시럽류를 일제히 수거하여 라벨 표기사항에 '6세 미만 복용 금지'라는 문구를 삽입한 일이 있다.

이때 감기약의 효과에 대한 표현에도 엄격한 가이드라인을 적용했는데, 감기약은 그저 '일시적(Temporary)' 증상 개선의 효과로만 쓰일 수 있다는 점을 강조했다. 특히 수면을 유도할 목적으로 항히스타민제를 남용하지 않도록 엄중히 경고했다.

이와 함께 어린이에게 감기약이 과연 효과적인지에 대해 뒷받침해 줄 근거가 부족하다는 사실이 알려지면서 감기약의 효용성에 대한 의문이 생겨나기 시작했다.

대개 부모들은 자신들이 감기가 걸렸을 때 약을 먹고 효과를 느꼈기 때문에 아이에게도 감기약을 쉽게 먹이지만, 실제로 아이들에게 감기약이 효과적이라는 것을 보여주는 과학적 근거는 어디에도 없다는 것이다.

우리는 흔히 아이들을 '작은 어른' 쯤으로 여겨 어른들이 먹는 약을 용량만 줄여 먹이면 된다고 생각하기 쉽다. 하지만 약효나 부작용에 대한 반응은 우리가 예상하듯 누구에게나 비슷한 양상으로 나타나는 것이 아니기 때문에 문제가 되기도 한다.

예를 들어 주된 부작용이 졸음인 항히스타민제는 비교적 안전하게 널리 사용되는 약이지만, 어린이가 복용할 경우 '흥분'을 일으키기도 하고 과용량 복용 시 환각까지 초래할 수도 있다. 또한 어떤 항생제는 18세 미만 어린이나 청소년이 복용할 경우 연골에 독성을 일으키는 부작용으로 인해 무릎이 붓거나 아프고, 심하게는 연골 파열을 일으켜 성장을 방해하기도 한다.

흔히 해열, 진통제로 많이 사용하는 아스피린 또한 18세 미만의 어린이 및 청소년에게서 매우 심각한 '라이증후군(Reye's syndrome)'을 일으키기도 한다. 감기나 수두 등의 바이러스에 감염된 아이들에게서 나타나는 라이증후군은 뇌압 상승, 간기능장애를 일으켜 혼수상태나 사망에까지 이르게 하는 질환이다.

이미 오래 전부터 라이증후군이 아스피린 복용과 관련이 있다는 사실이 알려졌기 때문에 어린이나 청소년의 해열제로 아스피린이나 그와 비슷한 성분을 함유한 약의 사용은 금지되어 있다.

그렇다면 이쯤에서 왜 어린이에게서 특이하게 나타나는 이러한 반응을 약을 개발하는 단계에서부터 알아내지 못했을까 하는 의문이 생길 것이다. 원래 약의 효과나 부작용은 사람에게 직접 먹여보는 임상시험을 통해 판단한다. 그런데 임산부나 어린이를 대상으로 이러한 임상시험을 한다는 것 자체가 비윤리적이기 때문에 이러한 그룹에서는 대부분 동물 실험 결과로 약의 효과와 부작용을 판단한다. 이는 약의 작용에 대해 특별한 전문 지식 없이 단순히 코감기약, 기침 감기약 등의 성분을 식별할 수 있는 정도의 지식만으로 아이들에게 약을 함부로 먹이기에는 예측 불허의 위험이 도사리고 있다는 뜻이기도 하다.

아이들에게 약물 부작용이 더 많이 나타나는 또 다른 이유는 어른보다 면역력이 약해 더 자주 아프기 때문이다. 아이가 아플 때마다 약을 먹이게 되니 어른보다 훨씬 더 자주, 많은 양의 약을 먹게 되므로 그만큼 부작용에 노출되는 위험 또한 커질 수밖에 없다.

옛말에 아이들은 아프면서 큰다고 하지 않던가. 성장과 발달과정에 있는 아이들은 질병에 대한 반응도, 약에 대한 반응도 어른과는 다르게 나타난다. 따라서 우리가 자주 복용하는 약이라고 해서 아이들에게도 똑같이 쉽게 먹일 수 있다고 생각해서는 안 된다. 또 조금만 아파도 약을 먹이는 습관이 아이의 성장과 건강에 오히려 해가 될 수도 있다는 점을 기억해야 할 것이다.

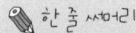
약에 대해서만큼은 아이는 어른의 축소판이 아님을 꼭 명심하자.

어린이 약에 대한 오해와 진실

Q. 냉장 보관하는 항생제 시럽, 하루 동안 밖에 두었는데 그냥 먹여도 될까?

A. "큰일 난다. 변질되었다"고 하는 사람도 있고 "한두 번쯤 그냥 먹여도 된다"는 사람도 있다. 과연 누구 말이 맞을까?

아이들에게 자주 처방하는 항생제 시럽은 대부분 가루 제품에 물을 타서 만드는 건조시럽이다. 먹기 직전 물을 타 제조한 후 보관하는 방법은 성분마다 다르다.

흔히 쓰는 '아목시실린' 성분을 함유한 항생제 시럽은 '냉장 보관' 시 약효가 잘 보존된다. 하지만 '아목시실린' 단일 성분의 시럽일 경우 '실온에서 약 일주일간 약효가 유지'되므로 냉장고에 넣지 않아도 걱정할 필요는 없다.

문제는 대부분의 소아과에서 사용하는 '아목시실린'과 '클라불란산' 조합의 '복합제 시럽'이다. 이는 실온 보관 시 약 2일 정도까지는 약효가 90% 정도로 유지되지만, 실온 보관 일주일째가 되면 약효가 약 40% 정도로 떨어진다. 따라서 하루 정도 지난 것은 괜찮지만 2일 정도 경과했다면 먹이지 않는 것이 좋다.

여기서 실온이라 해도 한여름 자동차 안이나 뜨거운 온돌 바닥 등 지나치게 높은 온도에 두었을 경우에는 상황이 다르다. 이때는 반나절 만에 약효가 절반 수준으로 떨어질 수도 있으므로 주의해야 한다.

또 연구 결과에 따르면 실온 보관 시 약 2일 정도는 약효가 보존된다고 하지만, 복용 가능 여부는 아이의 증상에 따라 판단해야 한다. 아이에게 중이염 등의 세균 감염이 자주 발생해 조금만 심해져도 병원 신세를 져야 하는 등 치료가 시급한 경우에는 실온에 하루 이상 둔 약을 먹이기보다는 새로 약을 받아가는 것이 좋다.

달랠 수 없을 만큼 아이가 울거나 갑자기 고열이 나는 등의 심각한 증세가 없는 경우라면 하루 정도 실온에 두었다 해서 약효를 크게 걱정하지 않아도 된다. 그저 콧물이나 기침 증세만 조금 있는 초기 감기라면 엄밀히 말해 항생제를 먹일 필요도 없다.

Q. 실온 보관하는 항생제가 더 독할까?

A. 무지에서 비롯된 웃지 못할 오해는 '실온 보관하는 항생제는 더 독하다'는 것이다. 그도 그럴 것이 처음에는 대부분 냉장 보관하는 '아목시실린' 성분의 항생제 시럽을 처방하는데, 증상이 잘 낫지 않으면 그 다음에는 주로 실온에 보관하는 '클래리스로마이신' 성분을 처방하기 때문이다.

이 2가지 성분은 사실 어느 쪽이 더 세고 덜 센 게 아니라고 보면 된다. '아목시실린'은 '페니실린계 항생제'인데 환자가 페니실린에 알레르기가 있어 쓸 수 없을 때나 약효가 없을 경우 다른 계열의 항생제로 바꾸어 처방하는 것이 원칙이다. 이때 주로 실온 보관하는 '마크로라이드계 항생제'를 사용한다. 즉, 보관방법으로 항생제가 독한지를 판단할 수는 없고 성분별로 냉장 보관 시 성상이 변하거나 맛이 써지는 등의 이유가 있는 경우 실온에 보관할 뿐이다.

Q. 알약을 갈아서 만든 가루약은 과연 안전할까?

A. 약 이름에 '○○산, ○○과립'이라 명시된 산제나 과립제를 제외하고 대부분의 가루약은 알약을 갈아서 가루로 만들어주는 것이다. 이 가루약 조제에 대해 논란이 많은데 우리처럼 알약으로 나온 감기약 몇 가지를 갈아 시럽제까지 타서 먹이는 나라는 아마 없을 듯하다. 실제로 우리나라의 소아 처방을 외국 의사들에게 보여준 영상을 본 적이 있는데 다들 혀를 내두르며 "내 아이라면 먹이지 않겠어요!"라고 말한다.

소아 처방을 보면 대부분 알약을 애매하게 0.1667, 0.3333, 0.6667알 주라고 되어 있다. 이런 애매한 용량 자체도 문제가 있지만, 과연 용량에 맞게 조제할 수는 있는 것일까?

사실 이 소수점 아래 4자리 숫자의 용량을 저울로 잰 듯 정확히 나누어주는지는 중요한 문제가 아니다. 0.6667알을 주라고 한 처방 자체가 큰 의미가 없기 때문이다. 가령 아이가 알약을 삼킬 수 있다고 말하면 금세 0.5알이나 1알로 딱 떨어지게 처방전을 수정 변경하는 것만 보아도 알 수 있다. 이렇게 '알약을 갈아주는 형태의 산제 처방'은 비정상적 처방 방식이므로 개선할 필요가 있다.

정확하고 안전한 약 복용을 위해서는 원래 약의 제형대로 처방해야 하는 것이 맞다. 원래부터 산제, 과립제, 시럽제로 제조된 형태 그대로 복용하는 것이 효과나 부작용 면에서 가장 안전하기 때문이다.

특히 물에 녹는 '현탁정'과 같은 약은 밀봉된 포장 상태 그대로 보관하는 것이 가장 좋다. 그런데 0.5알을 먹도록 처방할 경우 남은 반 알은 다시 포장이 불가능하므로 약효가 떨어질 수밖에 없다.

물론 질병에 따라서는 치료제가 알약밖에 없어 부득이하게 갈거나 부수어 먹어야 하는 경우도 있다. 하지만 아이들이 자주 복용하는 감기약의 경우에는 매우 다양한 시럽제가 있다. 즉, 가루약 없이 시럽제만 처방한다 해도 충분히 증상을 치료할 수 있으므로 굳이 알약까지 갈아 먹일 필요는 없다.

Q. 땀띠에 항진균제 성분의 파우더를 뿌리는 게 좋을까?

A. 엄마들 사이에서 항진균제 성분이 함유된 파우더는 유행 품목이다. 기저귀 발진이나 땀띠에 효과가 좋기 때문이다. 하지만 이런 항진균제가 함유된 파우더나 연고류는 '곰팡이 감염이 의심될 경우'에만 사용하는 것이 좋다.

항진균제 성분의 파우더처럼 엄마들이 기저귀 발진에 남용하는 연고로는 '카네스텐'이 있다. 카네스텐은 '클로트리마졸'이 주성분으로 이 연고 역시 '곰팡이 감염 치료제'다.

습한 환경으로 인해 피부 보호막이 약해지면 피부에 살고 있던 곰팡이에 감염되는데, 살이 토마토 색처럼 빨갛게 되고 발진이 커지면서 가장자리가 하얗게 일어나는 것이 특징이다. 이처럼 곰팡이 감염 의심 증상이 보일 경우에만 상담을 통해 사용해야 하는 약이 바로 '카네스텐'이다.

그러나 모유 수유를 하는 엄마들이 카네스텐 연고를 꼭 사용해야 하는 경우가 있다. 아이 입안에 소위 말하는 아구창이 생기면 아이에게 치료제 시럽을 먹이고, 동시에 엄마도 유두 부위에 카네스텐 연고를 발라 치료해야 한다. 아이 입안 염증의 원인인 곰팡이가 유두로 옮아와 수유 시 아이에게 재감염을 일으킬 수 있기 때문이다.

이처럼 부득이하게 '곰팡이 감염 치료제' 연고나 파우더가 꼭 필요한 경우 외에는 사용을 피해야 하며, 사용해야만 할 경우는 파우더 분말이 아이의 호흡기에 들어가지 않도록 각별히 조심해야 한다.

곰팡이 감염 징후가 없는 땀띠나 발진에는 '칼라민 로션'을 추천한다. 우리가 어릴 적 수두에 걸리면 바르던 분홍색 약이 바로 칼라민 로션이다. 피부를 보호하면서 가려움증을 개선하는 수렴작용이 있으며, 피부 속으로 흡수되지 않아 여러 번 덧발라도 된다.

Q. 영아에게는 액상 유산균이 제일 좋을까?

A. 어린아이에게는 액상 유산균을 먹여야 한다는 소문을 듣고 언젠가부터 엄마들이 액상으로 된 제품만 고집한다. 특정 균주를 내세운 광고를 보면 꼭 그 제품을 먹여야 할 것 같아 수많은 약국들을 헤매고 다니기도 한다.

그런데 사실 유산균이 액상이냐 분말이냐에 따라 작용이 어떻게 다른지 제대로 비교한 결과는 없다. 또한 유산균은 치료제가 아니므로 균주별로 정확한 효능에 대해 명확히 규정된 바도 없다.

심지어 유산균 균주별 기능에 대해 실험한 결과들을 종합 분석한 연구에 따르면 장내 세균총이 제대로 자리 잡지 못한 영유아의 경우에는 특정한 유산균 복용의 이점을 장담할 수 없다는 의견도 있다. 성인과 달리 영유아의 경우에는 섭취한 유산균으로 인해 장내 세균총의 종류가 바뀌고 균형이 깨질 수 있기 때문에 장기적으로 건강에 어떤 영향을 미칠지 모른다고 한다.

따라서 항생제를 많이 복용한 아이나 장 건강이 좋지 않은 아이에게는 유산균 제품을 하나쯤 먹어도 좋지만 균주를 고민하면서까지 심각하게 고를 만한 일은 아니다. 제조회사들은 정확한 비교 결과도 없이 저마다 자사 제품의 효능을 과장 해석한 논문을 수없이 생산해낸다. 이런 정보들에 현혹되지 않으려면 아이에게 꼭 필요한지, 믿을 만한 제품은 무엇인지에 대해 한번 확인해 보는 전문적인 상담이 반드시 필요하다.

Q. 마데카솔 연고보다 분말이 더 좋을까?

A. 언젠가부터 '마데카솔'은 연고보다 분말이 더 좋다며 분말을 찾는 엄마들이 많아졌다. 그런데 깊이 베인 상처나 피부 조직이 보이는 벌어진 상처에 깊숙이 마데카솔 분말을 뿌리면 오히려 치료에 방해가 된다. 병원에서 봉합 수술 전 상처 세척을 할 때도 엄마들이 뿌린 분말이 조직에 덕지덕지 엉겨 붙어 세척에 어려움을 많이 겪는다고 한다.

분말 제품은 깊이 베인 상처가 아닌 쓸리거나 까진 상처에서 진물이 나 연고가 잘 발라지지 않을 때 주로 사용한다. 연고는 피부 보습 기능이 있어 오히려 분말 제품보다 상처 치유나 흉터 관리에 도움이 될 수 있다. 단, 의약품인 마데카솔 연고는 '항생제' 성분이 함유되어 있어 상처 감염 치료에 도움이 되지만, 감염이 없는 깨끗한 상처에 남용해서는 안 된다.

Q. 견과류 알레르기로 큰일 날 뻔한 우리 아이, 어떤 약이 필요한가요?

A. 아이가 어린이집 피크닉을 따라갔다가 견과류가 들어 있는 케이크를 먹고 호흡 곤란을 일으켜 갑자기 병원에 실려 갔다는 얘기를 약국에서도 자주 듣곤 한다. 이는 급성 쇼크로 알레르기 반응의 일종이다. 발진, 부종을 동반하며 심각한 호흡 곤란을 일으켜 빨리 조치를 취하지 않을 경우 사망에 이를 수도 있다.

이와 같은 알레르기 반응은 주로 견과류를 포함한 음식이나 환경적인 원인에 의해 자주 발생한다. 만일 아이가 견과류 알레르기를 가지고 있다면 응급 처치를 위해 항상 약을 휴대해야 한다. 이때 필요한 응급 처치약이 바로 에피펜, 젝스트라는 이름으로 판매되는 '에피네프린' 성분의 주사다.

미국과 캐나다에서는 환자의 안전을 위해 약국에서 손쉽게 구매가 가능하지만 안타깝게도 우리나라는 처방을 받아 '희귀의약품센터'에서 이 약을 구매해야 한다. 다소 번거롭지만 가까운 병원에서 처방을 받은 후 희귀의약품센터에 배송 신청을 하면 된다. 가능하면 꼭 2개를 구매해 하나는 아이 가방에 넣어주고, 하나는 집에 보관하도록 하자.

★ 희귀의약품센터 : 02-508-7316~8

9 Guide

삐뽀삐뽀! 어린이 약 복약수칙

복약 가이드 아이에게 먹일 약이기에 더 냉철하고 정확해야 한다. '대략'과 '대충'은 없어야 한다. 무엇보다 편리하다는 이유로 아이에게 약을 함부로 먹여서는 안 될 것이다. '어린이 약 복약수칙'은 부모가 반드시 지켜야 할 내용이므로 꼭 숙지하기 바란다.

1 어린이 시럽제는 과량 복용으로 인한 부작용이 특히 많이 보고된다. 과량을 먹이지 않기 위해서는 시럽제의 용량을 정확히 측정해서 먹이는 것이 중요하다. 숟가락 등을 사용하지 말고 눈금이 있는 주사기나 물약병, 계량컵 등을 사용하자.

2 티스푼의 용량은 약 5㎖, 밥숟가락으로 쓰는 스푼의 용량은 약 15㎖ 정도이다. 그러나 이런 스푼류는 제품에 따라 용량에 차이가 나기 때문에 어린이에게 약을 먹일 때 쓸 만한 적절한 도구가 아니다.

3 개봉하거나 소분한 시럽의 경우 보관기간은 약 1달이다. 시럽제는 알약과 달리 물로 이루어져 장기간 보관 시 쉽게 오염될 수 있으므로 너무 오래 두고 먹이지 말아야 한다.

4 항생제나 위장약 등 가루를 물에 타는 건조시럽의 경우 보관기간이 약마다 다르다. 유효기간이 약 1~2주 정도 되므로 조제한 날짜를 반드시 기록해야 한다.

5 어린이 약을 냉장 보관한다고 해서 더 좋은 것은 아니다. 간혹 냉장 금지인 시럽류를 냉장고에 넣을 경우 맛이 써지거나 성상이 변하기도 한다. 따라서 보관법을 꼭 확인하고 '실온 보관' 또는 '실온 금지'인 약은 냉장고에 넣지 말고 반드시 실온에 보관해야 한다.

6 내성을 걱정해 항생제 시럽을 먹였다 안 먹였다 반복하면 더 내성이 생기기 쉽다. 감염으로 인해 처방을 받았다면 의사의 처방에 따라 끝까지 잘 먹이는 게 바람직하다.

7 항히스타민제 시럽을 포함한 일부 약은 직사광선을 피해 보관해야 한다. 이럴 경우 차광병에 보관하거나 약 봉투 안에 넣어 그늘진 곳에 두는 것이 좋다.

8 아이가 알약을 먹지 못한다면 물에 녹는 현탁정이나 과립제, 시럽제를 먹이는 것이 좋다.

9 부득이하게 약을 갈아서 먹일 경우 가급적 가루약을 시럽에 섞어 보관하지 말고 먹일 때 바로 타서 먹이도록 한다.

10 2가지 이상의 시럽제를 먹일 경우 각각 따로 용량을 측정하여 먹이도록 한다. 또 용기에 남은 약은 반드시 물로 헹구어 먹인다.

홈쇼핑에서 판매하는 건강기능 제품들, 믿고 먹어도 될까?

"요즘 홈쇼핑에서 선전하는 그 제품, 콜레스테롤에 좋다고 하던데…."
"약국보다 홈쇼핑에서 파는 게 훨씬 싸던데 그거 사서 같이 먹자."
약국에 진열된 건강기능식품들을 둘러보다가 흔히들 하는 대화다. 홈쇼핑은 의·약사의 말보다 더 강력하게 사람들의 구매 트렌드를 결정할 만큼 건강기능식품 시장에서는 아주 큰 비중을 차지한다. 나 역시 가끔 홈쇼핑을 보다가 관심에도 없던 화장품 등을 충동구매하게 되니 그 마음은 백번 이해한다.

문제는 건강기능식품에 대한 광고성 멘트들이 도를 넘어섰다는 점이다. 흔히 들을 수 있는 '고혈압, 심장병 등 각종 질병 예방', '기적의 건강식품', '섭취 후 효과 없으면 환불 보장' 등과 같은 문구는 건강기능식품법 제18조에서 '허위·과대의 표시·광고'에 속하는 예시들이다.

백수오 파동으로 인해 어느 정도 경각심이 생기긴 했지만 사람들은 여전히 쇼호스트의 말에 솔깃해져 고혈압이나 당뇨 등의 만성질환을 약을 사용하지 않고도 더 안전하게 치료할 수 있을 거라는 희망을 갖게 된다.

하지만 우리나라 현행법상 질병의 예방 및 치료 효과가 있는 '의약품'은 아무리 안전하다 입증된 성분이라 하더라도 홈쇼핑이나 인터넷을 통해 판매할 수 없다. 즉, 방송을 보고 구매할 수 있는 제품은 모두 질병의 치료 및 예방 효과가 있는 약이 아닌 셈이다. 엄밀히 말하자면 일상적인 식사와 함께 섭취할 때 영양을 공급하고 건강에 도움을 주는 기능을 하는 하나의 '식품'이라는 것이다.

여기서 또 한 가지 간과해서는 안 될 점은 '식품'이라고 해서 무조건 약보다 안전할 거라는 생각 또한 위험하다는 것이다.

약은 유통되기 전에 건강한 사람과 질병을 보유한 사람에게 모두 먹여 본 후 효능과 부작용을 시험하는 '임상시험'을 거쳐 판매 승인이 난다. 이러한 시험을 거쳐 시판된다 해도 많은 사람이 복용한 후 예측하지 못한 부작용들이 나타나기도 하고 심각한 문제를 일으켜 시판이 중지되는 사례도 있다.

그런데 건강기능식품의 임상시험 기준은 약처럼 까다롭지 않다. 실제로 건강기능식품의 경우 '임상시험'이라는 용어가 아닌 '인체적용시험'이라는 표현을 쓸 만큼 임상 수준에서 차이가 많이 난다. 약이 아니라고 해서 부작용의 가능성을 결코 간과해서는 안 되는 이유다. 또한 효과 측면에서 인정을 받았다고는 해도 실제로 그 '기능'에 대해 예측하기는 어려워 소위 '먹어봐야 아는' 작용이 대부분이다.

관절 건강에 도움이 된다고 해서 '생리활성기능 1등급'의 기능을 인정 받은 '글루코사민' 제품을 예로 들어보자. 건강기능식품 중에서는 몇 안 되는, 꽤 믿을 만하다는 생리활성기능 1등급을 받은 성분이란 점을 내세워 한때 홈쇼핑 방송마다 마치 글루코사민 성분이 관절염을 씻은 듯 낫게 해 줄 해결책인 양 대대적으로 선전한 적이 있다.

그로 인해 글루코사민 제품을 장기 복용하는 사람들이 많아졌지만 속 쓰림, 소화불량, 갑각류 알레르기, 혈당 상승 등의 부작용이 보고되면서 대규모 리콜 사태가 벌어졌다. 그 무렵 보건복지부 소속 연구원에서 글루코사민의 관절 기능 개선에 대한 일관성 있는 근거가 부족하다는 발표가 나오기도 했다.

콜레스테롤 조절에 도움을 준다며 유행한 제품들로 오메가-3와 폴리코사놀 등이 있는데, 이 또한 건강관리에 도움이 되는 것은 사실이지만 생리활성기능 등급만을 믿고 고지혈증이 있는 상태에서 약 대신 복용할 만한 정도는 아니다.

고지혈증 환자가 병원에서 치료를 받는다고 가정해 보자. 이 경우 콜레스테롤 수치에 따라 약을 처방하는데, 약의 작용기전이 각기 다르므로 의사의 판단에 따라 개인에게 맞는 약을 선택한다. 이후 약을 먹는 동안 정기적으로 병원에서 혈액검사를 하며 경과를 관찰하고, 약으로 인한 간 기능 이상 등의 부작용 여부를 모니터링한다. 약국에서도 환자가 부작용을 경험하지는 않는지, 식습관 및 생활습관 등을 개선하고 있는지에 대해 확인한다.

알다시피 약은 임상시험을 통해 어느 정도 효과와 부작용을 검토한 이후 출시된 것이다. 그럼에도 사람들이 복용하기 시작한 이후 의료 시스템에 의해 나름의 관리가 이루어진다. 반면에 건강기능식품의 경우 홈쇼핑에서 만들어낸 유행과 생리활성기능 등급만을 믿기에는 먹는 동안 효과나 부작용을 확인하고 관리할 길이 막막하다.

결국 홈쇼핑에서 판매하는 건강기능식품을 구매할 때 어느 정도 건강에 도움을 주리라 기대하는 정도라면 괜찮겠지만, 질병이 있는 상태에서 과대광고에 현혹돼 '건강기능식품'을 '약보다 더 안전하고 효과적인 약'으로 착각해서는 곤란하다.

입증되지 않은 건강기능식품의 효능을 부풀려 광고하는 것도 문제지만,

약이 아닌 건강기능식품이라 모두에게 좋다는 식으로 홍보하는 것 또한 개선해야 한다.

건강기능식품이라고 해도 사람마다 가족력이나 식습관, 생활습관 등이 모두 다르기 때문에 각자에게 맞는 성분의 제품을 선택해야 한다.

한때 홈쇼핑에서 크게 히트한 모 유산균 제품은 유당을 함유하고 있어 유당을 소화시킬 수 없는 유당불내증을 가진 사람이 먹으면 복통과 설사 등의 부작용을 동반한다. 그럼에도 업체 측은 이러한 사실을 알리지 않아 많은 사람들이 원인 모를 설사로 고생을 해야 했다.

또한 면역 증진에 도움이 되는 성분을 함유한 몇몇 제품을 섭취할 경우 류마티스성 관절염이나 1형 당뇨와 같은 자가면역질환을 악화시킨다는 사실도 광고에서는 알려주지 않는다.

홈쇼핑이 트렌드를 만들어내는 공식은 정형화되어 있다. TV를 포함한 각종 매체에서 전문가 패널들의 입담을 이용해 전략을 짜고, 온라인 블로거를 포섭해 홍보를 한 다음 홈쇼핑에 입성하여 큰 매출을 올린다.

이렇게 상업적으로 짜인 각본에서 소비자의 건강을 위해 1:1로 소통하거나 책임감을 지니고 전문적인 판단을 한다는 것은 거의 불가능하다.

홈쇼핑에서 판매하는 건강기능식품 중에는 정말 이 정도의 성분으로 이런 광고 문구의 사용을 허가받을 수 있나 싶을 만큼 기능성이 부풀려진 제품들이 많다. 어떻게 이런 일이 가능할까?

먼저 식약처(식품의약품안전처)에서 승인한 광고 문구를 쓰기 위해 업체들은 해당 성분을 포함하도록 성분 조합을 짠다. 면역력 개선이라고 선전하고자 할 경우 주된 성분 이외에 '정상적인 면역 기능에 필요'라는 기능성 내용을 쓸 수 있게 승인받은 성분(예를 들어 아연 등)을 첨가하여 그 기능을 강조하는 방법으로 제품을 만드는 것이다.

결국 나의 건강을 위해 소비를 할 때는 책임을 함께할 수 있는 전문가에게 가족력이나 약물 복용 내역, 자신의 식습관이나 생활습관 등을 알려준 후 함께 결정하는 것이 가장 바람직하다. TV 앞에 앉아 이 성분이 내게 왜 필요한지 깊이 생각해 보지도 않은 채 그저 트렌드에 이끌려 구매 버튼을 누를 정도로 그리 간단한 문제는 아니라는 것이다.

건강기능식품은 단순히 번들로 싸게 파는 스타킹과 같이 즉석에서 주문해 갖고 있으면 좋은 그런 류의 제품이 아니다. 자신의 건강을 위한 소비인 만큼 전문가의 상담을 거쳐 신중히 검토한 이후에 선택하기를 바란다.

홈쇼핑에서 특별한 기능이 있다고 홍보하는 제품일수록 특화된 성분인 만큼 약처럼 통제, 관리하거나 개인의 상황에 맞게 선택해야 하는 경우가 많다는 점을 명심하자.

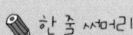
한 줄 써머리

홈쇼핑에서 판매하는 건강기능식품의 효능과 부작용은 충분히 검증된 것이 아니므로 전문가의 상담을 거쳐 개인의 상황에 맞게 선택하자.

꼭 주의해야 할 홈쇼핑·온라인 쇼핑몰
건강기능식품 구매 요령

❶ 내 몸에 꼭 필요한 기능이 맞는지 확인하기

해당 제품의 표기사항에 있는 '기능성 내용'을 확인하면 된다. 만일 특정 질환이 있어 의약품을 복용 중이라면 반드시 구입 전 의·약사와 상담해야 한다. 식품이나 건강기능식품을 의약품과 함께 복용할 시에는 때로 약의 효과를 떨어뜨리거나 부작용을 증가시킬 수 있기 때문이다.

❷ 국가에서 인정한 '안전한 건강기능식품' 구별하기

제품 앞면에 먼저 '건강기능식품'이라는 문구 또는 마크가 있는지 꼭 확인한다. 이러한 표시가 없다면 식약처에서 인정한 제품이 아니기 때문에 안전성을 보장할 수 없다.

❸ 믿을 수 있는 광고인지 과대광고인지 구별하기

제품의 표시, 광고 내용이 식약처에서 인정한 기능성의 범위를 벗어나지 않는지를 심의하는데, 이 심의를 통과한 제품에는 '사전 심의필 도안'을 사용할 수 있다. 홈쇼핑 방송 중에 자막이나 멘트로 '이 광고는 기능성 표시·광고심의위원회의 심의를 받은 내용입니다'라고 하거나 제품에 심의 도안이 있다면 일단 과대광고는 아니라고 생각해도 된다.

❹ 품질관리가 잘 된 제품인지 확인하기

우수한 품질의 제품인지는 'GMP(Good Manufacturing Practice, 우수건강기능식품 제조기준)' 인증마크로 확인할 수 있다. 'GMP'는 건강기능식품의 품질을 보증하기 위한 제조 및 품질관리 기준이므로 익숙한 브랜드나 회사 이름을 찾기보다는 이 GMP 인증마크를 확인하자.

10 Guide

홈쇼핑 건강기능식품 구매 가이드

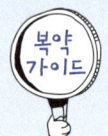

우리나라 식약처(식품의약품안전처)가 운영하는 '식품안전정보포털(www.foodsafetykorea.go.kr)'에 가면 각종 건강기능식품의 허가받은 '기능성'의 내용을 확인해 볼 수 있다. 특히 다이어트, 성기능 개선, 근육 강화 등을 위한 일부 해외 직구 제품에서는 유해물질이 검출되어 제품 구입 전에 반드시 확인해 볼 필요가 있다.

또한 식약처에서는 기능성 건강식품을 복용하고 부작용이 발생한 경우 '부작용 추정사례'를 수집하여 부작용의 원인을 분석하는 프로그램도 운영하고 있다.

1 건강에 좋다고 해서 다 '건강기능식품'은 아니다

'건강기능식품'이란 정해진 일정한 절차에 맞게 만들어지며 '기능성 표시'가 있는 것이 특징이다. 건강식품, 천연식품 등은 이러한 기능성 표시가 없다. 제품을 판별할 때는 '건강기능식품'이라는 문구 또는 인증마크를 확인하자.

2 의약품처럼 '효과'가 있나?

'효과'나 '효능'이라는 말은 의약품에만 쓴다. 흔히들 '건강기능식품'을 질병을 예방하고 치료하는 의약품과 동일시하는 경향이 있는데, 이는 잘못된 것이다. '기능성'이란 의약품과 같이 직접적인 질병의 치료나 예방에 관여하는 것이 아니라, 인체의 정상적인 기능을 유지하거나 생리 기능을 활성화하는 것을 말한다.

3 홍삼정, 홍삼캔디, 홍삼음료도 기능을 확인해 보자!

우리는 식사로 섭취하기 부족한 영양성분을 '보충제'로 보충하기도 하는데, 이런 기능을 가진 제품을 바로 '건강기능식품'으로 허가한다. 따라서 기능을 나타내는 성분이 몸에 도움이 될 만큼 들어 있는 것이 '건강기능식품'이며, 기능을 나타내는 성분이 충분히 함유되지 않은 제품을 '기타 가공품'으로 분류한다. 많은 홍삼 제품들 중 '기타 가공품'이라 표기된 것은 '일반식품'에 속하고, 일반식품에는 '기능성'을 표시하지 못하니 믿고 먹는 홍삼 제품이라도 구입 전에 반드시 확인하자.

4 건강기능식품의 '기능성'에도 종류와 등급이 있다?

❶ **질병 발생 위험 감소 기능** : 건강기능식품은 약이 아니므로 '질병을 예방하거나 치료하는 것'이 아니다. 그러나 근거 자료가 질병 발생의 위험을 줄이는 것으로 나타나고, 그 수준이 과학적으로 인정될 경우 '질병 발생 위험 감소 기능'을 표시할 수 있다. 이러한 기능을 인정받은 성분으로는 칼슘, 비타민 D, 자일리톨 이렇게 3가지가 있다.

골다공증 발생 위험 감소에 도움을 줌	• 칼슘(일일 섭취량 : 210~800mg) • 비타민 D(일일 섭취량 : 1.5~10㎍)
충치 발생 위험 감소에 도움을 줌	• 자일리톨(개별 인정 원료)

❷ **생리활성기능** : 인체의 기능 향상이나 건강 유지에 도움이 되는 경우 '생리활성기능'이란 표현을 쓸 수 있다. 여기에는 약 31종이 있는데, 이 기능도 근거 자료에 따라 등급이 나뉜다. 기능성 입증 자료의 수준에 따라 '생리활성기능 1, 2, 3 등급'으로 나뉘는데, 이는 기능성을 표시한 설명 문구로 확인이 가능하다. 그런데 그 입증 수준이 1등급이라고 해도 약과 같이 엄격한 기준을 적용해 관리되는 것은 아니므로 등급만으로 제품을 선택해서는 안 된다.

기능성 등급	기능성 내용
질병 발생 위험 감소 기능	○○ 발생 위험 감소에 도움을 줌
생리활성기능 1 등급	○○에 도움을 줌
생리활성기능 2 등급	○○에 도움을 줄 수 있음
생리활성기능 3 등급	○○에 도움을 줄 수 있으나 관련 인체적용시험이 미흡함

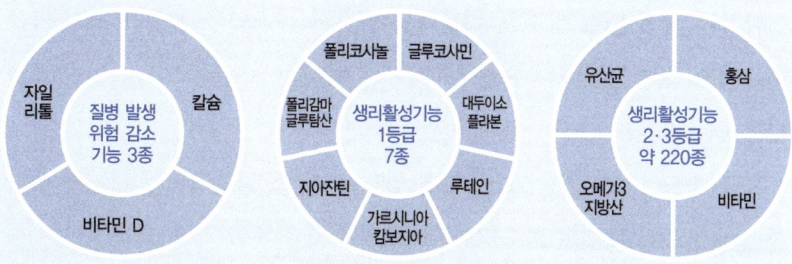

❸ **영양소 기능** : 우리가 잘 알고 있는 비타민제와 같이 '영양소 기능'에 속하는 것들도 있다. '영양소 기능'으로는 비타민 및 무기질, 단백질, 식이섬유, 필수지방산의 기능이 있다.

내성을 피하는 현명한 방법

"상태가 괜찮아지면 항생제는 더 이상 안 먹여도 되겠죠?"

특히나 소아과를 찾는 어린이 환자 엄마들이 가장 많이 하는 말이다. 항생제 복용으로 인한 내성이 걱정된 나머지 약에 대한 강한 거부감을 나타내는 것이다.

어린이집에 다니거나 형제, 자매가 있는 아이들의 경우 감기나 중이염 등의 원인인 세균에 노출되기 쉬운 만큼 항생제를 더 많이 복용하게 되기도 한다. 이런 환경에서 아이를 키우는 엄마들은 특히 항생제 처방에 예민하고 내성에 대한 걱정 또한 커지게 마련이다.

사실 항생제 내성에 대해 경고하는 심각한 뉴스들을 접하다 보면 약을 먹는 것이 싫어질뿐더러 무서워지기까지 한다.

★ 미국에서만 항생제 내성균주에 의한 감염 관련 의료 사고로 한해 5만 명 이상이 사망한다. 또 일본의 한 대학병원에서는 내성균 감염으로 인한 집단 사망 사건이 발생하기도 했다. 우리나라의 경우 항생제 내성에 대해 뚜렷한 통계조차 없는 실정인데, 많은 항생제에 내성을 갖고 있는 '다제내성균(MDR, 슈퍼박테리아)'에 의한 폐렴 감염률이 OECD 국가 중에 최고라고 알려져 있다.

사람들은 항생제 내성을 방지하기 위해 항생제를 처방받은 경우 하루 이틀 복용한 후 임의로 복용을 중단해 버리기도 한다. 그런데 이러한 복용법은 오히려 내성을 키울 수 있는 위험한 선택이다.
그렇다면 어떻게 현명하게 항생제의 내성을 방지할 수 있을까?

★ 항생제는 세균 감염을 치료하는 약이므로 감염을 확진받은 경우에만 복용해야 한다. 또 복용하기 시작하면 보통은 일주일 정도 반드시 용법과 용량을 지켜 규칙적으로 복용해야 한다(약의 성분이나 감염의 종류에 따라 복용기간은 다를 수 있으므로 약 조제 시 확인 필요).

내성이 없는 경우 항생제는 48시간 내로 효과가 나타나야 한다. 만일 이틀 정도 지나도 증상에 차도가 없다면 해당 약물에 내성이 생긴 것이라 볼 수 있다. 이럴 때는 약의 종류를 바꾸어 복용해야 하므로 진료와 처방을 다시 받아야 한다.

문제는 대부분의 사람들이 항생제의 효과가 나타나는 하루 이틀 사이에 항생제 복용을 중단해 버리는 것이다. 항생제 치료를 끝까지 하지 않고 중단하면 감염이 재발할 수 있고 반복 복용으로 인해 내성이 발현되기 쉽다.

내성을 만드는 주된 요인은 일반적인 감기나 감염 증상에 반드시 항생제가 필요한 것이 아닌데도 항생제를 남용하는 습관이다.

실제로 목이 아파 내원하는 환자의 약 10% 정도만이 항생제를 필요로 하는 감염인데도 사람들이 항생제 복용을 원하니 어쩔 수 없이 처방하는 사례가 적지 않다.

웬만하면 항생제를 처방하지 않는 북미의 병원에서도 우리나라 유학생이 "한국에서 왔다"고 말하면 군말 없이 항생제를 처방해 준다고 하니 우리의 항생제 남용 습관이 세계적으로 소문난 수준이라는 것을 미루어 짐작할 수 있다.

사실 감기나 독감은 약 200여 종의 바이러스에 의해 감염된다. 우리가 흔히 걸리는 감기도 대부분 바이러스 감염으로 인해 나타나는 증상이므로 항생제를 투약해도 전혀 소용이 없을 때가 많다. 그럼에도 불구하고 단순한 감기 증상에까지 항생제를 처방하는 경우가 빈번하다.

★ 바이러스 감염은 항바이러스제로 치료해야 하는 것으로 항생제는 효과가 없다.

항생제 치료가 필요한 부비동염이나 후두염 등의 감염성 질환조차 초기 단계에서는 항생제를 바로 투약하지 않고 증상을 경감시키는 약만 쓴다는 기본 중의 기본인 치료 원칙을 지키지 않는다.

물론 감기나 독감이 걸린 지 오래 되면 세균 감염으로 인한 합병증이 발생하기도 하므로 이때 항생제가 필요할 수는 있다. 하지만 아무런 합병증의 징후가 없는 감기나 독감 초기에 단지 기침, 콧물이 난다고 해서 항생제를 복용하는 것은 그야말로 쓸데없는 치료인 것이다.

감기에 걸렸을 때 먹다 남은 항생제를 보관해 두었다가 다른 증상에 임의로 복용하기도 하는데, 이 또한 주의해야 하는 잘못된 복약습관이다.

세균은 워낙 많은 종류가 존재하기 때문에 제대로 치료하려면 감염의 원인이 어떤 종류의 세균인지에 따라 그에 적합한 항생제를 써야 한다. 아무 항생제나 먹는다고 해서 치료가 되는 것은 아니며, 잘못하면 오히려 내성만 키울 수 있다.

약 복용을 임의로 중단하는 경우와 마찬가지로 내성만 키우는 잘못된 복용법 중의 하나는 바로 항생제 복용량을 마음대로 줄이는 것이다.

★ 항생제는 균을 사멸시킬 수 있는 일정한 농도가 유지되어야 효과가 있다. 이를 '항생제 최소 억제 농도(Minimal Inhibitory Concentration)'라고 한다. 내성균의 경우 이 최소 억제 농도 자체가 매우 높아 더 많은 양의 항생제를 투여해야 하는 경우도 있다.

약을 조제해 가는 사람들 중 일부는 가끔 항생제 처방을 보고 "이번에는 왜 이렇게 많은 양을 처방했어요?" 하며 의사의 처방에 의구심을 품기도 한다. 그럴 때면 자주 발생하는 감염성 질병일 경우 내성균 감염의 위험이 있어 항생제를 2배 용량까지 쓸 수 있다고 설명하지만 못내 먹기 싫어하는 눈치다.

★ 처방의는 감염의 정도, 치료의 중요성, 내성균 감염 위험 정도를 종합적으로 판단해 항생제의 종류와 용량을 결정한다. 항생제가 반드시 필요한지, 용량이 과하지 않은지, 궁금한 사항이 있다면 임의로 복용량을 줄이거나 복용을 무조건 피할 것이 아니라 처방의나 약사에게 질문을 하고 정확한 설명을 듣기 바란다.

물론 사람들의 걱정처럼 일부 병원에서는 감기나 흔한 감염 증상에도 항생제를 포함한 여러 가지 약들을 '종합선물세트'처럼 한 번에 처방하기도 한다. 이러한 처방 패턴이 걱정된다면 건강보험심사평가원 홈페이지(www.hira.or.kr)에서 해당 지역 병원의 항생제 처방 정도를 확인해 볼 수 있다.

http://www.hira.or.kr 〉병원·약국 〉병원평가정보 〉평가수행항목 중 선택(항생제 처방률)

사실 내성의 문제는 비단 항생제에만 국한되지 않는다. 내성이란 쉽게 말해 우리 몸이 약에 너무 익숙해져 버려 소위 말하는 '약발이 듣지 않게 되는 것'을 뜻한다.

따라서 약으로 인한 부작용이나 내성을 방지하는 최고의 방법은 당연히 약 사용을 최소화하는 것이다. 조금만 아파도 약을 복용하려는 습관을 버리고, 꼭 필요한 경우 정확한 복용법을 지키는 것이 중요하다. 단, 치료가 꼭 필요한 경우 처방받은 약의 복용을 미루라는 것이 아니라 몸의 저항력을 길러 감염 등의 질환을 스스로 이겨내도록 하라는 말이다. 규칙적인 생활, 바른 건강관리 습관이 내성을 피하는 최고의 묘책이다.

★ 아빠의 나쁜 생활습관인 흡연은 '만성 폐쇄성 폐질환(COPD)'의 원인이 되고, 피운 담배 연기는 아이들에게 '중이염'을 유발시킬 수 있다. 이 2가지 질환 모두 항생제를 자주 복용할 수밖에 없는 감염성 질환이므로 생활습관 자체도 항생제 내성 발현에 막대한 영향을 미친다.

면역력을 증진시키는
시크릿 생활수칙 10가지

"약 부작용과 내성을 방지하는 좋은 해법은 바로 약을 먹지 않는 것이다!" 사람들이 약으로 인한 부작용을 걱정할 때 내가 해주곤 하는 말이다. 면역력이 강하다면 감염에 자주 걸리지 않아 항생제 내성을 걱정하지 않아도 되고, 아플 일이 별로 없어 약을 먹지 않아도 되니 면역력을 기르는 것이 답이라는 것이다.

같은 환경에서 같은 음식을 먹고 같이 생활해도 누구는 감기에 자주 걸리고 누구는 멀쩡하다. 같은 식탁에서 같은 밥을 먹고도 유난히 장염에 자주 걸리는 사람이 따로 있다. 이런 차이가 바로 '면역력'의 차이다. 면역력이 강한 사람들은 설령 병에 걸려도 남보다 빨리 털고 일어난다.

가끔 체력이 많이 약한 사람들을 주변에서 보는데 그들은 기분이 좋지 않은 날이 많고 짜증도 곧잘 낸다. 정신이 육체를 지배한다는 말이 있지만, 이런 것을 보면 육체가 튼튼해야 정신 또한 건강하지 않을까 싶다.

가령 통증이 심한 대상포진 같은 감염질환에 걸리면 사람들은 아픈 몸 때문에 짜증과 불안감을 동시에 느끼게 된다. 이런 점만 보더라도 행복하게 살기 위해 체력과 면역력이 얼마나 중요한지는 두말할 필요가 없다.

봄철이나 환절기가 되면 약국에는 알레르기 및 감기 환자가 늘어난다. 꽃가루나 황사 같이 알레르기를 일으키는 물질이 많은 탓이기도 하지만, 가을에서 겨울이 되거나 겨울에서 봄이 되는 간절기에는 특히 몸이 큰 스트레스를 받게 된다. 그로 인해 면역력이 떨어지면서 알레르기 증상이 심해지고 감기에 걸리기도 한다.

그렇다면 건강한 몸과 마음을 위해 꼭 필요한 면역력은 어떻게 하면 증진시킬 수 있을까?

❶ 몸을 따뜻하게 한다 : 최근 50년 동안 사람들의 평균 체온이 0.3~1도 이상 낮아지면서 질병에 걸리는 사람이 증가했다고 한다. 찬물보다는 따뜻한 물을 마시고 추운 계절에는 배를 따뜻하게 해 체온을 높여주는 것이 좋다.

❷ 바른 자세를 유지한다 : 다이어트에서도 중요하게 언급되는 복근과 등근육, 대퇴부 근육 등의 큰 근육들은 에너지 소모에도 중요한 역할을 한다. 수시로 등과 어깨를 펴고 가슴을 내미는 바른 자세를 취하면 등이나 복근이 자연스레 긴장하게 되어 에너지 소모와 체온 유지에 좋다.

❸ 밝은 낮에 산책을 한다 : 비타민 D는 뼈 건강에 좋을 뿐 아니라 근육 건강에도 필요한 성분이다. 또한 최근 들어 새롭게 조명되고 있는 것이 바로 비타민 D의 면역 증강 기능인데, 우리 몸은 햇볕을 하루 15~20분 정도 쬐는 것만으로도 비타민 D를 합성할 수 있다.

❹ 복식 호흡으로 깊은 호흡을 한다 : 가슴으로 하는 얕은 호흡보다 배로 하는 깊은 호흡이 건강에 이롭다. 복식 호흡은 혈액순환을 돕고 체온을 높일 뿐 아니라, 숨을 내쉴 때 휘발성 노폐물을 배설하는 기능을 한다. 또한 깊은

호흡은 스트레스 해소에 도움이 되고 마음을 평온하게 만들어주기도 한다.

❺ **깨끗한 공기를 마신다** : 굳이 산으로 가지 않아도 우리는 주변에서 나무가 많고 공기가 맑은 곳을 쉽게 찾을 수 있다. 피톤치드는 나무와 같은 식물이 만들어내는 살균력을 지닌 물질을 말하는데 건강 증진에 도움이 된다. 피톤치드가 많이 나오는 숲에서 혈액순환에 좋은 걷기 운동을 하면 면역력 증진에 좋다.

❻ **잠을 규칙적으로 충분히 잔다** : 잠을 자는 동안 우리 몸은 정화작용과 면역 시스템을 보강하는 작용을 한다. 잠이 부족하면 면역체계가 흐트러지게 되므로 규칙적으로 충분한 수면을 취하는 것이 무엇보다 중요하다.

❼ **장 건강을 잘 관리한다** : 우리 몸에 필요한 영양소와 수분은 대부분 장을 통해 흡수되고 몸에서 만들어진 독소 또한 장을 통해 배설되므로 장은 면역 기능 유지에 큰 역할을 한다. 불규칙한 식사나 음주, 흡연 등은 장 건강을 해치는 주범이며 면역 기능을 저하시키는 원인이다. 장내 유익균의 균형을 유지하려면 항생제 복용을 줄이고 유산균 섭취를 늘리는 것이 좋다.

❽ **단백질을 충분히 섭취한다** : 많은 사람들이 고기를 먹으면 체내 콜레스테롤이 높아진다고 생각하지만 육류는 단백질의 좋은 공급원이다. 나이가 들면 단백질이 빠져나가 근력이 약해지고 면역 기능이 떨어지기 때문에 충분한 단백질의 섭취는 건강에 아주 중요하다. 다만 육류는 기름기가 많지 않은 부위로 골라 섭취하도록 한다. 달걀이나 생선 등도 단백질 공급원으로 좋다.

❾ **스트레스를 줄이고 과식, 야식을 피한다** : 과도한 스트레스는 우리 몸

의 면역을 담당하는 림프에 문제를 일으킨다. 과식은 몸에 독소가 쌓이게 만들어 대사기능장애를 일으키고, 이는 성인병, 만성질환, 면역력 저하로 이어진다. 야식을 피하고 공복 시간을 늘려 우리 몸이 해독작용에 집중할 수 있는 시간을 만들어주는 것이 좋다.

❿ **지나친 탄수화물 절식 다이어트는 금물이다** : 지나치게 탄수화물을 먹지 않는 경우 우리는 음식을 먹지만 대사적으로는 굶고 있는 상태가 되어 당 분해를 담당하는 인슐린 분비가 적어진다. 인슐린의 역할이 감소하게 되면 당뿐만 아니라 단백질, 콜레스테롤, 케톤체의 대사에도 이상이 생긴다. 케톤체가 몸에 축적되면 혈액을 산성으로 만들어 대사성 산증을 일으킨다. 가볍게는 두통, 설사가 발생하지만 지속되면 면역력 저하, 심혈관계 질환 등의 원인이 되기도 한다.

앞서 제시한 10가지는 모두 기본 생활수칙이다. 이렇듯 면역력 증진을 위해서는 특별한 해법을 찾기보다는 '**기본을 잘 지키는 것**'이 중요하다.

우리 몸은 기본적으로 숨을 쉬고 먹고 마시고 하면서 몸에 들어오는 물질들을 잘 해독하고 몸 밖으로 잘 배출해야 한다. 평소 물을 자주 마시고 규칙적으로 운동하는 습관은 면역 기능 유지에 중요한데, 이는 혈액순환과 배변을 원활히 해주어 몸에서 생성된 독소를 대사하고 배출하는 데도 좋다.

반면에 아무리 몸에 좋은 영양소라 하더라도 과도하게 섭취하면 건강에 해로울 수 있다. 예를 들어 비타민 B가 풍부한 곡물류를 너무 많이 섭취하면 몸은 인슐린을 과도하게 분비시켜 지방을 생성하게 된다. 또 몸에 좋다고 알려진 섬유질을 지나치게 많이 섭취하면 장내 미생물이 과도하게 발효를 일으켜 장 안에 메탄가스가 급격히 많아지게 된다. 무엇이든 적당히 균형을 유지하는, '**중용**'의 미를 지키는 생활습관이 건강을 지키는 비책이다.

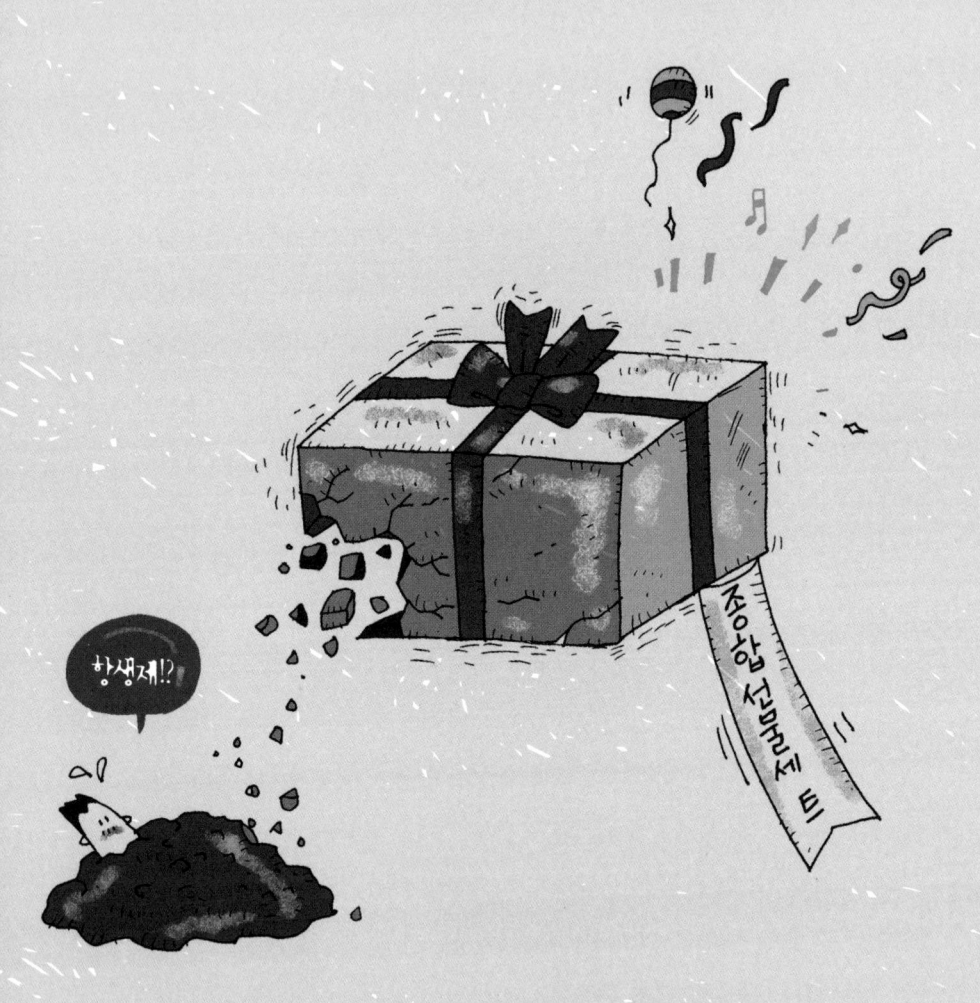

Chapter 3
감기약

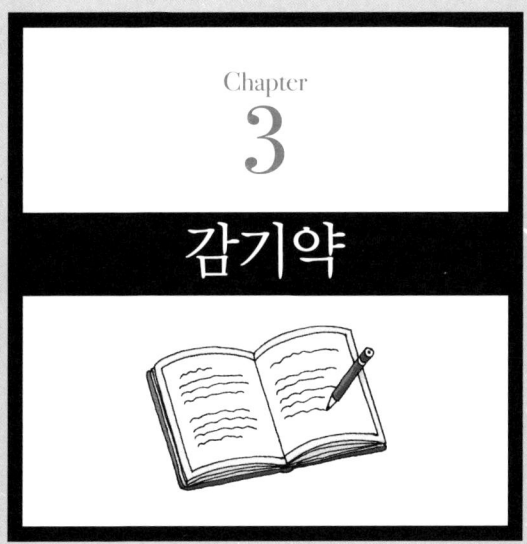

감기마저도 항생제를 선택하는 사람들

북미나 유럽에서는 감기에 걸려 병원에 가면 타이레놀 1알만 처방하든가 아예 약을 주지 않는다. 대신 비타민 C를 먹고 쉬라고 권한다. 반면에 우리는 항생제를 먹어야 빨리 낫는다는 인식이 강하고, 대부분의 의사들 역시 쉽게 항생제를 처방한다.

실제 우리나라의 항생제 오남용으로 인한 내성 문제는 OECD 국가 중 최고 수준이다. 이러한 내용은 이미 수년째 보고되고 있으며 항생제 내성으로 폐렴과 같은 감염질환의 치료 실패율이 20%에 달해 사망의 원인이 되기도 한다.

아마도 우리는 '약 먹고 얼른 나아야 한다'는 강박관념 때문에 항생제 처방과 치료에 관대해지는 것이 아닐까 싶다. 가벼운 감기에도 바로 항생제를 처방하는 처방의나 항생제에 지나치게 의존하는 환자 모두 똑같은 생각을 가진 듯하다. 불필요한 항생제 오남용이 불러올 슈퍼박테리아와 같은 엄청난 내성균 문제를 양쪽 모두 기억 속에서 까맣게 지운 채 말이다.

이미 미국의 한 유명 언론 매체에서는 그 어떤 항생제로도 치료가 되지 않는 내성균 감염 사례를 보도하기도 했다. 빨리 새로운 항생제를 개발하지 않는 한 이제 약이 소용없는 내성균 감염으로 인해 생명이 위태로운 시대가 온 것이라는 경고이다.

이렇게 심각한 내성균 감염을 피한다 하더라도 항생제 복용은 그 자체로만으로도 건강에 해롭다. 우리 건강을 지켜주는 데 꼭 필요한 유익균까지 사멸시켜 몸속 세균총의 균형을 파괴하기 때문에 크고 작은 질병의 원인이 된다.

사람들은 단순한 감기 기운이 있을 뿐인데도 쉽게 병원을 찾고 처방약의 효과를 성급히 판단한다.

"이 병원에서 처방한 약을 먹으면 잘 낫지가 않아."

환자들이 흔히 하는 불평인데 이런 생각을 하는 사람들은 다른 병원보다 처방해 주는 약이 더 빠른 시간 내에 효과적이어야 명의라 여긴다.

"이 병원에서 처방한 약은 정말 잘 듣는다니까."

이런 말은 입소문을 타고 급속도로 퍼져 다른 병원보다 치료를 잘하는 의사와 병원으로 유명해지기도 한다. 이러한 이유 때문에 일부 의사들은 환자를 유치하는 방법으로 항생제를 선택하기도 한다. 동네에 새로 생긴 병원일수록 항생제 오남용이 더 심각한 경우를 실제로 많이 본다.

심각한 감염을 치료하기 위해 아껴서 사용해야 하는 2, 3단계 항생제를 초기 감기에 처방해 버리는 경우도 종종 있다. 그런데 이렇게 강력한 항생제라 하더라도 초기 감기 치료에는 아무 도움이 되지 않는다는 사실을 사람들은 꼭 알아야 한다.

겨울에 자주 걸리는 독감은 바이러스 감염이며 우리가 흔히 겪는 감기 증상도 사실 세균성 감염 때문이 아닌 경우가 더 많다. 독감을 예방하는 면역 주사 또한 바이러스로 인한 감기를 위한 것일 뿐 세균과는 전혀 무관하다. 즉, 세균을 사멸시키는 항생제는 단순 감기 증상을 경감시키거나 독감을 치료하는 데 효과가 없다는 말이다.

그렇다면 항생제는 언제 필요할까? 감기나 독감이 오래 경과되면 2차로 세균성 감염이 발생하기도 한다. 기침 가래가 심한 폐렴, 코막힘과 두통이 심한 부비동염 등의 감기 합병증 치료에 항생제가 필요하다.

보통의 감기는 약 1~2주 사이에 증상이 호전된다. 감기 증상 때문에 생활하기가 불편해서 그렇지 잘 먹고 잘 자면 저절로 낫는다는 말이다. 건강한 사람이 감기에 걸렸다는 것은 내 몸이 쉬어야 한다고 신호를 보내는 정도로 생각하면 된다.

오랫동안 낫지 않는 감기나 가래가 심한 기침, 수면을 방해하는 코막힘, 심각한 발열과 근육 통증 등 평소와 다른 감기 증상이 있는 경우에만 진료에 따라 적절히 항생제나 항바이러스제의 복용을 고려해 볼 수 있다.

대부분의 앓고 지나가는 감기는 증상이 심할 경우 해당 증상을 경감시키는 약만 먹어도 충분히 이겨낼 수 있다. 증상을 일으키는 원인과 관계없이 무조건 강력한 항생제를 사용하는 것은 반드시 지양해야 한다. 혹시 항생제를 처방받는다 하더라도 항생제 사용 기준에 대해 한 번 더 물어보는 등의 노력을 통해 복용에 신중을 기울일 필요가 있다.

감기에 자주 쓰이는 항생제 '아목시실린'을 주목하라

혹시 '아목시실린(Amoxicillin)'이란 약을 먹은 기억이 나는가? 코감기로 병원을 가도, 목감기로 병원을 가도 처방전에 늘 보이는 익숙한 이름의 항생제가 바로 아목시실린이다.

의사들은 급성 부비동염, 중이염, 인후두염 등의 감염에 아목시실린을 자주 처방한다. 산부인과의 염증질환 치료에도, 아이들의 요로 감염에도 아목시실린을 처방한다. 아목시실린은 그만큼 다양한 균을 없애주는 효과적인 항생제 성분이다.

아목시실린과 같은 항생제는 세균이 살아가는 데 있어 중요한 세포벽을 만들어내지 못하게 함으로써 세균을 사멸시킨다. 그런데 이런 항생제를 자주 사용하다 보면 세균들도 가만히 당하고만 있지 않는다. 세균 스스로 항생제를 파괴해 버리는 물질을 만들어내 약을 무력화시키는데 이것이 바로 내성이 발생하는 원리다.

이렇게 아목시실린이라는 항생제를 다양한 감염에 많이 사용하다 보니 이제 웬만한 세균들은 아목시실린 따위를 우습게 여긴다. 내성이 생긴 것이다. 이에 대항해 사람들은 다시 아목시실린을 지켜줄 수 있는 클라불란산이란 물질을 만들어 아목시실린에 첨가했다. 이 복합 성분의 항생제를 사용하면 아목시실린에 내성이 있는 균에도 끄떡없이 사용할 수 있다.

감기에 걸려 병원에 가면 많이 처방해 주는 항생제인 오구멘틴, 맥시크란, 파목클 등의 약이 바로 복합 성분의 아목시실린을 함유한 항생제다. 이름만 다를 뿐 사실상 같은 약을 반복적으로 사용하고 있는 것이다. 아목시실린과 클라불란산을 조합한 항생제는 다음과 같은 정말 다양한 이름으로 처방되고 있다.

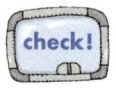 아목시실린, 클라불란산 조합의 항생제 이름들

구멘틴시럽, 구멘틴정, 글로실린듀오시럽, 나노크라정, 네오크라듀오건조시럽, 뉴클라시럽, 뉴클라정, 뉴피론정, 듀오넥스건조시럽, 듀오넥스현탁정, 듀오설탐정, 듀오크라건조시럽, 라모크린듀오건조시럽, 라모크린정, 라목크라현탁정, 락타목스듀오시럽, 락타목스시럽, 락타목스정, 락타박탐정, 마르틴정, 맥스실린듀오시럽, 맥스실린듀오정, 맥스실린정, 맥시썰탐정, 맥시크란듀오시럽, 맥시크란시럽, 맥시크란정, 맥시크란현탁정, 메디크라듀오시럽, 메디크라정, 명문아모클란듀오시럽, 명문아모클란듀오정, 명문아모클란정, 목사멘틴듀오시럽, 목사멘틴정, 목시크란정, 목시클듀오시럽, 목시클시럽, 목시클정, 바이크라듀오시럽, 바이크라정, 박타목신건조시럽, 박타목신정, 박타실린정, 베아크라듀오시럽, 설박신정, 썰박스정, 썰박타민건조시럽, 썰박타민정, 썰타목스건조시럽, 썰타목스정, 썰타실린정, 씨목스정, 아모라닉듀오시럽, 아모라닉시럽, 아모라닉정, 아모멘틴건조시럽, 아모박실정, 아모시달듀오시럽, 아모시달정, 아모시클듀오정, 아모시클정, 아모크라네오시럽, 아모크라듀오시럽, 아모크라듀오정, 아모크라시럽, 아모크라정, 아모디핀정, 아목사듀오시럽, 아목사정, 아목살린듀오시럽, 아목살린정, 아목스클린듀오건조시럽, 아목시브정, 아목시클건조시럽, 아목시클정, 아목시탐정, 아목클란듀오시럽, 아목클란듀오정, 아목클란시럽, 아목클란현탁정, 아목클시럽, 아목클정, 아목타심건조시럽, 아목타심듀오건조시럽, 아목타심정, 아목탐정, 아목틴듀오시럽, 아목틴정, 아미클란듀오시럽, 아미클란듀오정, 아미클란시럽, 아미클란정, 아박탐정, 아시크라듀오시럽, 아시크라정, 아이실린듀오건조시럽, 아이실린에스정, 아이실린정, 아크란정, 아클라듀오건조시럽, 아클란듀오시럽, 아클란정, 아하쿨듀오건조시럽, 애니목스정, 애니크라듀오시럽, 애니크라정, 에이크란정, 오구맥듀오건조시럽, 오구맥정, 오구맥현탁정, 오구멘틴듀오시럽, 오구멘틴시럽, 오구멘틴정, 오구목스정, 오구실린듀오시럽, 오구틴듀오시럽, 오구틴정, 오그멕스듀오시럽, 오그멕스듀오정, 오그멕스

정, 오메크라듀오시럽, 오메크라정, 오메클듀오시럽, 오메클정, 오메틴건조시럽, 오메틴듀오건조시럽, 오멘건조시럽, 오멘징, 오클라틴건조시럽, 오클라틴듀오건조시럽, 오클라틴정, 유로박탐정, 유목스정, 유크라건조시럽, 유크라정, 이목스정, 자쿠텍스건조시럽, 자쿠텍스정, 제니맥스현탁정, 카모딕스듀오정, 카모딕스정, 카모딕스현탁정, 크라듀스시럽, 크라맥스듀오시럽, 크라맥스정, 크라모넥스네오건조시럽, 크라모넥스정, 크라모틴듀오건조시럽, 크라모틴정, 크라목스건조시럽, 크라목스듀오시럽, 크라목스정, 크라목신건조시럽, 크라목신듀오건조시럽, 크라목신듀오정, 크라목신정, 크라목신현탁정, 크라몬듀오시럽, 크라몬정, 크라부틴건조시럽, 크라부틴듀오건조시럽, 크라부틴정, 크로아난듀오시럽, 크로아난정, 크목실린건조시럽, 크목실린징, 클라린듀오시럽, 클라멘틴정, 클라모틴듀오시럽, 클라목실듀오건조시럽, 클라목실정, 클라본듀오건조시럽, 클라본정, 클라씨린건조시럽, 클라씨린듀오건조시럽, 클라씨린정, 타목실린정, 티라목스에스건조시럽, 티라목스정, 파목스정, 파목클듀오시럽, 파목클시럽, 파목클정, 페니멘틴정, 펜크라듀오시럽, 펜크라정, 포타신건조시럽, 포타신듀오정, 포타신정, 프라목스건조시럽, 프라목스정, 프리목스정, 하이크라듀오시럽, 하이크라정, 휴온스아목시크라정.

처음부터 내성균에 잘 듣는 복합성분의 항생제를 사용하는 것도 문제지만 더 큰 문제는 이렇게 같은 항생제를 자주 복용할 경우 내성 발생의 위험이 더욱 증가한다는 사실이다. 미국 FDA의 항생제 내성 방지를 위한 처방 규정에 따르면 '같은 성분의 항생제'는 '3개월 내에 재사용하지 않는 것'을 원칙으로 한다. 전문적인 설명을 배제하고 쉽게 말하자면 세균이 약을 너무 자주 만나다 보면 익숙해져서 약을 무력화시키는 방법을 만들어낼지도 모르니 시간 간격을 두고 이따금씩만 만나게 하자는 것이다.

캐나다 약사회에서도 환자의 약물 복용 이력을 검토할 때 '3개월 이내에 복용한 항생제가 무엇인가?'라는 질문을 필수적으로 물어봐야 할 사항에 포함시켰다. 그런데 사실 이러한 내용을 알고 있는 나조차도 환자들에게 물어볼 엄두를 내지 못한다. 왜냐하면 모두가 같은 성분의 항생제를 너무 자주 복용하고 있는 걸 잘 알기 때문에 어떻게 손을 써야 할지 해결책이 보이지 않기 때문이다.

감기나 중이염 등으로 인해 소아과를 자주 찾는 엄마들은 항생제 종류가 바뀌면 오히려 불안해하기도 한다. 지난번에 복용한 약과 다른 약을 주면 혹시라도 더 센 약이 아닌가 하는 걱정 때문이다. 그런데 사실 항생제는 효과가 없을 경우 빨리 다른 성분의 항생제로 바꾸는 것이 감염을 치료하는 올바른 방법이다. 또한 이렇게 종류가 다른 항생제를 번갈아 처방하는 것이 내성을 방지할 수 있는 방법이기도 하다.

실제로 한 조사 결과에 따르면 아이들에게 자주 나타나는 대장균으로 인한 요로 감염은 이미 아목시실린 성분으로 치료가 불가능할 정도로 내성이 심각하다고 한다. 감염에 더 취약할 수밖에 없는 아이들에게 항생제 치료 실패는 자칫 끔찍한 결과를 낳을 수도 있다. 별것 아닌 듯 보이는 요로 감염으로 인해 신부전이나 신장 손상 등의 합병증이 발생할 수 있기 때문이다.

많은 사람들이 감기 증상이 잘 낫지 않을 경우 병원을 옮겨 다니며 약을 바꾸어 복용하기도 한다. 하지만 이럴 경우 이름만 다를 뿐 똑같은 성분의 항생제를 복용하게 될 위험이 더욱 높아진다. 주로 이런 환자의 약물 복용 이력을 살펴보면 대부분 아목시실린, 클라불란산 조합의 항생제를 한두 달 내에 몇 차례 복용한 이력이 있다. 내성으로 인해 약이 잘 듣지 않으니 이제는 더 큰 종합병원을 찾아가 심각한 감염에 사용해야 하는 더 센 항생제까지 복용하는 경우가 허다하다.

이렇게 현명하지 못한 병원 이용 습관과 항생제 복용에 대한 상식 부재가 항생제 내성 문제를 더욱 심각하게 만든다. 우리나라의 항생제 치료 실패율은 60% 이상을 웃돈다. 폐렴으로 인한 사망률은 10년 새 2.7% 증가해 이미 20%를 넘어섰다. 폐렴에 걸리면 10명 중 2명이 사망한다는 것이니 꽤나 충격적인 결과다.

이러한 감염으로 인한 사망은 초기 항생제 치료 실패가 가장 큰 원인이다. 내성으로 인해 초기에 쓴 항생제의 효과가 없다면 사망률이 7배 가까이 급격히 증가하기 때문이다. 우리가 가벼운 감기에 주로 복용하는 항생제는 폐렴 등과 같은 감염에서도 1차 선택약으로 쓰인다. 쓸데없이 자주 항생제를 복용하던 습관 때문에 1차 선택약의 효과가 떨어지고 그로 인해 사망까지 가능하다는 것이다.

효과적인 치료약으로 항생제를 추천해 온 급성 부비동염에서도 이제 항생제 사용을 줄이자는 주장이 나오고 있다. 항생제를 투여한 집단에서 설사, 두드러기 등의 부작용 발생률만 더욱 높아졌을 뿐 부비동염의 증상으로 고생하는 정도는 비슷했다는 것이 그 이유다. 1~2주 정도 이 항생제를 복용한 환자에게서 복통이나 질 분비물이 증가하는 부작용이 생긴 반면, 치료 효과는 별 차이가 없어 결과적으로 항생제를 복용하지 않는 것이 오히려 더 이득이라는 해석이다.

이렇게 세균으로 인한 감염에도 생명에 지장이 없는 한 항생제 사용을 피하자는 주장이 나올 만큼 항생제 내성 문제는 실로 심각한 지경에 이르렀다. 미국에서 발표된 한 자료에 따르면 현재 감염으로 인한 사망률은 항생제가 개발되기 이전과 비슷해 사실상 치료제로서의 기능을 상실했다고 한다.

우리도 이제 지나치게 항생제에 의존하는 잘못된 약물 복용 습관을 바로 잡아야 한다. 그리고 처방전에 있는 항생제의 이름이 아닌 '성분'에 대해 관심을 갖고 반복적인 사용을 피할 수 있도록 환자 스스로가 약물 복용 이력을 관리하는 습관이 필요하다.

가장 궁금하지만 의외로 잘 모르는
항생제 복약수칙

❶ 항생제는 감기 치료제가 아니다.
세균성 감염이라 확진된 경우에만 복용하는 것이 바람직하며 임의로 투약해서는 안 된다.

❷ 항생제는 내성을 막기 위해 일주일 정도 꾸준히 복용해야 한다.
중간에 복용을 멈출 경우 재감염의 위험이 높아지고 내성 발생의 원인이 된다.

❸ 3개월 이내에 같은 성분의 항생제를 재복용하게 되면 내성이 증가한다.
항생제 복용 시에는 성분을 반드시 기억해 두었다가 복용 후 3개월이 경과하지 않은 상태에서 감염으로 인해 항생제 사용이 필요한 경우 다른 성분의 항생제로 처방받아야 한다.

❹ 항생제의 흔한 부작용은 설사나 소화불량, 속 쓰림이다.
설사의 정도가 심하지 않다면 참고 끝까지 복용할 것을 권한다. 다만 만약 열이 나고 배가 아프면서 화장실을 나올 수 없을 정도로 설사가 심한 경우에는 감염성 설사가 의심되므로 복용을 중단하고 빨리 병원에 가 치료를 받아야 한다.

❺ 항생제는 나쁜 균뿐만 아니라 장 건강을 유지시켜 주는 유익균까지 죽게 만든다.
이런 이유로 장에 좋은 유산균을 함께 복용하도록 처방하기도 한다. 항생제 복용 후 만성 변비에 시달릴 경우에도 유산균 복용을 추천한다.

혹시 감기약에 수면제가 들어 있나요?

"이 약에 수면제 들어 있어요?"

약국을 하면서 가장 엉뚱하게 느껴지는 질문이 바로 감기약에 수면제가 들어 있느냐는 질문이다. 남녀노소를 불문하고 아직도 감기약 처방전을 내밀며 이에 대해 조심스레 묻는 사람들이 적지 않다.

수면제를 줄 리 만무한데 왜 자꾸 이런 질문을 할까? 아마도 감기에 흔히 처방하는 항히스타민제의 부작용 때문이라는 생각이 든다. 항히스타민제는 주로 콧물이나 재채기와 같은 알레르기 증상을 가라앉히기 위해 처방하는 약인데, 주된 부작용이 졸음이다 보니 수면제로 오인하거나 독한 약으로 인식하기도 한다.

히스타민은 우리 몸에서 극히 적은 양으로도 면역 반응을 일으켜 콧물, 재채기, 발열 등을 유발하며, 이러한 알레르기 작용 외에 뇌를 활성화시키는 각성 작용도 한다. 항히스타민제를 복용하면 알레르기 증상과 함께 각성 작용을 억제하기 때문에 그 결과로 졸음 현상이 나타나는 것이다.

이러한 부작용은 약 성분이 얼마나 뇌에 도달할 수 있느냐에 따라 그 정도가 달라진다. 우리 몸에는 약이 뇌로 쉽게 들어가지 못하게 하는 '뇌혈관장벽(BBB)'이란 것이 있는데, 약의 특성상 뇌혈관장벽을 잘 통과하는 약일수록 졸음 부작용이 심해진다.

1세대 항히스타민제 중에서 클로르페니라민, 독실아민 등은 수면유도제로 사용되기도 하는데, 이는 해당 성분이 뇌혈관장벽을 잘 통과해 쉽게 졸음을 일으키기 때문이다. 수면유도제라고 하면 흔히 수면제처럼 중독성을 일으키는 무서운 약이라 인식하는 사람들이 많지만, 실상은 임산부에게 사용해도 될 만큼 안전한 약이다.

실제로 약을 함부로 먹을 수 없는 임산부에게 감기약으로 1세대 항히스타민제를 처방하며, 임산부 입덧 치료에 독실아민과 비타민 B6를 함유한 약이 처방약(캐나다에서 시판되는 'Diclectin'이란 이름의 약)으로 쓰인다. 단, 위험한 기계를 조작한다거나 운전을 할 때는 졸음으로 인해 큰 사고가 발생할 수 있으므로 부작용에 대해 주의를 기울여야 한다.

요즘에는 졸음 부작용이 적은 2세대, 3세대 항히스타민제들이 개발되어 알레르기 비염이나 콧물 등의 증상에는 대부분 이 약들을 처방한다. 하루 한 번 복용하는 것만으로도 효과가 오래 지속되므로 사용이 간편하고 무엇보다 부작용이 적은 게 특징이다.

그렇다면 왜 하필 졸음을 유발하는 항히스타민제들을 아직도 감기약에 많이 처방하는 것일까? 졸음 부작용이 있는 1세대 항히스타민제를 주로 쓰는 이유는 바로 약효가 보다 빨리 나타나고 상대적으로 저렴하기 때문이다.

2세대, 3세대 항히스타민제는 약효가 오래 가는 반면에 작용이 빨리 나타나지 않아 알레르기로 고생하는 경우나 콧물이 줄줄 나와 매우 불편한 사람에게는 효과 빠른 1세대 항히스타민제를 주로 처방한다. 특히 감기 증상 때문에 잠을 푹 잘 수 없어 괴로운 사람에게는 숙면을 취할 수 있게 졸음까지 유발하니 1석 2조인 셈이다.

감기약에 수면제가 들어 있나 오인할 만큼 졸음을 유발하는 데는 기침약도 한몫한다. 기침이 심할 때 빨간 시럽을 한 번쯤 먹어본 기억이 있을 것이다. 이 빨간 시럽이나 기침 감기에 먹는 알약에는 마약성 진해제인 코데인이 함유되어 있는데, 코데인의 흔한 부작용이 바로 졸음과 변비다.

가끔 졸음을 일으키는 항히스타민제나 기침 시럽을 남용하는 사례가 발생하기도 한다. 이 성분들은 과량 복용 시 아이러니하게도 각성과 흥분작용을 나타내는데, 특히 어린이나 청소년의 경우 과량 복용으로 인한 약화사고가 빈번히 발생해 주의를 요한다.

문제는 약을 먹고 졸리는 부작용이 나타날지 흥분작용이 나타날지를 미리 예측하는 것이 불가능하고, 개개인마다 나타나는 부작용이나 그 정도가 다르다는 것이다. 2세대, 3세대 항히스타민제를 먹고도 졸음을 못 이길 만큼 부작용이 발생하는 경우도 있고, 수면유도제로 쓰이는 성분의 1세대 항히스타민제를 먹어도 전혀 졸리지 않는 사람도 있다.

만약 감기약을 먹고 일상생활에 지장을 초래할 정도의 졸음 부작용을 겪었다면 그 성분이 무엇인지 반드시 기억해 두는 것이 좋다. 다음부터는 해당 성분이 들어 있는 약을 피해 처방을 받거나 일반약 구입 시에도 성분을 다시 한 번 체크해 볼 수 있도록 말이다.

사람들이 "이 약에 수면제 들어 있어요?"라는 질문을 하면 대부분의 약사는 의아해하며 "아니오"라고 답한다. 조금 더 친절히 설명하는 약사라면 졸음 부작용이 없는 약이 들어 있다고 할 것이다. 그리 이상하지 않은, 충분히 이해가 가는 대화지만 이 정도로는 환자 자신의 안전을 100% 지킬 수 없다. 사람마다 다르게 나타나는 약물 이상 반응에 대해 반드시 스스로 기억하고, 해당 약 성분에 대해서 구체적인 질문을 통해 확인하기 바란다.

11 Guide
감기약 셀프케어 가이드

감기로 인한 여러 가지 증상은 내 몸이 외부 균의 침입에 대항하고 그로 인해 생긴 부산물을 몸 밖으로 배출하기 위한 방어 작용이다. 감기약을 먹는 주된 목적은 생활의 불편을 덜기 위한 것이지만, 감기의 치료기간을 단축시킬 수는 없다. 따라서 너무 약에 의존하지 말고 충분한 휴식을 취하며 위생관리를 철저히 하는 것이 가장 중요하다.

※ 다음의 추천약은 예시이므로 성분이 비슷한 다른 이름의 약을 복용해도 좋다.

1 목감기
목이 따갑고 아픈 증상이 있다고 해서 꼭 항생제가 필요한 것은 아니다. 목이 부어오른 듯하고 열감이 있으면서 아프다면 소염진통제를 복용하면 좋다. 만약 소염진통제만으로 증상이 가라앉지 않는다면 가글제나 목캔디 등을 함께 사용하자. 물을 조금씩 자주 마셔 목을 건조하지 않게 관리하는 것도 좋다.

▶ 추천 약 : 애드빌, 이지엔6, 이지엔프로, 탁센, 캐롤에프 등
▶ 주의사항 : 2가지 이상의 소염진통제 성분을 한꺼번에 복용하면 안 된다.
※ 올리렉스, 베타딘, 목앤 등 스프레이 제품은 소염진통제와 함께 사용 가능

2 기침 감기
기침은 크게 재채기, 가래가 없는 마른기침, 가래가 있는 기침으로 나뉜다. 기침의 성격을 잘 파악해서 그에 맞는 약을 선택하는 것이 중요하다. 목캔디 등을 물고 있으면 목이 덜 건조해지므로 기침 완화에 도움이 된다.

❶ 재채기 : 코가 간질간질하면서 재채기가 난다면 알레르기약인 항히스타민제를 복용한다.

▶ 추천 약 : 지르텍, 클라리틴, 티리진, 쎄로테, 씨즈날 등

❷ 마른기침 : 가래가 없는 기침에는 덱스트로메토르판, 노스카핀 성분의 기침약을 복용한다. 이들 성분은 중독성이 없는 비마약성 기침약으로 기침 중추를 억제한다.

▶ 추천 약 : 고프레넥스, 기가에이, 하디코프, 화이투벤큐코프, 코프스탑플러스 등
▶ 주의사항 : 덱스트로메토르판은 다량 투약 시 환각작용이 가능해 오남용을 특히 주의하자.
※ 마른기침은 일부 고혈압약의 부작용일 수도 있으므로 마른기침이 지속될 때는 복용 중인 약을 체크하자.

❸ 가래가 있는 기침 : 가래가 있는 기침에는 기침을 멈추는 약을 쓰면 안 된다. 가래를 묽게 만들어 배출을 돕는 성분인 암브록솔, 아세틸시스테인 등의 성분을 선택하자.

▶ 추천 약 : 뮤코펙트, 소부날, 리나치올, 맥문동과립 등
▶ 주의사항 : 기침할 때 이상한 소리가 나거나 가래가 심한 경우 진료를 받는다.

3 코감기

코감기 증상은 대부분 콧물, 코막힘 증상이다. 코막힘과 두통이 심하고 이가 아프다면 세균 감염으로 인한 부비동염을 의심해 볼 수 있다. 계절성 알레르기 비염 증상은 대부분 맑은 눈물과 콧물, 가려움증을 동반한다.

❶ 콧물·코막힘 : 코막힘 증상에는 슈도에페드린 성분이 함유된 제품을 선택하면 된다. 일시적인 코막힘이 문제라면 뿌리는 스프레이 형태의 약을 쓸 수 있다.

▶ 추천 약 : 하디코, 씨콜드노즈, 액티피드, 화이투벤 나잘 스프레이, 오트리빈 나잘 스프레이 등
▶ 주의사항 : 고혈압, 전립선 비대증 환자는 복용 주의/나잘 스프레이는 일주일 이상 사용 시 반동성 코막힘 발생

❷ 맑은 콧물 : 가려움증, 맑은 콧물 등의 알레르기 증상에는 항히스타민제를 선택하면 된다.

▶ 추천 약 : 지르텍, 클라리틴, 티리진, 쎄로테, 씨즈날 등
▶ 주의사항 : 졸음 부작용이 있을 수 있으므로 운전, 기계 조작 주의

4 몸살감기

몸이 욱신욱신 쑤시고 오한이 나는 증상은 일반적인 감기 증상은 아니다. 고열이 동반되면서 몸이 쑤시고 아프다면 독감이나 방광염, 신우신염, 대상포진 등의 감염성 질환을 의심해 볼 수 있다.

특히 50세 이상에서 잘 발생하는 대상포진, 여성에게 자주 발생하는 방광염 초기 증상이 몸살감기와 비슷해 무심코 지나치다가는 치료시기를 놓치게 되므로 하루 이틀 지나도 몸살감기 증세가 지속되면 진료를 받아보는 것이 좋다.

과로나 과도한 운동 등으로 인해서도 근육통이 발생할 수 있는데 이런 경우 소염진통제를 복용하고 충분한 휴식을 취해야 한다.

▶ 추천 약 : 아나프록스, 탁센(나프록센 성분의 소염진통제가 근골격 통증 완화에 좋다), 제로정, 스카풀라 등
▶ 주의사항 : 고지혈증약을 복용하고 있다면 약 부작용이 아닌지 의심해 보자.
※ 쌍화탕은 몸을 보하는 피로회복제로 보면 된다. 몸살감기가 있을 때 소염진통제와 함께 복용하면 좋다.

5 독감

독감은 일반 감기와 달리 유행하는 바이러스로 인한 감염성 질환이다. 독감을 일으키는 바이러스가 변화하기 때문에 매년 10월 즈음 독감 예방 주사를 맞아야 한다. 독감의 특징적인 증상은 몸이 심하게 쑤시고 아픈 몸살감기 증상이지만 가끔 속이 울렁거리고 복통을 동반하기도 한다.

독감이 유행하는 겨울철 심한 근육통과 고열이 동반된다면 바로 병원에 가 검진을 받아보는 것이 좋다. 항바이러스제는 발병 후 48시간 이내로 투약해야 하기 때문이다. 물론 건강한 성인의 경우 소염진통제 등을 복용하고 충분한 휴식을 취한다면 회복할 수 있다.

▶ 추천 약 : 탁센, 이지엔프로, 화이투벤씨플러스, 하디콜파워, 씨콜드 등
▶ 주의사항 : 종합감기약에는 진통제, 기침약, 코감기약 성분이 모두 함유되어 있으므로 증상에 맞게 개별 성분을 함유한 제품을 각각 따로 선택하는 것이 좋다.

몸살감기에는 정말 쌍화탕이 좋을까?

"쌍화탕 하나 주세요. 감기약하고 같이 먹어도 되죠?"

감기 철이 되면 하루에도 수십 번 듣는 말이다. 쌍화탕은 과연 감기약하고 같이 먹으면 좋을까? 여러 종류의 쌍화탕 중에서 어떤 제품이 내게 잘 맞는 약일까?

원래 효능 측면에서 살펴보면 쌍화탕은 감기약이라기보다는 피로회복, 자양강장제라고 하는 편이 맞다. 동의보감에 따르면 쌍화탕이 남녀관계로 기운이 약해진 사람이나 병후에 기운이 빠지고 식은땀이 절로 나는 사람에게 효험이 있다고 기록되어 있다. 또 스트레스로 인한 정신적 피로와 만성적인 육체피로까지, 소진된 정신과 체력을 모두 보충해 준다고 한다.

쌍화라는 의미는 2가지가 합쳐졌다는 의미인데 황기건중탕과 사물탕을 합친 것으로 음양의 조화를 뜻한다. 한기가 들어 으슬으슬 추울 때 체온을 높이는 기능을 하고 혈관을 확장시켜 혈액순환을 돕는다. 그렇다면 우리가 쌍화탕을 먹으면 몸살감기가 낫는 듯 느껴지는 것이 정말 쌍화탕의 효과 때문일까?

쌍화탕의 효능을 현대적으로 해석한 연구 결과에 따르면 쌍화탕은 실제로 소염진통제와 같이 염증을 치료하고 통증을 개선하는 작용을 한다. 그런데 여기서 주의할 점이 있다. 약국에서 판매하는 쌍화탕류를 자세히 살펴보면 타이레놀 성분과 같은 해열진통제를 함유한 제품들도 있다는 점이다. 효과를 극대화하기 위해 일부 쌍화탕 제품에 양약 성분까지 첨가한 것인데, 이런 제품은 종합감기약 등과 함께 복용 시 성분 함량을 꼭 체크해야 한다. 해열진통제인 아세트아미노펜의 경우 1일 용량이 4g을 넘는 경우 간 손상이 우려되기 때문이다.

한때 TV에서 쌍화탕이 음료인지 의약품인지 잘 확인해 보라는 내용이 방영된 이후로 한동안 사람들은 쌍화탕을 살 때 성분의 작용보다는 '의약품'이라는 표시만을 확인하려는 버릇이 생겼다.

일반 식품류로 분류된 쌍화탕의 경우 함량이 부족하고 설탕 등의 첨가제가 많다는 말이 모두 틀린 것은 아니다. 하지만 의약품 허가상의 문제로 성분이 좋은데도 불구하고 식품류로 분류된 제품도 있다. 약국에서 한때 인기를 끌던 생강쌍화가 그 대표적인 예이다.

생강쌍화는 쌍화탕 처방에 생강을 더 많이 넣어 소화 기능을 강화하고 염증 완화와 말초 순환에도 도움이 되도록 만든 제품이다. 위장이 약한 사람의 경우 쌍화탕을 먹으면 숙지황 성분 때문에 속이 더부룩해지는데, 생강쌍화는 생강 덕분에 위장에 부담이 적다. 그래서 어떤 사람들은 생강쌍화 제품만 찾기도 한다.

이렇게 쌍화탕의 부작용을 덜고 기능을 보강하기까지 한 생강쌍화가 의약품이 아닌 이유는 바로 의약품 허가 규정 때문이지 성분 자체에 결함이 있어 그런 것은 아니다. 규정상 한약제제가 의약품으로 허가를 받으려면 기존 한의서에 등재되어 있는 처방과 한 치의 오차도 없이 그대로 만들어야 한다. 그런데 이 생강쌍화는 명시된 처방 외에 생강 성분을 더 많이 첨가한 탓에 의약품으로 허가받지 못한 것뿐이다.

물론 의약품이 아닌 식품류에는 성분 함량과 조성의 측면에서 믿음이 가지 않는 제품들도 있다. 그렇지만 약국에서 제품을 들여놓을 때는 나름의 까다로운 선별 기준을 갖고 선택하며, 성분이나 효능을 고려해 다양한 제품을 구비하는 편이다.

여러 종류의 쌍화탕들이 어떻게 다른 작용을 하는지에 대한 정확한 이해 없이 그저 의약품 또는 식품으로 분류한 표기사항만 보고 제품을 선택해서는 곤란하다. 비슷비슷해 보이는 쌍화탕조차 체질이나 증상에 따라 좋은 것이 다 따로 있고 주의해야 할 부작용도 다르기 때문이다.

앞서 말한 생강쌍화는 생강차를 마신 후 열감을 느끼는 것처럼 몸을 후끈후끈하게 만들어 내부의 기를 외부로 발산시켜 주는 작용을 한다. 따라서 기 발산이 왕성한 사람이 생강쌍화를 음용하면 얼굴이 화끈거리고 몸에 열이 많아져 불편함을 느낄 수도 있다.

쌍화탕을 먹어도 몸이 욱신욱신 쑤시고 아픈 증상이 별로 나아지지 않는다면 '갈근탕'을 권한다. 갈근탕은 몸살감기가 걸렸을 때 복용하면 좋은데, 어깨나 뒷목이 딱딱하게 뭉치면서 땀이 잘 나지 않고 으슬으슬 추울 때 잘 듣는다.

갈근탕에 들어가는 성분은 마황, 계지, 갈근 등으로 강하게 땀을 내는 작용을 해 노폐물을 빼주고 혈액순환을 왕성하게 만들어 뭉친 근육을 풀어주는 기능을 한다. 한 번은 약국에 온 환자가 팔다리가 콕콕 쑤시고 오싹오싹 추운데 그냥 쌍화탕을 먹으면 안 듣고 마황이 들어 있는 쌍화탕을 먹어야 듣는다며 제품을 지명해서 찾은 일이 있을 만큼 성분의 차이를 느끼는 사람들도 있다.

그런데 문제는 이 마황 성분이 심장 박동을 빠르게 만들고 혈압을 상승시켜 심혈관계 부작용을 일으킬 수 있다는 것이다. 마황의 주성분인 에페드린은 불면증과 같은 정신 및 신경계 부작용의 원인이 되기도 한다. 이러한 부작용 문제 때문에 미국 FDA에서는 2004년 이후 처방 없이 구입할 수 있는 일반약에 마황이 함유된 제품의 판매를 금지시켰다.

실제로 고혈압이나 심장질환이 있는 환자가 몸살감기에 걸린 경우 마황이 함유된 갈근탕을 소염진통제와 함께 복용하면 혈압 상승, 심장 박동 증가 등의 부작용이 발생할 수 있으므로 각별히 주의해야 한다.

그냥 편히 마시는 쌍화탕까지 물어보고 사 먹어야 하나 싶겠지만 이제 조금은 생각이 달라졌길 바란다. 한약제제 또한 몸속에서 약효를 나타내므로 특정 질병이 있거나 복용 중인 약이 있을 경우에는 꼭 상담이 필요하다.

그렇다면 서두의 질문으로 돌아가서 감기약과 쌍화탕을 함께 복용하는 것은 어떨까?

건강한 성인이라면 감기약과 쌍화탕을 함께 복용하는 것은 좋다. 기운이 없고 허약해 식은땀이 나는 몸살 증세에는 쌍화탕을, 땀이 없이 몸이 마구 쑤시고 아픈 근육통이 있는 몸살에는 갈근탕을 선택해 감기약과 함께 복용하면 시너지 효과를 얻을 수 있다.

약물 상호작용 측면에서는 한약제제가 약물 대사에 영향을 준다지만, 감기약과 쌍화탕은 심각한 질병을 치료할 목적으로 장기적으로 병용하는 것이 아니므로 함께 먹는 이득이 훨씬 더 크다고 보면 된다.

바싹바싹 입이 마르는 것도
감기약 부작용?

비염에 먹는 약을 처방받은 중년 여성 환자에게 "입이 마를 수 있으니 물을 조금씩 자주 드세요"라고 하니 갑자기 얼굴에 화색이 돌면서 "정말요? 약 때문이라고요?"라고 한다. "너무 고맙습니다!" 하는 인사까지 몇 번을 하기에 도대체 왜 그러느냐 물어보니 재미있는 얘기를 한다.

근래 들어 입이 바싹 마르고 건조해 인터넷을 찾아보니 갱년기에 흔히 생기는 증상이라고 하더란다. 갱년기가 온 것도 서러운데 이제 입 마름 증상까지 평생 안고 살아갈 생각을 하니 어디 말할 데는 없고 우울하기 짝이 없었다고 한다. 그런데 그런 증상이 일시적인 약 부작용이라니 너무 기쁘다는 것이다.

사실 약물 부작용은 이렇게 남들이 알아채지 못한다 하더라도 개인에게는 매우 심각하게 느껴지는 문제이기도 하다. 특히 입 마름, 배뇨 곤란 등의 부작용은 나이가 들어감에 따라 저절로 발생한다는 생각에 약 때문이라는 의심을 하기 쉽지 않다.

나이가 들면 구강 주위의 근력이 떨어지고 침샘에 미치는 자극이 약해져 침 분비가 줄고 입 마름 증상이 발생하게 되는 것도 사실이다. 그런데 입 마름 증상은 나이보다는 질병이나 약으로 인해 발생하는 경우가 더 많고 증상도 더 심하게 나타난다.

고혈압 치료제, 이뇨제, 항우울제, 항히스타민제, 감기약 등 많은 약들이 구강 건조 즉, 입 마름 증상의 원인이 된다. 침을 분비하는 중추신경계에 영향을 주거나 신경 전달 과정에 작용하여 침의 분비를 억제하기 때문이다.

감기약에 흔히 처방되는 알레르기 반응을 가라앉혀 주는 약들의 경우 특히 이런 입 마름 부작용이 심하다. 환자에게는 알아듣기 쉽게 콧물을 말려주는 작용을 하다 보니 침까지 말려버려 입이 마르는 것이 당연하다고 설명하곤 하는데, 이러한 부작용은 약 복용을 중단하면 즉시 개선되므로 걱정할 필요가 없다.

비염이 있는 환자의 경우 이런 입 마름 증상이 특히 더욱 심하게 나타난다. 이는 약 때문이기도 하지만 비염 때문에 코로 숨을 쉬기 어렵다 보니 나도 모르게 자면서 입을 벌리고 입으로 숨을 쉬기 때문이다. 이런 습관 때문에 구강이 건조해져 입 마름 증상과 함께 심한 입 냄새가 발생하기도 한다.

이럴 때는 침샘을 자극할 수 있도록 섬유질이 풍부하고 수분 함량 또한 높은 토마토나 사과 등을 씹어 먹는 것이 좋다. 간식을 먹더라도 크래커 등 침이 많이 필요한 군것질 종류는 피해야 한다. 무설탕 캔디를 입에 물고 있거나 물을 조금씩 자주 마시는 것도 입 마름 증상 개선에 도움이 된다.

사람들은 흔히 입 냄새와 입 마름을 해결하기 위해 가글 제품을 주로 사용하는데, 이는 증상을 더욱 심각하게 만들 수 있다. 특히 알코올이 함유된 가글제는 일시적으로 청량감을 느끼게 할 뿐 알코올이 증발하면서 구강을 더욱 건조하게 만들기 때문이다. 가글제는 구강 청결을 위해 하루 1~2회 정도로 제한하여 보조적으로 사용하는 것이 좋다. 입 냄새나 입 마름 증상 개선을 위해 지속적으로 사용해서는 안 된다는 말이다.

  만약 복용 중인 약이 없는 경우에도 구강건조증이 심하다면 갑상선기능 항진증이나 당뇨병, 악성 빈혈, 비타민 A 결핍, 호르몬 장애 등의 원인이 있을 수 있으므로 적절한 진료를 받는 것이 좋다.

  인터넷과 스마트폰이 보편화되면서 사람들은 몸에 나타나는 이상 반응마저 검색에 의존하는 경우가 많다. 믿을 수 없는 정보에 의지해 건강에 대한 괜한 걱정을 만들고 말 못한 고민으로 끙끙 앓기도 한다.

  이렇게 시간과 감정을 낭비하지 말고 가까운 약국을 건강상담센터로 적극 활용해 보는 것은 어떨까? 때론 말 못할 몸의 이상 반응이 생각 없이 복용한 감기약 한 알 때문일 수도 있고, 생활습관을 조금만 바꾸면 해결되는 문제일 수도 있으니 말이다.

감기약에 대한 오해와 진실

Q. 감기에 걸리면 감기약을 빨리 복용하는 게 좋은가?

A. 감기가 걸렸다고 해서 무조건 약을 먹어야 하는 것은 아니다. 감기는 보통 7~10일 정도 지나면 저절로 낫는다. 초기 감기에는 일단 비타민과 수분을 충분히 섭취하고 휴식을 취해 몸의 면역 기능을 회복하는 것이 좋다. 손 씻기와 구강 청결 유지 등의 개인위생을 잘 지키는 습관도 중요하다.

Q. 감기약을 하루 정도 먹으니 증상이 나아졌는데 약을 계속 먹어야 할까?

A. 감기약은 기침이나 콧물 등의 증상으로 인한 불편함을 덜어주는 역할을 한다. 증상이 없다면 약을 복용해야 할 이유가 없다. 감기약은 예방약이 아니다.

Q. 기침이 콜록콜록 나면서 목도 아픈데 종합감기약을 먹어야 할까?

A. 종합감기약 한 알에는 해열진통제, 콧물약, 기침약 성분이 모두 들어 있어 불필요한 성분까지 복용하게 된다. 그보다는 기침 가래에 먹는 성분, 소염진통제 성분의 약을 별도로 구매해 그때그때 증상에 맞게 한 알씩 복용하는 것이 좋다.

Q. 항생제 처방을 받았는데 며칠 정도 복용해야 할까?

A. 일반적인 항생제는 약 일주일 정도 꾸준히 복용하는 것이 좋다. 약마다 또는 질환마다 치료 기간이 다를 수 있어 조제 시 한 번 더 문의하기 바란다.

Q. 가래가 있는 기침에도 목감기약을 먹어도 될까?

A. 기침은 가래를 배출시키는 역할을 하므로 무조건 멈추는 것이 답은 아니다. 따라서 기침 감기약 중에서도 가래 배출에 도움을 주는 성분(암브록솔, 소브레롤, 아세틸시스테인 등)의 약을 선택해야 한다.

Q. 누런 콧물이 나오는데 항생제를 먹어야 할까?

A. 누런 콧물은 염증이 있다는 것이지 반드시 세균 감염을 의미하는 것은 아니다. 단, 콧물과 함께 코막힘 증세가 심하고 특히 아침에 얼굴 부위에 통증이 있거나 치통이 있다면 항생제 복용이 필요할 수도 있다.

Q. 고혈압이 있어 혈압약을 복용 중이다. 감기약을 먹으면 안 되나?

A. 소염진통제나 코막힘에 먹는 슈도에페드린 성분 등은 혈압을 일시적으로 상승시킨다. 감기약을 복용할 수는 있지만 혈압 체크를 잘 해야 한다.

Q. 감기는 저절로 낫는다는데 그럼 언제쯤 병원에 가는 게 좋은가?

A. 일반적인 감기는 1~2주 안에 저절로 낫는다. 그런데 오래 지속되는 감기의 경우 세균 감염질환 등 합병증을 일으키기도 한다. 따라서 일주일이 넘어도 증상이 개선되지 않는다면 병원 진료를 받아보는 것이 좋다.

Q. 독감 예방주사를 맞으면 도리어 독감에 걸린다는데 정말인가?

A. 독감 예방주사는 살아 있는 바이러스를 주입하지 않으므로 독감에 걸릴 위험이 없다. 주사 후 면역 반응이 일어나므로 일시적으로 몸살이 난 듯 열이 나거나 아플 수는 있다. 적절한 접종 시기는 10~11월 중순이며, 어린이나 노약자가 있는 가정에서는 가족 모두 매년 접종하는 것이 좋다.

Q. 독감 치료제로 처방하는 타미플루는 언제 먹는 약인가?

A. 갑자기 고열이 나면서 심한 근육통을 동반한 감기 증상이 발생한다면 독감이라 의심할 수 있다. 만약 독감 시즌에 이런 증상이 나타난다면 병원에 바로 가보는 것이 좋다. 항바이러스제인 타미플루는 증상 발병 48시간 내로 투약하는 것이 효과적이기 때문이다.

언니가 먹던 코감기약
내 기침 감기에 같이 먹어도 될까?

"목감기약 주세요. 기침은 별로 안 나요."

환자가 이런 말을 하면 약사인 나도 순간 '기침약 성분이 있는 약을 줄까? 아니면 목 아픈 데 듣는 약을 줄까?' 하는 고민에 빠진다. 늘 집어주던 약이지만 이럴 때는 약 성분 표시도 다시 한 번 체크하며 읽어보곤 한다.

왜냐하면 목감기약, 코감기약이라 쓰여 있는 비슷비슷한 감기약도 성분과 함량이 각기 다르고, 정말 기침이나 콧물을 멈추게 하는 성분만 들어 있는 것은 아니기 때문이다. 약사들도 환자에게 증상에 대해 조금 더 자세히 질문을 던지면서 그 사이에 성분을 살펴봐야 약을 제대로 고를 수 있다.

이렇듯 매일 약을 만지며 사는 약사라 해도 모두 외우지 못할 만큼 일반 감기약의 종류와 성분은 매우 다양하다.

가족이나 친구가 먹던 감기약을 건네주면 아무 의심 없이 너무 쉽게 복용하고 있는 것은 아닌지 생각해 볼 일이다. 과연 감기약을 먹기 전 성분에 대해 자세히 읽어본 사람이 얼마나 될까?

알다시피 감기는 약을 먹는다고 해서 더 빨리 낫는 것은 아니다. 무슨 약인지 따져보지 않고 일단 먹고 보는 습관으로 인해 효과를 얻기는커녕 오히려 더 많은 부작용의 위험에 노출되기도 한다. 해열제와 종합감기약을 함께 복용해 간독성으로 인한 피해를 보기도 하고, 콧물이 나지 않는 상태에서 콧물 감기약 성분이 들어 있는 종합감기약을 복용해 온종일 졸음에 시달리기도 한다.

병원에 갈 정도는 아니지만 생활하기 불편한 정도의 감기 증상이 있다면 일반약을 잠시 복용해도 좋다. 다만 각기 다른 감기약 성분에 대해 정확한 이해가 필요하다.

코감기약이라 쓰여 있지만 알고 보면 해열진통제 성분이 다량 함유된 제품이 있는가 하면, 기침약이라 쓰여 있는 약에 콧물 감기약 성분이 포함된 경우도 많기 때문이다.

대부분 시리즈별로 종합감기약, 기침 감기약, 코감기약이라 출시된 제품들의 경우에도 각 제품의 성분을 비교해 보면 해열진통제, 항히스타민제 등 다양한 성분이 함유되어 있다. 성분을 자세히 읽어보고 고르지 않으면 복용 중인 약과 성분이 중복되거나 증상에 도움이 되지 않는 성분을 복용하게 되기도 한다.

콧물과 기침이 나서 해열진통제가 함유된 코감기약과 목감기약을 함께 복용할 경우 '아세트아미노펜' 성분의 함량이 타이레놀을 2알 먹은 것과 같아진다. 여기에 더해 아세트아미노펜이 함유된 쌍화탕을 같이 마신다고 가정하면 과량의 아세트아미노펜 복용으로 인해 간독성의 부작용이 증가한다. 어쩌다 회식이 잡혀 과음이라도 하면 그야말로 간에 치명적인 상황까지 갈 수도 있다.

아마 목감기약, 코감기약에 숨어 있는 '해열진통제'의 함량까지 고민해 본 사람은 없을 것이다. 이렇게 성분에 대한 자세한 검토 없이 그저 효능과 효과만을 보고 약을 먹다 보면 예상치 못한 위험에 빠질 수 있다.

이는 부작용에만 국한된 문제는 아니다. 무턱대고 남이 건네준 약을 먹거나 성분에 대한 이해 없이 그저 효과만 믿고 약을 먹다 보면 감기 증상 자체를 더욱 심각하게 만들 수도 있다. 증상에 따른 적합한 성분을 선택하지 못해 불편함만 가중시키는 사례도 적지 않다.

콧물, 코막힘에 좋다고 쓰여 있는 항히스타민제 중에서는 일부 성분만이 코막힘에 효과가 있다. 그런데 사람들은 콧물 없이 코 안이 바짝 마르고 코가 꽉 막힌 증상에도 줄줄 흐르는 콧물을 동반한 비염 증상에 효과적인 항히스타민제를 복용한다.

이럴 경우 코 안이 더욱 건조해지면서 입 마름 증상까지 동반하는 부작용을 겪게 된다. 코막힘은 전혀 해결되지 않으면서 말이다.

기침 감기의 경우 무조건 기침을 멈추게 만드는 약이 효과가 좋다며 서로 나누어 먹기도 한다. 하지만 가래를 동반한 기침에는 오히려 가래를 머물게 해 염증을 심하게 만들 수 있으므로 이런 약은 피해야 한다.

아무리 가벼운 질병인 감기라 해도 사람들이 겪는 불편한 증상은 제 각기 그 특징이 다르다. 같은 날 같은 감기 바이러스에 감염되었다 해도 누구는 코가 꽉 막히고 머리가 아픈가 하면, 누구는 콧물이 줄줄 나고 기침이 멈추지 않는 등 다양한 증상이 나타난다. 내 가족에게 효과적인 약이 내게 반드시 맞으리란 보장은 없다는 것이다.

감기약을 선택할 때는 내 증상에 맞는 '성분'이 들어 있는지 다시 한 번 확인하는 습관이 매우 중요하다. 사람들은 흔히 일반약 박스에 표시된 '효능, 효과'만 보고 약을 고르는 경향이 있다.

그런데 제품 겉면에 있는 효과에 대한 문구들은 사실 소비를 유도하는 광고라 보면 된다. 정확한 정보를 알리기보다는 두루뭉술하게 효과만 강조한 것이기 때문에 이러한 문구만 믿고 약을 선택해서는 안 된다.

건강에 대한 관심이 많아지면서 건강과 질병을 스스로 관리하는 '셀프 메디케이션'에 주목하는 시대가 되었다. 실제로 환자 스스로 약을 골라 집어갈 수 있는 위치에 제품을 진열하고, 다양한 약을 손수 장바구니에 담아 결제할 수 있도록 편의를 제공하는 약국들이 늘고 있다.

이렇게 편의성을 강조하는 시대 흐름 속에서 소비자는 더욱 현명해져야 할 필요가 있다. 제품 포장 박스에 쓰인 효능, 효과만 믿고 약을 복용할 때가 아니라는 얘기다. 지금은 내 증상을 제대로 파악한 후 그에 맞는 성분의 약을 상담을 통해 고르고, 주의해야 할 부작용까지 꼼꼼히 점검하는 등 '내 약'에 대해 각별한 관심을 가져야 할 때다.

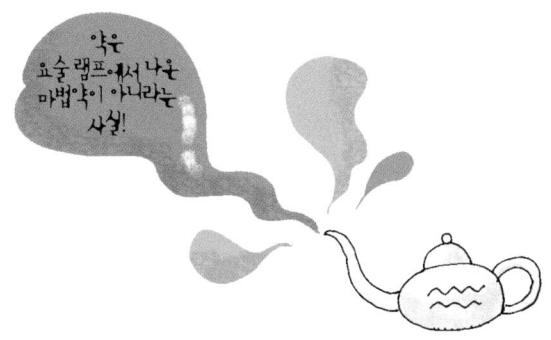

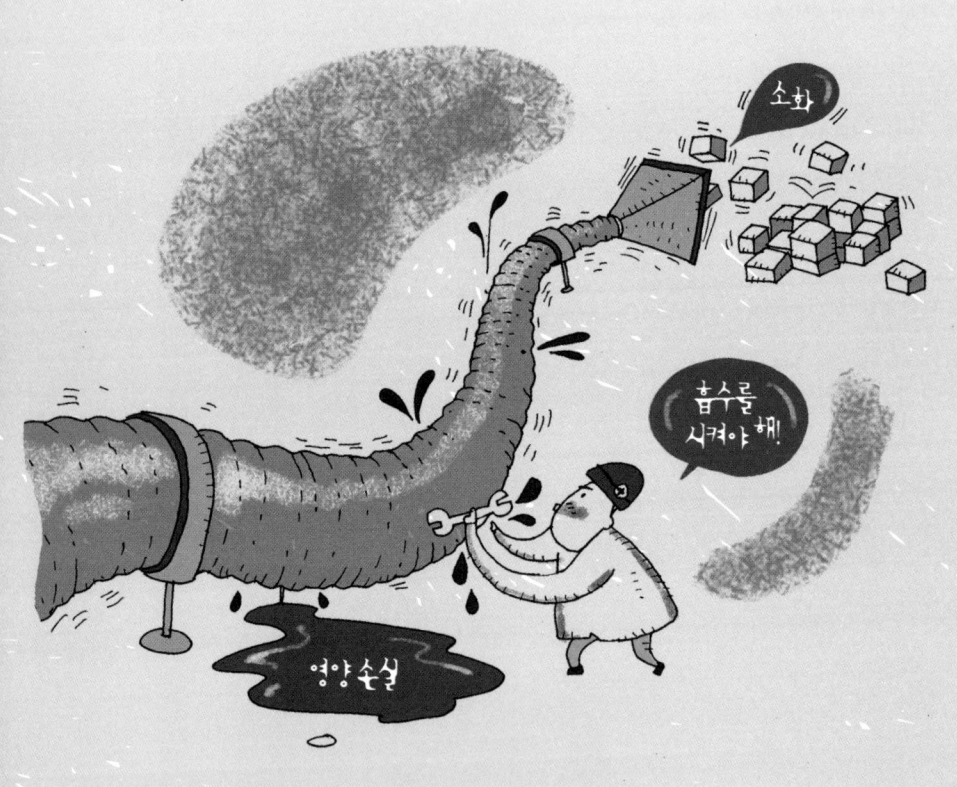

Chapter 4
위장약

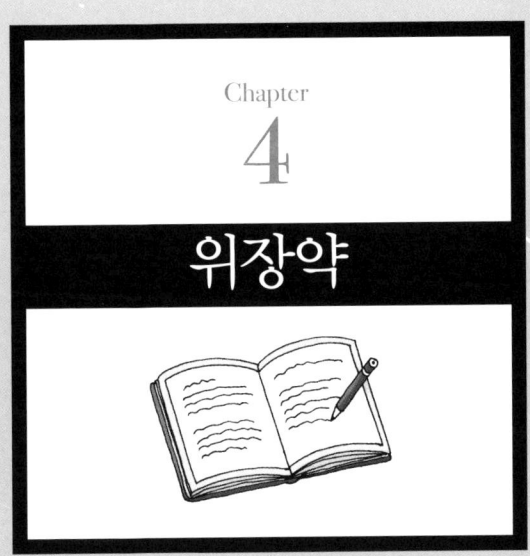

습관적으로 위장약을 즐기는 사람들

현재까지 생산된 양이 16억 포로 지구를 4바퀴 이상 포장할 수 있는 약이 있다. 바로 한국인의 위장약으로 사랑받아 온 '겔포스'다. 한창 매출을 올릴 때에는 길거리에서 겔포스 껍질을 밟을 수 있다는 말이 나올 정도로 많은 사람들이 애용해 온 약이다.

속이 쓰릴 때도, 소화가 잘 안 될 때도, 음주 후에 속이 울렁거릴 때도 사람들은 쉽게 이 '짜먹는 위장약'을 떠올린다. 특히 위산 분비가 줄어드는 노년기에는 소화가 잘 되지 않아 속이 답답하고 쉽게 더부룩한 증세를 겪곤 하는데, 겔포스는 바로 이런 노인층이 자주 복용하는 약이기도 하다.

우리 약국에도 매일 위장약을 사러 오는 할머니가 한 분 계셨다. 하루 이틀도 아니고 몇 달이나 위장약을 장복하니 병원에 가서 치료를 좀 받아야 한다고 권해도 듣질 않았다. 약만 먹으면 괜찮다고 하다가 결국 위암이 꽤 진행된 상태에서 수술을 받고 얼마 지나지 않아 돌아가셨다는 소식을 들었다.

또 한 번은 친구의 아버지가 속이 불편해 집에 상비해 둔 위장약을 복용했다가 쓰러져 급히 병원으로 옮겼지만, 이미 심근경색이 진행되어 손을 쓸 수 없는 상황이 되었다는 말을 들은 적도 있다.

이렇게 일시적으로 증상을 개선해 주는 위장약에 의존하고 제대로 된 진료를 받지 않아 큰 사고로 이어지는 일이 의외로 많다. 심근경색과 같은 심장질환 증상 또한 명치끝이 불편한 속 쓰림, 소화불량 증상과 비슷하므로 만일의 사고를 방지하기 위해서는 내가 겪는 증상을 분별할 수 있는 상식 또한 매우 중요하다.

특히 짜먹는 위장약과 같은 제산제를 지속적으로 복용하는 습관은 위장병을 키울 수도 있다. 제산제는 일시적으로 위산을 중화해 속 쓰림을 잠시 개선하는 역할을 할 뿐 질병의 원인을 치료하지는 못하기 때문이다. 속 쓰림이나 소화불량이 지속된다면 증상을 가라앉히는 약만 계속 복용할 것이 아니라, 그러한 증상을 유발하는 식습관을 바로 잡고 원인을 찾아 적절한 치료를 병행해야 한다.

속 쓰림에 먹는 위장약의 주성분은 위산의 분비를 억제하거나 이미 분비된 위산을 중화시키는 작용을 한다. 위산이 과다할 경우 속 쓰림을 유발하기는 하지만 음식물 소화에 없어서는 안 될 것이 바로 위산이다. 적당한 위산은 음식물 소화를 위해 꼭 필요한데, 제산제로 자꾸 위산을 없애버리니 소화불량이나 더부룩한 증세가 악화되기도 한다.

제산제는 또한 장기적으로 먹을 경우 위산 분비체계를 교란시켜 소화 시스템에 이상을 유발하기도 한다. 또한 제산제를 과다하게 복용할 경우 체액을 알칼리화시켜 대사성 알칼리증(Metabolic Alkalosis)을 유발하기도 한다.

제산제 외에도 사람들이 즐겨 복용하는 위장약으로는 소화효소제가 있다. 유명한 훼스탈이나 베아제가 대표적인 소화효소제다. 소화효소는 사람마다 각기 분비하는 양이 달라 효소의 분비가 적을 경우 속이 더부룩하고 소화가 잘 안 되는 증상이 생긴다. 이럴 때 소화를 돕기 위해 외부 지원군을 보내주는 역할을 하는 것이 바로 이런 종류의 소화제라고 보면 된다.

노년기에는 특히 소화제 사용이 늘어난다. 나이를 먹을수록 위액이나 소화효소의 분비가 줄어들어 소화불량이 자연스레 많이 발생하기 때문이다. 젊은 사람들도 과식을 하거나 인스턴트 및 자극적인 음식을 즐기는 경우 소화불량 등의 위장질환이 자주 발생해 소화제를 남용하게 된다.

속이 조금 불편하다고 습관적으로 소화제를 먹는 것은 문제가 생길 때마다 자꾸 외부 지원군을 보내주는 것이나 다름없다. 이렇게 무조건 약에만 의존하면 우리 몸은 스스로 소화효소를 분비하는 기능을 점점 잃어버리게 된다. 따라서 약에 의존하는 임시방편보다 식습관을 포함한 생활방식의 개선을 통해 질환을 관리하고 근본 원인을 찾아 치료하는 것이 더욱 중요하다.

마시는 소화제
천기누설

무력해진 위장에 활력을 준다는 '멕소롱'이라는 소화제를 기억하는가? 마시는 소화제로 초록색 약병이 인상적인 이 소화제는 단종된 지 한참이 지난 지금도 간혹 찾는 사람이 있을 만큼 인기 있는 약이었다. 한때는 소주에 멕소롱을 타서 마시면 속이 울렁거리는 증상을 방지한다고 해서 '멕소롱 소주'를 제조해 마시기도 하고, 어린이에게도 거리낌 없이 '멕소롱 물약'을 먹이기도 했다.

그런데 어느 날 갑자기 멕소롱이 약국에서 사라졌다. 멕소롱의 성분이 근육 경직이나 운동장애 등의 부작용을 일으키기 때문이다. 멕소롱의 부작용은 약 복용을 중단한 후에도 사라지지 않고 지속될 만큼 강력했다. 한때 소화제를 많이 먹으면 파킨슨병에 걸린다는 말이 있었는데 이 약의 작용을 고려하면 전혀 틀린 말은 아니다.

'메토클로프라미드'가 주성분인 멕소롱은 한때 약국에서 '멕소롱액'이란 이름으로 판매되다가 안전성 문제로 처방이 필요한 '전문약'으로 분류된 후 결국 생산이 중지되었다. 하지만 멕소롱이란 이름의 약이 판매되지 않을 뿐 '메토클로프라미드' 성분은 지금도 여러 다른 이름으로 처방되고 있다. 주로 편두통 등으로 인한 울렁증 및 소화불량 증상에 많이 처방되는 이 성분은 뇌혈관장벽(BBB)을 통과하여 중추신경에서 '도파민'이라는 호르몬의 작용을 방해한다. 그 결과 구토 억제, 위장 운동 촉진작용을 나타낸다.

그런데 뇌에서 도파민이 부족해지면 근육 떨림, 경직, 운동장애 등의 증상이 발생하는데, 이러한 부작용은 파킨슨병의 대표적인 증상이기도 하다. 메토클로프라미드를 장기간 복용하면 파킨슨병을 일으키는 원인과 마찬가지로 뇌의 도파민 레벨이 낮아져 운동장애가 지속될 수도 있다.

구토 방지 및 위장 운동 촉진작용을 하는 약이 필요한데 만약 운동장애 부작용이 걱정된다면 '돔페리돈' 성분을 사용할 수 있다. 돔페리돈은 뇌혈관장벽을 통과하지 않아 근육 관련 부작용이 나타나지 않으므로 파킨슨병 환자도 복용 가능하다.

멕소롱이라는 소화제 또한 '멕시롱'이라는 새로운 이름을 달고 '돔페리돈'을 함유한 물약으로 재탄생했으니 '마시는 소화제'가 파킨슨병을 일으킨다는 걱정은 하지 않아도 된다.

주의할 점은 '메토클로프라미드'나 '돔페리돈'과 같은 도파민 작용을 차단하는 약은 모두 유즙 분비 부작용이 있다는 것이다. 가끔 약을 먹다가 갑자기 유즙이 나와 유방암과 같은 심각한 질병이 아니냐며 놀라서 병원에 오는 환자들이 많다. 이는 '위장관 운동 촉진제'로 인해 주로 발생하는 부작용으로 약 복용을 중단하면 사라지니 안심해도 된다.

생약 성분의 마시는 소화제, 어떤 성분이길래?

사람들이 체했을 때 가장 먼저 찾는 약이 바로 '생약' 성분의 '마시는 소화제'이다. 그런데 수많은 '마시는 소화제' 중에서도 내게 맞는 제품이 과연 따로 있을까?

'마시는 소화제'를 선택할 때 대부분은 그냥 맛이 좋은 제품이나 유명 제품을 선호하는 경우가 많다. 하지만 이런 '생약 성분 소화제'도 제품마다 성분이 다르기 때문에 증상별로 적합한 제품을 선택해야 한다.

'마시는 소화제'는 크게 '탄산이 함유된 제품'과 '탄산이 없는 것'으로 나뉜다. 사람들이 가장 많이 찾는 '까스명수'와 '까스활명수'는 탄산을 함유한 제품이다. '탄산'은 위장벽을 자극해 위산을 분비시킴으로써 소화를 돕는다. 그런데 위염이 있거나 역류성 식도염이 있는 사람은 이러한 탄산의 작용이 질환을 더욱 심각하게 만들 수 있으므로 피하는 것이 좋다.

탄산을 함유한 공통점이 있지만 까스활명수와 까스명수의 성분 조성은 다르다. 따라서 두 제품도 체질에 맞게 선택해야 한다.

일반약	약 성분명	일반적 부작용	체질별 셀프케어
까스활명수	아선약, 현호색, 진피, 고추틴크, 건강, 창출, 후박, 정향, 육두구, 탄산	위염 환자 주의, 유아·임산부 복용 금지 어지럼증 가능	평소 위장관 기능 저하로 인한 소화불량, 가스가 잘 생기는 경우
까스명수	육계, 아선약, 소두구, 고추, 탄산	위염 환자 주의, 유아·임산부 복용 금지	위장관 기능과 상관없이 음식으로 인해 위장관 운동이 저하된 체증에 사용

먼저 까스활명수는 아선약, 현호색, 진피, 고추틴크, 건강, 창출, 후박, 정향, 육두구, 탄산이 들어 있다. 이 중 아선약, 현호색은 위장관 내 염증을 완화하고 진피는 소화를 돕는다. 멘톨, 육계, 고추틴크는 혈액순환이 잘 되도록 만들어주고 건강, 창출, 후박이 위장 운동을 활발히 해준다.

이에 비해 까스명수는 성분 조성이 비교적 간소하다. 육계, 아선약, 소두구, 고추, 탄산으로 구성된 조합인데 까스활명수에 들어간 기타 다른 성분을 뺀 후 단일 성분의 함량을 높인 것이 특징이다.

만약 평상시 위장관 기능이 떨어져 소화가 잘 안 되고 가스가 생겨 배에서 꾸룩꾸룩 소리가 잘 난다면 까스활명수를 선택하는 것이 좋다. 반면, 위장 기능과 관계없이 음식 섭취로 인해 소화가 잘 되지 않고 속이 더부룩하다면 까스명수를 마셔도 좋다. 이 두 제품은 모두 배가 찬 사람에게 소화제로 쓸 수 있다.

혹시 학생 시절에 양호실에서 까스활명수를 먹고 취한다는 친구를 본 적이 있는가? 이는 까스활명수의 성분인 육두구에 들어 있는 '미리스티신'이란 물질 때문이다. 미리스티신은 간세포 보호 활성과 함께 약간의 환각작용이 있다. 까스활명수 안의 육두구 때문에 일부 사람들의 경우 약간 어지럽거나 취하는 느낌이 들기도 한다. 까스활명수를 먹고 나서 어지러운 사람은 육두구를 함유하지 않은 까스명수 등의 다른 제품을 선택하는 것이 좋다.

반면 '탄산'이 없는 제품들로는 위청수, 속청, 노루모플러스, 베나치오 등이 있다. 평소 속 쓰림이 자주 발생하거나 위벽이 약한 경우에는 자극이 적은 이 제품들을 선택하면 된다.

위청수는 다른 제품에 비해 청량감을 주는 '멘톨' 함량이 낮은 반면 '진피' 함량이 높다. 진피는 숙취 제거 효과가 있어 숙취로 인한 소화불량에 쓰기도 한다.

속청은 '용담' 성분이 함유되어 스트레스나 담즙 분비 저하로 인한 소화불량에 좋고, 노루모플러스는 양약 성분인 '탄산수소나트륨'을 함유하고 있어 제산제 역할을 한다. 따라서 속이 쓰린 증상을 동반한다면 노루모플러스가 도움이 된다.

또 드라마와 같은 파격적인 광고로 눈길을 끈 베나치오는 '탄산'과 '고추틴크'가 없어 위장에 자극을 주지 않는 것이 장점이다. 까스활명수에 들어 있는 '현호색'을 함유하고 있어 진경 및 진통 효과도 있다. 단, 현호색 성분은 임산부에게는 금기이므로 임산부는 까스활명수나 베나치오는 피해야 한다.

생약 성분의 '마시는 소화제'는 이렇게 다양한 성분을 함유하고 있지만, '소화효소'를 함유하고 있지는 않다. 그런 이유로 소화효소를 함유한 알약 소화제를 드링크와 함께 먹으면 효과가 배가되기 때문에 약국에서 늘 함께 권하는 것이다.

속이 울렁거리고 체한 증상이 심하다면 '생약' 성분보다는 위장관 운동 촉진제인 '돔페리돈' 성분을 함유한 마시는 소화제를 선택하면 더 효과가 좋다. 멕시롱이나 크리맥 등의 물약을 소화효소제 알약과 함께 복용할 경우 위장관 운동을 촉진해 소화가 빨리 된다.

생약 성분의 '마시는 소화제'는 누구나 한 박스쯤 사서 상비약으로 챙겨두는 제품이다. 주의할 점은 이런 제품을 상습적으로 복용할 경우 위장관 질환을 제대로 치료하지 않고 방치할 수 있다는 것이다. 생약 소화제가 위장관 기능을 강화하고 위 내 염증을 어느 정도 낫게 해준다 할지라도 자주 발생하는 소화불량, 속 쓰림 증상은 근본적인 원인을 찾아 해결해야만 한다. 만약 언젠가부터 소화제를 자꾸 찾는다면 반드시 전문가의 상담을 통해 치료하길 바란다.

12 Guide
증상에 따른 위장약 셀프케어 가이드

누구나 한 번쯤은 속 쓰림, 소화불량 등의 위장장애를 겪는다. 따라서 일반약 중 가장 습관적으로 자주 애용하기 쉬운 약이 바로 위장약이다. 혹시 집에 위장약을 상비해 두고 신물이 올라오거나 속이 쓰리다고 위장약을 자주 복용하지는 않는가? 또 속이 답답하다고 무조건 소화제를 찾고, 술 먹기 전 위벽을 보호해야 한다며 짜 먹는 약을 습관적으로 먹지는 않은가?

무분별한 위장약 복용은 오히려 위와 장 건강을 해친다는 사실을 기억할 필요가 있다. '증상에 따른 위장약 셀프케어 가이드'는 습관적인 위장약 사용에 대해 경고하고 꼭 약을 먹어야 하는 경우를 안내한다. 또 병원 진료가 필요한 경우 자칫 때를 놓쳐 큰 병을 초래하지 않기 위해 셀프케어의 판단 기준을 알려준다.

1 위장병 셀프케어를 위한 위장약 개념 정리

위장관계 약은 크게 다음과 같이 나눌 수 있다. 소화에 필요한 효소들을 함유한 소화효소제, 위산이 많이 나와 속이 불편할 때 위산의 양을 줄이는 위산 분비 억제제, 과도한 위산을 중화시키는 제산제, 위장의 운동력을 조절하는 위장 운동 촉진제와 진경제, 장에서 생성된 가스를 제거하는 약과 설사를 멈추게 하는 약 등이다.

❶ **소화효소제** : 소화에 필요한 효소들을 공급해 주는 약으로 소화불량을 개선한다.
❷ **위산 분비 억제제** : 위산 분비를 줄여 과다한 위산 분비로 인한 속 쓰림을 방지한다(예방 가능).
❸ **제산제** : 분비된 위산을 중화시켜 위산으로 인한 속 쓰림 증상을 일시적으로 개선한다.
❹ **지사제** : 대장 근육의 움직임을 감소시켜 설사를 멈추게 한다.
❺ **진경제** : 위장과 장을 움직이는 근육의 경련을 진정시켜 복통을 완화한다.
❻ **위장 운동 촉진제** : 소화기계 평활근 운동을 도와 구토 및 소화불량을 완화한다.
❼ **구충제** : 기생충을 굶겨 죽이는 방식으로 장내 기생하는 기생충을 사멸시킨다.

2 증상 체크! 병원 진료가 필요한 경우

❶ 속 쓰림, 소화불량은 모두가 한 번쯤 겪는 증상으로 자주 반복된다. 이러한 증상이 반드시 위암과 같은 심각한 질병을 의미하지는 않지만, 배변습관이 갑자기 변하거나 속 쓰림, 소화불량 증세가 **2주 이상 지속**된다면 적절한 검사를 받아야 한다.

❷ **목이 자주 쉬거나 기침이 나는 등 후두염 증상이 오래 가고 가슴이 답답하게 조여 오는 증상**이 있다면 '역류성 식도염'을 의심할 수 있다. 역류성 식도염은 위산 분비를 억제해 주는 치료제를 장기적으로 복용해야 한다. 약 복용보다 더 중요한 것이 생활습관을 교정하는 것이다. 잠자기 전에 음식을 먹는다든지 먹자마자 바로 드러눕는 습관은 역류성 식도염의 가장 흔한 원인이다. 토마토, 초콜릿, 커피, 녹차 등은 증상을 심하게 만드는 반면, 양배추는 증상 완화에 도움을 준다.

❸ 특히 50세 이상이라면 갑자기 소화가 잘 되지 않고 **배변습관이 급격히 변화**한 경우 꼭 병원 검진을 받아야 한다.

❹ 설사가 나면서 심각한 **복통**, **고열**이 동반되거나 **혈변**을 본다면 장내 세균 감염에 의한 설사일 수 있으므로 검진 후 항생제를 처방받을 수도 있다.

❺ 소화가 되지 않는 듯한 느낌이 있고 명치끝이 아픈 통증이 어깨나 팔로 퍼져 나간다면 심근경색의 전조 증상일 수 있으므로 지체 말고 바로 병원에 가야 한다.

❻ 다이어트 등 특별한 이유 없이 최근 6개월 이내 체중이 3kg 이상 감소했다면 조기 암 검진이 필요하다.

❼ 검은 변은 위장관 출혈을 의미하므로 검은 변을 볼 경우 병원에 가서 검진을 받아야 한다. 이유 없이 자주 토하거나 토사물에 피가 보일 경우에도 병원에 가야 한다.

❽ 소르비톨 등의 인공 감미료가 든 껌이나 특정 음식을 먹은 경우, 또는 조금만 신경을 써도 배가 사르르 아프고 설사를 한다면 '과민성대장증후군'일 가능성이 높다. 과민성대장증후군의 주요한 원인은 스트레스이므로 편안한 마음을 갖고 안정을 취하는 게 중요하다. 또 삼겹살 같은 기름진 음식과 술, 카페인 음료 등은 피하도록 한다. 과민성대장증후군의 증상으로는 복통을 동반한 설사나 변비가 있으며, 설사와 변비가 동시에 번갈아 나타나기도 한다. 때에 따라 두통, 불면, 어깨 결림, 피로감을 동반하기도 한다.

3 이럴 땐 이 약을! 증상에 따른 위장약 셀프케어 가이드

※ 다음의 약은 사람들이 많이 찾는 제품 위주로 정리한 내용이며, 다른 이름의 약이라도 같은 성분이라면 효과가 같으니 꼭 특정 이름의 약을 복용할 필요는 없다.

소화효소제

▶ 증상 : 식사 후 속이 더부룩하면서 명치끝이 아프다면 소화불량이다. 소화불량은 누구나 한 번쯤 경험하는 증상이지만, 너무 자주 발생한다거나 갑작스런 체중 감소 현상이 동반된다면 위 내시경을 받아 위암 등의 질병이 아닌지 확인할 필요가 있다.

▶ 약 : 많이 찾는 소화제로는 훼스탈플러스, 훼스탈골드, 베아제, 닥터베아제 등이 있다.

▶ **복약수칙** : 윗배가 더부룩하다면 위와 장에서 모두 작용하는 베아제를 선택하면 된다. 닥터베아제에는 브로멜라인 성분이 함유되어 있는데, 단백질 분해효소를 함유해 단백질을 먹고 체한 경우에 더욱 좋다. 훼스탈에는 돼지 췌장에서 만들어지는 소화효소인 판크레아틴이란 성분이 다른 소화제보다 약 4배 정도 많이 함유되어 있다. 또 훼스탈골드는 지방 소화를 촉진하는 리파제를 더 함유하고 있어 지방식으로 인해 체기가 있는 경우 훼스탈 골드를 선택하는 것이 좋다. 증상이 있는 경우 1~2정씩 하루 3회까지 복용할 수 있다.

▶ **보관수칙** : 어둡고 건조한 곳에 보관하되 유효기간을 주기적으로 체크하자.

▶ **특이사항** : 소화효소를 함유한 알약 소화제들은 산성인 위산에 의해 효과가 없어지므로 알약을 씹거나 부수어 먹으면 안 된다. 장에서 작용할 수 있도록 충분한 양의 물과 함께 알약을 통째로 삼켜야 한다.

제산제

▶ **증상** : 위산이 과다하게 분비되면 속 쓰림 증상이 발생한다. 가슴이 타는 듯 조이면서 아픈 증상은 역류성 식도염의 대표적인 증상이다. 가끔 속이 울렁거리면서 명치끝이 아픈 통증이 어깨나 가슴으로 번져나간다면 심근경색을 의심해 볼 수 있으므로 빨리 병원에 가야 한다.

▶ **약** : 많이 찾는 약은 겔포스, 겔포스엠, 알마겔, 알마겔엠, 개비스콘이다.

▶ **복약수칙** : 제산제는 미리 먹지 말고 속 쓰림이 시작되면 바로 복용한다. 겔포스는 위산 중화제 성분과 함께 시메티콘이 들어 있어 위장관 가스를 제거하므로 속이 쓰리면서 더부룩할 때 효과가 좋다. 알마겔은 알마게이트 성분을 함유하여 속 쓰림 증상에 사용하는데 나트륨을 제한해야 하는 환자에게도 사용 가능하다. 개비스콘은 알긴산이 젤리와 같은 상태가 되어 물리적 방어막을 형성하므로 위산 역류에 효과가 좋다. 다만 나트륨을 함유하여 '나트륨 제한 식이'가 필요한 심장, 신장질환 환자는 사용을 피해야 한다.

▶ **보관수칙** : 밀봉된 포장 그대로 실온 보관하고, 심한 온도차를 피한다.

▶ **특이사항** : 짜먹는 제산제는 액체 상태이기 때문에 효과가 빨리 나타나는 반면, 지속시간이 짧다. 식후 1시간 정도가 지나 위산 분비가 활발해질 때 복용

하면 된다. 속 쓰림이 오랜 시간 지속된다면 위산 분비를 억제하는 알약을 선택해야 한다.

지사제

▶ **증상** : 평소보다 변이 묽거나 설사를 하는 경우 복용한다. 단, 심한 복통이나 고열을 동반하지 않는 설사에 한한다. 48시간이 지나도 설사가 멈추지 않는 경우에는 병원 진료를 받는 것이 좋다.

▶ **약** : 로페라마이드, 스멕타이트 현탁액이 인기 약이다.

▶ **복약수칙** : 음식을 먹고 배가 사르르 아파오면서 설사가 난다면 스멕타이트 현탁액을 선택하는 것이 좋다. 주성분인 스멕타이트는 병원성 세균, 독소, 바이러스 등을 흡착해 배설시켜 주므로 설사 원인과 상관없이 사용 가능하다. 스멕타이트 현탁액은 빈속에 복용하는 것이 좋으므로 식간에 복용하도록 한다. 복통이나 열이 없이 단순히 설사만 있는 경우 로페라마이드 성분의 지사제를 복용해도 좋다. 로페라마이드는 대장 근육의 움직임을 감소시켜 설사를 멈추게 한다. 로페라마이드 성분의 지사제는 설사가 나자마자 2정을 복용하고 설사 후 1정씩 하루 16mg까지(8정) 복용 가능하다.

▶ **보관수칙** : 건조하고 어두운 곳에 실온 보관한다.

▶ **특이사항** : 고열과 복통을 동반한 설사나 혈변은 감염에 의한 설사일 수 있으므로 로페라마이드를 복용해서는 안 된다. 스멕타이트 현탁액은 다른 약을 흡착해 약효를 떨어뜨리므로 함께 복용하는 다른 약이 있다면 적어도 1~2시간은 간격을 두고 복용한다.

변비약

▶ **증상** : 정상적인 배변은 하루 3회에서 일주일 3회까지다. 본인의 배변습관보다 적게 변을 보고 속이 답답할 경우 변비약을 복용할 수 있다. 일주일 이상 변비가 지속되면 진료를 받아보는 것이 좋다.

▶ **약** : 많이 찾는 변비약으로는 둘코락스정, 비코그린정, 아락실과립이 있다.

▶ **복약수칙** : 음식을 먹는 양이 적고 변의 양이 많지 않은 변비라면 아락실과립

을 선택하면 된다. 변의 볼륨을 증가시켜 주어 배변을 돕는다. 변이 딱딱해서 변을 보기 힘든 경우 대변 연화제인 도큐세이트가 함유된 아락실Q정을 먹어도 좋다. 복용법은 저녁 1회 복용하고 과립의 경우 물을 많이 마셔야 한다. 둘코락스, 비코그린은 장벽을 자극해 변을 보게 하는데, 이로 인해 심한 복통을 느끼는 사람들도 있다. 저녁에 2정씩 복용하면 아침에 배변이 가능하다.

▶ 보관수칙 : 건조하고 어두운 곳에서 실온 보관하면 된다.

▶ 특이사항 : 둘코락스는 위산의 산도를 낮추는 제산제 및 우유와 함께 복용 시 효과가 떨어진다. 센나 성분이 함유된 변비약은 소변의 색을 핑크색에서 붉은색으로 변색시키는 부작용이 있다. 몸에 해롭지는 않으므로 너무 놀라지 말자. 또 자극성 하제는 지속적으로 복용 시 장벽에 색소 침착을 일으켜 장벽을 검게 만드는 부작용이 있으므로 주의해야 한다.

구충제

▶ 증상 : 기생충에 감염되면 항문이 가렵거나 만성 설사가 나고 복통, 출혈성 장염 등의 증상이 발생한다. 익히지 않은 물고기나 덜 익은 돼지고기를 먹으면 기생충에 감염되기 쉽다. 보통 어린이집에 다니는 아이들의 경우 서로 기생충을 옮기기도 하므로 항문이 가렵다면 기생충 감염을 의심해 볼 수 있다. 물론 정확한 확인은 대변 검사를 통해 알 수 있다.

▶ 약 : 젠텔정, 알벤다졸정, 젤콤정, 젤콤현탁액 등이 있다.

▶ 복약수칙 : 요즘에는 기생충 감염 인구가 2% 미만이라 구충제가 필요 없다고 말하기도 한다. 하지만 1년에 1~2회 복용하면 되는 약인 데다 특별한 부작용을 걱정하지 않아도 되므로 1년에 한 번쯤은 식구들이 함께 챙겨먹는 것도 나쁘지 않다. 유기농 야채를 자주 먹거나 아이가 항문이 가려워 긁는 경우 구충제 복용을 추천한다. 만 2세 이상의 경우 1회 1정 식후 식전 관계없이 복용한다. 항문 주위에 까놓은 알까지 박멸하기 위해서는 1~2주 후 1정을 더 복용해야 한다. 단, 임산부는 복용을 삼간다.

▶ 보관수칙 : 건조하고 어두운 곳에 실온 보관하고 유효기간을 잘 체크한다.

▶ 특이사항 : 요충은 항문 근처에 알을 낳는데 쉽게 옷이나 침구류 등으로 옮겨

다닌다. 가족 구성원 모두에게 감염될 수 있으므로 가족이 모두 함께 구충제를 복용하는 것이 좋다. 변을 본 후 변기를 잘 소독하고 속옷이나 이불, 커튼 등을 삶아 빨거나 드라이클리닝을 해야 한다. 구충제는 회충, 요충을 없앨 뿐 간디스토마까지 치료하지는 못한다. 민물생선 등을 먹고 복통, 황달 증상이 발생하면 즉시 병원에 가서 치료를 받아야 한다.

위장관 운동 촉진제

- ▶ 증상 : 오심, 구토 증상이 있는 경우 추천한다. 추운 날이나 긴장되는 상황에서 밥을 먹고 속이 답답하고 체한 경우, 스트레스로 인한 급체에 도움이 된다. 소화효소가 충분해도 위장이 제대로 움직이지 않으면 분해된 음식이 소장으로 내려가지 못하고 위에 쌓여 답답한 증상이 발생하는데 이때 위장 운동 촉진제를 먹으면 좋다.
- ▶ 약 : 멕시롱액, 크리맥액 등
- ▶ 복약수칙 : 위장관 운동 촉진제는 원래는 식사 30분 전에 복용하면 효과가 좋다. 체했을 경우에는 소화효소제와 함께 복용해도 좋다.
- ▶ 보관수칙 : 어둡고 건조한 곳에 실온 보관한다.
- ▶ 특이사항 : 만 12세 미만은 복용을 피한다.

위경련에 먹는 진경제

- ▶ 증상 : 스트레스 등으로 인해 위를 쥐어짜는 듯한 복통이 발생할 경우 진경제를 복용한다. 생리통이나 요로 결석 통증 등에도 사용한다.
- ▶ 약 : 부스코판당의정, 부스코판플러스정, 하이스탈 등
- ▶ 복약수칙 : 1일 3회 1~2정 복용한다. 부스코판플러스에는 타이레놀의 주성분인 아세트아미노펜이 함유되어 있다. 아세트아미노펜이 진통작용을 하므로 복통이 심한 경우에는 부스코판플러스를 선택하는 것이 좋다.
- ▶ 보관수칙 : 어둡고 건조한 곳에 실온 보관한다.
- ▶ 특이사항 : 위장관 협착, 장폐색, 거대결장, 출혈성 대장염, 녹내장, 근무력증, 부정맥 환자는 복용을 피해야 한다.

감기약에 든 위장약이 변비 유발자?

위장약이 변비를 일으킨다는 말을 들어본 적 있는가? 감기약에 들어 있는 콧물약이나 기침약도 변비를 유발하기는 하지만, 약 중에서 변비를 일으키는 주된 원인은 바로 위장약 때문이다.

의사는 감기약을 처방할 때 소염진통제나 항생제의 위장관 부작용을 줄이기 위해 위산을 중화하는 '제산제'를 함께 처방하는 경우가 많다. 심지어 위산 분비 억제제나 위장관 운동 조절제 등의 위장약을 2~3가지 함께 처방하는 병원도 적지 않다. 이 때문에 '위장약 처방을 통해 본 의사들의 윤리의식'에 관해 논문이 나올 정도다.

위장약 중에서도 '알루미늄 성분의 제산제'는 심한 변비를 일으키는 주원인이다. 감기약을 먹고 갑작스런 변비 증상을 호소하는 사람들의 경우 복용 중인 약에 알루미늄 제산제가 들어 있는 경우가 많다. 이 성분은 지속적으로 복용할 경우 칼슘 흡수를 방해해 골다공증을 유발하고, 뇌에 축적되면 알츠하이머(치매)의 원인이 되기도 한다고 알려져 장기적인 복용을 주의해야 한다.

'제산제'는 또한 약물 상호작용의 원인이 되기도 한다. 위산뿐 아니라 다른 약을 흡착해 흡수를 방해하기 때문에 다른 약들과 함께 한꺼번에 복용할 경우 약효를 떨어뜨리므로 약에 함께 넣어 먹는 것은 바람직하지 않다.

'위산 분비 억제제'는 제산제와 달리 위산 분비를 막아 미연에 속 쓰림을 방지하는 약인데, 이 약 또한 제산제와 마찬가지로 위장의 산도를 떨어뜨린다. 산성 환경에서 흡수되는 약과 철분, 칼슘 등 영양소의 흡수를 방해해 약효를 떨어뜨리고 영양소 불균형의 원인이 된다.

특히 '시메티딘'은 처방이 없이도 구입해 복용하는 위장약 성분인데 매우 많은 약들과 상호작용을 일으키고 남자의 가슴을 여성형 유방으로 만드는 부작용까지 있어 속 쓰림을 걱정해 무턱대고 복용해서는 안 된다.

위산은 소화에 도움이 될 뿐 아니라 우리가 섭취한 음식물이나 외부 물질을 소독하는 작용도 한다. 무조건 위산 분비를 억제하거나 위산을 중화시켜 버리면 각종 기생충이나 박테리아에 감염될 위험이 높아질 뿐 아니라 만성 소화불량이 생길 수 있다.

건강한 사람의 위벽은 점액과 보호물질로 덮여 있어 위산에 의해 쉽게 손상되지 않는다. 소염진통제나 항생제를 포함한 감기약을 식후에 바로 충분한 양의 물과 함께 먹기만 해도 위장장애를 방지할 수 있다.

반면에 평소 자극적인 음식만 먹어도 속이 쓰린 사람이나 위염, 위궤양 환자의 경우 '소염진통제' 사용을 피하는 것이 가장 좋다. 통증이나 열이 있는 경우 될 수 있으면 속 쓰림 부작용이 없는 '아세트아미노펜' 성분을 복용함으로써 위장관 부담을 최소화할 수 있다.

혹시 위염 증상이 있는데도 근육통이나 치통 등으로 어쩔 수 없이 효과가 좋은 '소염진통제'를 복용해야 한다면 '위산 분비 억제제' 중에서도 위궤양 치료 효과가 있는 약을 함께 복용하는 것이 좋다. '수소펌프억제제

(PPI)'라는 약인데 소염진통제로 인한 위궤양 부작용을 예방하고 치료하는 약으로 의사의 처방이 필요하다.

제산제나 위산 억제제 등의 위장약은 이렇게 꼭 필요한 경우에만 먹어야 하는 약임에도 불구하고 환자들이 원하기 때문에 어쩔 수 없이 처방하는 경우도 많다. 실제 감기약을 처방받은 많은 환자들이 약국에 와서 자신의 약에 위장약이 들어 있는지를 두 번, 세 번 묻고 확인한다. 모든 약이 속 쓰림이나 소화불량 등의 위장관 부작용을 일으키는 것은 아닌데도 사람들은 일단 약을 먹을 때 위장약을 함께 먹어야 한다고 생각하기 때문이다.

소염진통제나 일부 항생제, 스테로이드제 등 몇 가지 약을 제외한 많은 약들은 빈속에 복용해도 될 만큼 위장관계 부작용을 일으키지 않는다. 위장에 부담을 주는 약이라 해도 음식물과 함께 복용하면 속 쓰림 등을 방지할 수 있다. 약 부작용에 대한 정확한 이해도 없이 무턱대고 위장약을 늘 함께 복용하는 습관은 반드시 고쳐야 하는 잘못된 습관 중 하나다.

헬리코박터균, 과연 없애는 것이 정답일까?

내시경 검사 후 헬리코박터균이 발견되었다면 과연 치료하는 것이 좋을까? 의사조차도 확실한 설명을 하지 않고 환자 본인의 선택에 맡기기 때문에 많은 사람들이 갈등하는 문제다.

일부에서는 헬리코박터가 강력한 위암 유발 원인이기 때문에 발견되면 반드시 치료를 해야 한다고 주장한다. 1994년 WHO에서 이 '헬리코박터 파일로리균'을 발암인자로 규정한 데다, 제균 치료를 시행하면 5~10년 정도 지난 후 위암 발생률이 35~39%까지 감소하기 때문이다. 또한 부모가 헬리코박터균에 감염될 경우 아이의 감염 위험이 약 40%에 육박해 가족의 건강을 위해서라도 꼭 치료해야 한다는 의견도 있다.

그런데 요즘은 대부분의 의사들이 '헬리코박터 제균 치료'를 강력히 권고하지는 않는다. 우리나라 보험 정책상으로도 위궤양, 위 림프종, 위암 환자의 경우에만 '헬리코박터 제균 치료'에 보험 혜택을 적용해 준다. 이러한 질병이 없는 사람의 경우에는 제균 치료가 반드시 필요하지는 않다는 의미이기도 하다.

'헬리코박터균'은 한 가지 항생제로는 대부분 치료되지 않아 항생제 2

가지를 기본으로 사용한다. 항생제 부작용으로 인한 대장염 때문에 심각한 설사가 발생하기도 하고, 구토나 속 쓰림 등의 부작용이 심해 환자들이 치료를 중도에 포기하는 경우도 많다. 또 항생제 내성이나 재감염으로 인해 제균에 실패하는 경우도 매우 흔하다.

'헬리코박터균'에 감염되더라도 아무런 증상이 없는 경우가 대부분인데, 굳이 이렇게 부작용 많고 재감염을 완전히 차단할 수도 없는 제균 치료를 권해야 할 필요가 없다는 주장도 일리가 있다.

약국에서도 헬리코박터 제균 치료를 위한 처방약을 복용하는 환자들을 많이 보는데, 많은 사람들이 하루 이틀 지난 후 심각한 위장장애를 호소하며 과연 이 약을 계속 먹어야 하는지 물어본다.

"평소 속 쓰림 증상이 없고 위암 가족력도 없는데, 정기 검진에서 헬리코박터균이 발견되었어요. 약을 먹어야 할까요?" 나 또한 이런 경우와 같이 '헬리코박터균이 발견되었다'는 이유만으로 약 복용을 권하지는 않는다. 제균 치료를 위해 약을 복용 중이라도 위암 발생의 위험 요소가 없다면 약 복용을 중지해도 괜찮다고 말해준다. 제균 치료 후에도 재감염이 가능하고, 약물 치료로 인한 득보다는 부작용으로 인한 실이 더 크다고 생각하기 때문이다.

항생제 내성 증가로 인해 2000년 이후에는 헬리코박터 제균 치료의 성공률이 70% 이하로 점점 낮아지고 있다. 헬리코박터균에 감염되었다 하더라도 별다른 증상이 없는 경우 치료를 제한하는 것이 항생제 내성을 방지하는 방법이라는 견해에 어느 정도 동의한다.

'헬리코박터균'을 없앤다고 해서 위암을 100% 방지할 수 있는 것이 아니기 때문에 부작용을 감수하고라도 제균 치료를 하라고 강력히 권할 수 없는 것이다. 다만 위궤양 또는 십이지장궤양이 있거나 과거 앓았던 병력이 있는 경우, 위 림프종이 있는 경우, 조기 위암으로 내시경 절제술을 시행한 경우에는 헬리코박터 제균 치료는 필수라는 사실만 명심하자.

배탈 설사는
예민한 내 장 탓!

사람들은 설사가 나면 가장 먼저 '지사제'를 찾는다. 불편한 장 트러블을 빨리 멈추고 싶기 때문이다. 그래서인지 사람들은 꼭 지사제 하나쯤은 상비약으로 집에 구비해 두려고 한다.

설사는 그 원인이 다양한데 감염으로 인한 설사의 경우에는 지사제를 먹으면 감염이 더욱 심해져 심하게는 장을 절단하게 되는 경우도 있다. 이러한 문제를 일으키는 성분은 '로페라마이드'로 우리가 쉽게 구매하는 설사약의 주성분이다.

'로페라마이드'는 대장의 운동을 억제해 설사를 멈추는 기능을 한다. 세균이나 독소로 인한 설사의 경우 단순히 장운동을 멈추기만 한다면 배 안에 세균이나 독소가 그대로 머물게 되어 더 큰 문제를 일으킨다. 이럴 때는 설사로 균이나 독소를 배출할 수 있도록 지사제를 먹지 말고 지켜보는 것이 좋다. 심한 설사와 함께 고열이나 복통, 혈변 등의 증상이 있다면 감염성 설사가 의심되므로 진료를 받아야 하며 필요에 따라 항생제를 복용할 수도 있다.

음식을 먹고 설사가 발생했는데 식중독인지 아닌지 원인을 몰라 지사제를 선뜻 먹지 못하고 병원에 갈 수도 없는 상황이라면 어떻게 해야 할까?

이럴 때는 로페라마이드와 달리 세균이나 독소를 흡착해서 배설시켜 주는 역할을 하는 '스멕타이트 현탁액'을 복용하거나 '유산균 캡슐'을 복용하는 것이 좋다. '스멕타이트 현탁액'은 아이들이나 여행 가는 사람들에게 특히 권하는 편인데 설사 원인에 관계없이 복용 가능하고 전신으로 흡수되지 않아 부작용이 적기 때문이다. 유산균 또한 장내 유익균 증식을 도와 장을 튼튼하게 하므로 설사를 저절로 이겨내는 힘을 길러준다.

딱히 무엇 때문인지 원인을 모르지만 자주 설사가 발생하는 사람들이 있다. 이런 경우 과민성대장증후군을 의심해 볼 수 있는데 말 그대로 스트레스나 섭취한 음식 등의 일상적 자극에도 장이 예민하게 반응해 설사가 나는 것이다.

'과민성대장증후군'의 주요 증상은 설사나 변비이며 배가 사르르 아프고 가스가 차기도 한다. 과민성대장증후군으로 인한 설사에는 로페라마이드와 같은 '지사제'를 복용해도 되지만, 습관성 설사가 지속되는 경우에는 장의 과도한 움직임을 진정시키는 '진경제'를 처방받아 복용해야 한다.

특정 음식을 먹을 때마다 설사가 발생한다면 그 음식을 피하는 것이 상책이다. 껌이나 과자 등에 들어가는 감미료부터 브로콜리, 마늘 등 장내 가스를 유발하는 음식까지 설사의 원인이 되는 음식은 다양하다.

여행자 설사병과 같은 감염으로 인한 설사를 방지하려면 감염을 방지하는 수칙을 잘 지켜야 한다. 날 음식을 먹지 말고 만든 지 오래 된 뷔페 음식을 피하는 것이 좋다. 또 얼음이 들어 있는 음료를 삼가고 뚜껑이 잘 밀봉된 생수를 사서 마실 것을 권한다.

설사가 이틀 이상 멈추지 않을 경우 탈수의 위험이 높아지므로 설사의 원인을 찾아 해결해야 한다. 설사와 함께 배가 많이 아프거나 구토 증상이 있는 경우, 하루에 6회 이상 묽은 변을 보는 경우에는 일반약으로 섣불리 셀프케어하지 말고 반드시 진료를 받는 것이 좋다.

변비약에
서서히 마비되는 장

"다이어트를 위해 매일 변비약을 복용했었죠. 그러다가 장이 마비되어 관장약 없이는 변을 볼 수 없게 되었어요."

대장벽을 자극해 변을 보게 하는 변비약을 자주 복용하게 되면 스스로 움직여 변을 배출하는 장의 기능이 점점 떨어진다. 결국에는 변비약의 자극에도 대장이 반응하지 않게 되어 장을 절제하는 수술을 받는 경우도 있다.

실제로 약국에서 변비약을 자주 구매하는 사람들 중에는 다이어트를 목적으로 변비약을 남용하는 사례가 많다. 성공적인 다이어트를 하려면 몸에 흡수되는 칼로리를 줄여야 한다. 하지만 변비약은 칼로리 흡수와는 무관해 다이어트 약으로 쓰일 수 없다. 섭취한 음식물의 영양소는 소장에서 흡수된 후 영양가 없는 찌꺼기만 대장에 모이게 된다. 대장 내용물을 빼준다고 해서 섭취한 칼로리가 줄어드는 것은 아니라는 말이다.

변비약을 먹으면 일시적으로 체중이 감소한 듯 느껴지는데 그 이유는 수분이 빠져나가기 때문이다. 대장은 음식물 찌꺼기를 변으로 내보내기 전에 우리 몸에 필요한 수분을 다시 흡수하는 기능을 한다. 그런데 변비약은 대장 내용물과 함께 수분을 바로 배설시키므로 심각한 수분 손실의 원인이 되기도 한다.

  또한 변비약이 수분을 뺏어갈 때 몸속 전해질까지 같이 끌고 나가므로 변비약 남용으로 인한 건강상의 폐해는 생각보다 크다. 우리 몸의 장기는 전해질이 적절한 균형을 이룰 때 제 기능을 할 수 있기 때문에 전해질 불균형은 건강을 심각하게 위협한다.

  요실금과 같이 시도 때도 없이 변이 새어 나오는 변실금을 들어본 적이 있는가? 변비약의 남용은 변실금을 일으키기도 한다. 항문에는 변이 빠져나가지 않도록 조이는 기능을 담당하는 괄약근이 있는데, 변비약을 자주 복용하면 이 괄약근의 기능이 퇴화하게 된다. 그 때문에 기침을 할 때나 방귀를 낄 때 나도 모르게 변이 새어나가게 될 수도 있다.

  '알로에', '센나' 등 생약 성분으로 만든 변비약 또한 대장 점막에 검은 색소를 침착시켜 내시경 검사를 어렵게 만들기도 한다. 보통 대장에 발생하는 염증, 암 등의 여러 문제들은 병원에서 내시경을 통해 의사가 육안으로 가장 먼저 발견한다. 그런데 변비약의 색소 침착 부작용으로 대장이 검은색이나 갈색으로 변하면 정확한 관찰이 어려워 질병의 진단에 악영향을 미치는 것이다.

  또 이러한 성분들은 장관의 신경에도 손상을 주어 장이 잘 움직일 수 없게 만들기 때문에 생약 성분의 변비약이라 해도 남용은 금물이다. 부작용 없이 안전하게 오래 먹어도 좋은 변비약은 없으며, 변비약의 잦은 복용은 반드시 그 대가를 치른다는 것을 잊지 말자.

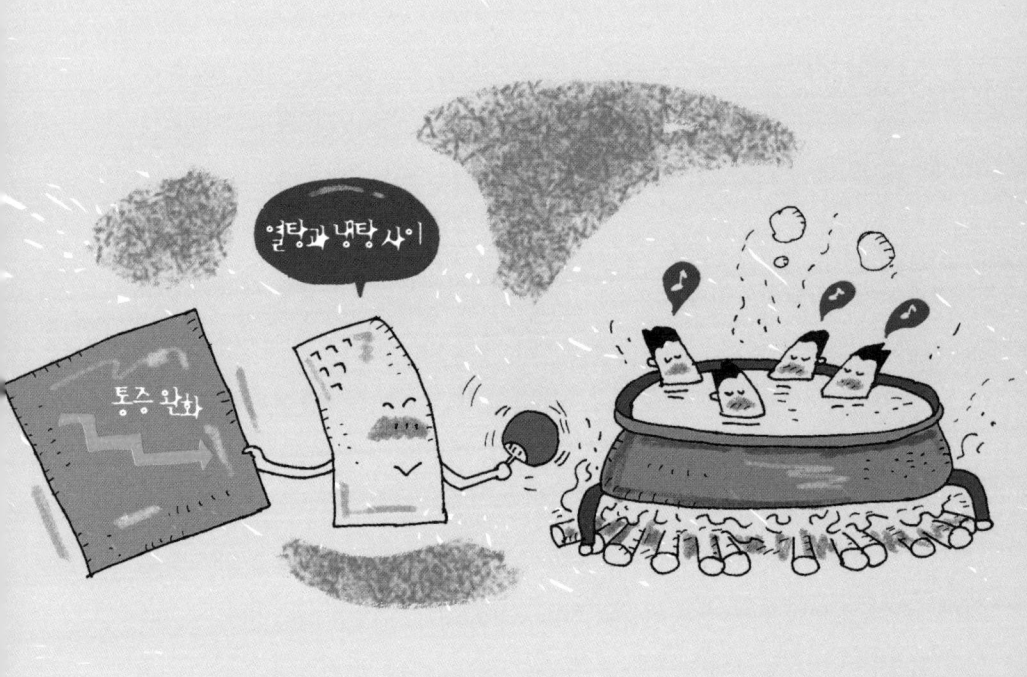

Chapter 5
진통제

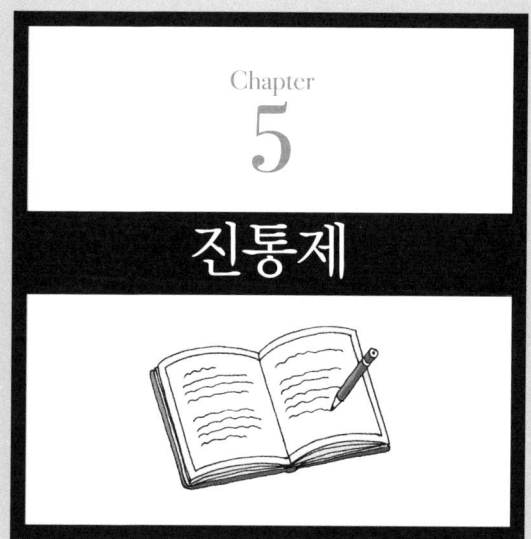

세균과 바이러스라는
나쁜 세입자

 사람의 몸을 아주 잘 지은 집이라고 상상해 보자. 그것도 여러 가구가 사는 다가구 형태의 빌라를 떠올려보자. 이 멋진 집에 세 들어 사는 세입자가 다름 아닌 '세균'이다.

그런데 어느 날 세입자들 사이에 아주 살기 좋은 환경의 집이 있다는 소문이 난다면 어떻게 될까? 세입자인 '세균'들이 마구 몰려들 것이다. 여기서 문제는 좋은 세입자만 있는 것이 아니라는 점이다. 집주인 입장에서는 좋은 세입자인 '유익균'이 많으면 좋겠지만, 나쁜 세입자도 분명 존재할 것이다. 세입자들 중에는 분명 성질이 못된 세입자도 있고, 주인 허락 없이 내 몸에 들어와 마치 주인처럼 행동하는 이상한 세입자도 있을 것이다.

세균은 살기 좋은 환경의 몸을 만나면 매우 빠르게 증식한다. 마치 20분 만에 대장균의 수가 2배로 늘어나는 것처럼 세균은 사람의 몸속을 돌아다니면서 사람이 소화하고 흡수한 양분으로 스스로 빠르게 증식한다. 멋진 집에서 세입자들은 마치 자기 집인 양 집 곳곳을 누비며 주인과 더불어 편안하게 잘 산다.

그런데 주인이 전혀 생각하지 못한 아주 희한한 세입자가 있다. 주인이 만들어둔 음식을 주인 몰래 먹고 주인 몰래 옷을 입고 주인이 자는 그 침대 아래에서 자는 천연덕스러운 세입자다. 만일 주인이 알게 되면 아주 섬뜩할 만한 상황이다.

이렇게 주인 허락 없이 내 몸에 마음대로 몰래 들어와 주인처럼 마음대로 행동하는 이상한 세입자가 바로 '바이러스'다. 아니 엄밀히 말하면 세입자가 아니라 정체를 알 수 없는 '낯선 침입자'이다. 남의 집에 몰래 들어와 사는 사람들의 이야기를 다룬 스릴러 영화 〈숨바꼭질〉을 떠올리면 이 낯선 침입자가 얼마나 소름 돋는 존재인지 쉽게 연상할 수 있을 것이다.

좋은 집만 있으면 혼자서 자생하고 증식하는 세균과 달리 바이러스는 집만 있다고 살 수 있는 것은 아니다. 바이러스는 세포 속으로 자신의 유전물질을 주입하고, 주입된 유전물질들은 세포를 이용해 바이러스를 복제한다. 세포 속에서 수를 늘린 바이러스는 세포 밖으로 빠져나와 결국 몸에 병을 일으키게 되고, 바이러스가 빠져나온 세포는 망가져 버린다.

그렇다면 세균과 바이러스는 둘 다 병을 일으키는 병원체일까? 사실 세균 중에는 사람에게 도움을 주는 유익균도 많지만, 바이러스는 대부분 건강에 해롭다.

우리가 자주 사용하는 '항생제'는 우리 몸에서 '세균을 사멸'시킨다. 나쁜 균뿐만 아니라 유익균까지 모두 없애버리므로 감염을 치료하는 동시에 건강상 해로운 작용을 하기도 한다. 하지만 독감이나 간염 등의 원인인 바이러스는 이러한 항생제로 죽지 않는다. 바이러스 감염은 반드시 항바이러스제로 치료해야 한다.

세균과 바이러스 감염의 공통점이 하나 있는데 그것은 바로 우리 몸의 '면역 반응'을 자극한다는 것이다. 그로 인해 발열, 통증 등의 증상이 생기고 사람들은 감염 여부과 상관없이 우선 증상을 가라앉혀주는 '진통제'를 찾게 되는 것이다.

통증과 발열은 지원군이 필요해

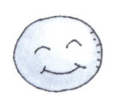 "모든 약은 독이다."
의화학의 시조인 파라셀수스(Paracelsus)가 남긴 말이다. '독성이 없는 약물은 존재하지 않는다'라는 뜻으로 뇌리에 강하게 남는 말이다. 아이러니하게도 약국에서 하루에 수십 번도 더 듣는 말도 "이 약 독해요?"라는 말이다. 두드러기가 나서 먹는 약부터 목이 아파 먹는 약까지 사람들은 약에 대한 두려움과 걱정을 '독'이라는 한마디 말에 담아 표현한다.

그럼에도 불구하고 사람들이 마치 과자처럼 손쉽게 사 먹는 약이 하나 있다. 주인공은 다름 아닌 '진통제'이다. 고통을 참기 힘들어 그런지 몰라도 사람들이 진통제를 먹는 순간만큼은 약의 독성에 대한 걱정과 두려움을 잠시 잊게 되는 것 같다.

물론 몸이 너무 아픈데도 불구하고 진통제를 먹지 않으려고 고통을 참을 필요는 없다. 하지만 조그만 통증이나 발열에도 너무 쉽게 진통제를 남용하는 것은 아닌지 생각해 볼 문제다.

'열 공포증(Fever Phobia)'이라는 말이 있다. 아이를 가진 엄마들의 경우 보통 아이가 열이 나면 발열 자체가 큰 병을 나타내는 징후일지 모른다는 공포감에 일단 해열제부터 먹이고 보는 행태를 일컫는 말이다. 실제로 많은 엄마들이 아이가 조금만 열이 나도 타이레놀 시럽을 먹이고, 목이 아파 우는 아이에게도 진통제가 들어 있는 감기약을 먹인다.

사실 몸에서 열이 난다는 것은 쉽게 말해 우리 몸이 외부에서 침입한 세균이나 독성물질 등의 공격으로부터 몸을 보호하기 위해 방어를 시작했다는 뜻이다.

★ 열이 나는 원인은 크게 감염성과 비감염성으로 나눌 수 있는데 감염성 발열이란 흔히들 걱정하는 세균이나 바이러스 등의 감염에 의한 발열이다. 반면 비감염성 발열은 외부적인 요인이 없이도 체내에서 근육이나 신경 등에 생긴 손상으로 인해 발생된다. 이러한 발열 현상은 원인에 관계없이 모두 우리 몸을 보호하는 과정이므로 건강한 사람의 경우 말라리아나 슈퍼박테리아 감염 등과 같은 특별한 경우가 아니라면 '열이 난다'는 사실 하나만으로 두려움을 느낄 필요는 전혀 없다.

몸의 방어기전이 작동하는 것을 다른 말로 '염증 반응'이라고도 한다. 염증 반응이 일어나면 몸 안에서는 수많은 염증전달물질들이 제각기 작용을 하게 되는데, 그러한 작용에 의해 나타나는 현상이 '발열과 통증'이다.

아이가 다쳐 약국에 와서 진통제를 찾는 엄마들에게 "부루펜 시럽 갖고 계시면 먹이세요"라고 하면 미심쩍은 눈으로 "그건 해열제잖아요"라고 한다. 또 목이 따끔따끔 감기가 시작되는 것 같다며 목감기 약을 찾는 사람에게 "염증까지 치료할 수 있는 진통제에요"라고 말해도 "목감기 약 외에 나중에 열이 나면 먹을 약도 함께 주세요"라고 한다.

해열진통제나 소염진통제는 몸의 방어기전이 작동할 때 느껴지는 불편한 증상(발열과 통증)들을 동시에 해소시켜 준다. 하지만 문제는 병을 치료하는 것은 아니라는 점이다. 적당한 열이나 통증은 빨리 없애려고 하기보다 내 몸이 잘 싸우고 있다는 증거쯤으로 받아들이자. 그러나 도저히 견디기 힘들 경우에는 지원을 요청하는 의미로 '진통제'를 찾는 것이 어떨까?

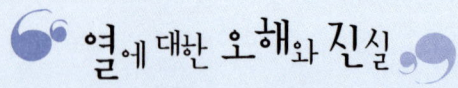

Q. 열은 무슨 일이 있어도 내려야 하나?

A. 아니다. 열이 나는 것은 몸에 이상이 생겼을 때 방어 수단의 하나로 생기는 현상이다. 열 자체가 큰 병은 아니므로 무조건 떨어뜨려야 하는 건 아니다.

Q. 열이 심하게 날수록 중한 병인가?

A. 아니다. 체온 41도 이하에서 열은 병의 경중과 반드시 상관이 있는 것은 아니며 37.5도까지는 정상적인 체온으로 볼 수 있다.

Q. 열은 치료하지 않으면 계속해서 올라가나?

A. 아니다. 우리 몸에는 열을 조절하는 장치가 있다. 열이 난다고 해서 지속적으로 체온이 오르지는 않는다.

Q. 해열제를 먹고 열이 내려가면 감기에 차도가 있는 것인가?

A. 아니다. 해열제를 먹으면 열이 금방 내려가지만 치료기간을 단축시켜 줄 수는 없다.

Q. 열이 나면 2가지 성분의 해열제를 번갈아 먹는 게 좋은가?

A. 아니다. 특별한 지시 없이 임의로 번갈아 먹는 것은 바람직하지 않다. 개인마다 효과가 좋은 해열제를 정해서 한 가지 성분으로 복용하는 것이 좋다.

Q. 감기에 걸려 열이 날 때 항생제를 먹으면 도움이 되는가?

A. 아니다. 항생제는 세균 감염이 있는 경우 감염을 치료해 줌으로써 열이 나는 원인을 없애기도 하지만, 항생제를 해열제로 사용할 수는 없다. 특히 독감과 같은 바이러스 감염에 항생제는 전혀 효과가 없다.

Q. 열이 40도 가까이 되면 뇌가 손상된다는데 정말인가?

A. 그렇지 않다. 42.2도 이상이 되면 뇌 손상을 걱정해야 한다.

Q. 아이의 경우 열이 나면 열경기 때문에 위험하다고 하던데 사실인가?

A. 모든 아이가 열경기를 일으키지는 않는다. 약 4% 정도의 아이가 열경기를 겪지만 열경기는 일시적인 현상이다.

Q. 병원에서 주는 해열진통제, 소염진통제는 지속적으로 꾸준히 먹어야 하나?

A. 아니다. 열이나 통증이 있는 경우에만 일시적으로 복용하면 된다.

Q. 아기가 열이 나면 무조건 병원에 데려가는 게 좋은가?

A. 6개월 미만의 경우에만 그렇다. 6개월 이상인 아이의 경우 열이 나더라도 잘 먹고 잘 놀면 특별히 병원에 가지 않아도 된다. 다만 달랠 수 없을 만큼 울거나 뒷목이 뻣뻣해지는 증상이 있으면 빨리 병원에 가야 한다.

진통제의 중독성을 걱정하는 사람들

많은 사람들이 가장 잘못 인식하고 있는 단어 중 하나가 바로 '중독'이라는 말이다. 캐나다에서 환자를 상담하는 연습을 할 때 마약성 진통제나 수면제가 나오면 나는 늘 "중독(Addiction)을 조심하세요"라고 말하곤 했다. 그런데 나를 가르치던 백인 강사가 "당신은 중독이라는 말을 어떻게 그리 함부로 쓸 수 있지요?"라며 약에 중독된 상태는 생각보다 매우 심각한 상태를 일컫는다고 지적했다.

"만약 당신이 어떤 약이 먹고 싶어 약국 유리창을 깨고 들어가 약사에게 총을 들이대면서까지 그 약을 구하려고 한다면 '중독'이라고 할 수 있어요. 그러니까 환자를 상담할 때 함부로 그 말을 쓰지 마세요!"

의학적인 용어로 중독의 개념은 알코올, 카페인, 필로폰 등 각종 마약의 남용과 그에 따른 신경학적 변화로 유발되는 상태를 가리킨다. 중독은 남용 행동에 대한 조절능력 상실, 심리적·신체적 부작용, 부적응적인 행동양식, 집착, 갈망으로 규정된다.

그런데 사람들이 갖고 있는 '진통제에 중독되면 어쩌나' 하는 걱정은 사실 '중독'이 아니라 '내성'을 의미한다. '약을 먹어도 약이 잘 듣지 않게 되면 어쩌나?' 하는 '내성'에 대한 두려움인 것이다. 약제 내성(Drug Resistance)은 쉽게 말해 '약이 잘 듣지 않는다'는 뜻이다.

사실 진통제에 내성이 생겼다는 말은 진통제의 효과를 높이기 위해 카페인 등의 성분을 함유한 복합 성분의 진통제에나 해당되는 얘기다. 복합 성분의 진통제에는 대부분 카페인이 들어 있어 중추신경계를 자극하는데, 지속적으로 하루에 3회 이상 복용할 경우 이런 효과가 점차 떨어지게 된다.

반면에 단일 성분으로 이루어진 진통제의 경우 내성이나 중독성을 너무 걱정하지 않아도 된다. 단일 성분의 진통제를 먹고 약이 잘 듣지 않는 경우는 주로 통증의 성격과 약이 잘 맞지 않거나 내 몸에 효과가 좋지 않은 진통제를 선택한 탓이 크다.

진통제를 선택할 때는 개인의 경험에 따라 효과가 좋은 단일 성분의 제품을 우선적으로 복용하고, 통증이 심할 경우 복합 성분의 제품을 단기간 복용하는 것이 가장 좋은 방법이다. 물론 2가지 진통제를 한꺼번에 복용하는 것은 삼가야 한다.

중독되는 '마약성 진통제', 꼭 먹어야 할까?

'마약성 진통제'는 주로 암 환자나 교통사고 환자 등이 심한 통증을 느낄 경우 처방한다. 마약성 진통제는 심한 통증을 가라앉히는 한편, 쾌감을 주기도 하므로 아편계 진통제라고도 불린다. 마약성 진통제는 뇌에 존재하는 아편 유사 수용체에 작용해 마치 아편을 먹은 듯한 효과를 나타낸다.

마약성 진통제를 복용하거나 주사를 맞을 경우 약효가 전신에 퍼져 강한 진통 효과를 발휘하게 된다. 환자는 아편에 취한 듯 쾌감이나 환각을 경험하기도 하고, 약을 찾는 행위(Drug Seeking Behavior)나 중독(Addiction)을 일으킬 수도 있다.

마약성 진통제는 불쾌감을 유발하기도 하는데 대표적인 부작용으로 변비, 졸음, 구토, 호흡부전 등이 있다. 이 중에서 구토와 졸음 등의 부작용은 시간이 지나면 점차 나아지지만, 변비는 약을 복용할수록 심해지므로 말기 암 환자의 경우 마약성 진통제 투여로 인한 변비가 또 다른 문제가 되기도 한다.

마약성 진통제의 '부작용' 중 호흡부전은 약이 전신에 퍼져 나른해진 상태에서 호흡이 서서히 느려지기 때문에 환자가 자각하지 못하는 사이 사망에 이르게까지 하는 위험한 부작용이다. 외국에서 한때 이슈가 되었던 코데인이라는 마약성 진통제로 인한 사망 사고 또한 호흡부전 때문이다. 모유 수유를 하는 아이 엄마에게 아주 소량의 코데인을 투여했을 뿐인데, 아이가 몰핀에 과다 노출되어 호흡 정지로 사망한 사고이다.

얼마 전 마약성 진통제 때문에 크게 놀란 일이 있었다. 한 단골 환자가 약국에 와서 장인의 처방전이라며 몰핀 성분의 약이 적혀 있는 처방전을 준 것이다. 만성 통증이 심하냐고 물었더니 그냥 잠이 안 올 때 가끔 먹으면 좋다고 해서 약을 구하러 왔다고 했다. 이것저것 물어봐도 이 약을 왜 먹게 되었는지 정확히 알 방법이 없어 마약성 진통제를 수면제처럼 복용하다가는 호흡 정지 등으로 죽을 수도 있다고 단단히 주의를 주고 보낸 기억이 난다.

아마 이 환자는 만성 통증으로 처방받은 마약성 진통제를 먹다 보니 몸이 나른하고 잠이 잘 오는 현상을 경험했을 것이다. 그 후 약의 위험성을 인지하지 못하고 단순히 수면제처럼 약을 남용한 사례다. 이렇게 마약성 진통제로 인한 사건 사고는 남의 일이 아니라 가까이에서 자주 발생할 수 있는 심각한 문제다.

그렇다면 이렇게 사고의 원인이 되기도 하는 위험한 '마약성 진통제'를 의사들은 왜 처방하는 걸까? 차라리 '소염진통제'를 많이 써서 통증을 가라앉히는 것이 더 안전하지 않을까?

심각한 부작용의 위험을 감수하고 마약성 진통제를 사용하는 이유는 통증 자체가 환자 삶의 질에 막대한 영향을 미치기 때문이다. 심한 통증으로 죽고 싶을 만큼 괴로운 환자를 도와주는 것이 마약성 진통제의 역할이다. 소염진통제는 마약성 진통제가 필요한 심한 통증에 효과가 없을 뿐 아니라, 일정 용량 이상 사용 시 오히려 위출혈 등 심각한 부작용이 발생한다.

65세 이상의 노인은 소염진통제를 계속 복용할 경우 속 쓰림뿐 아니라 뇌졸중 등의 심혈관계 합병증의 위험이 높아지기 때문에 장기간 진통제가 필요한 경우에도 소염진통제보다 마약성 진통제를 쓰는 것이 더 안전하다고 할 수 있다.

3~6개월 이상 허리나 무릎이 아픈 만성 통증, 신경계통의 이상으로 발생하는 만성 통증의 경우에는 오직 마약성 진통제만이 효과가 있는 경우도 많다. 마약성 진통제는 꼭 극심한 통증에만 쓰는 약이 아니라 이렇게 오랜 기간 약을 복용해야 하는 만성 통증에도 선택약이 될 수 있는 것이다.

우리나라의 경우 중독에 대한 걱정 때문에 마약성 진통제 사용에 유독 보수적이다. 세계보건기구(WHO)와 국제마약감시기구(INCB)는 '한국은 마약성 진통제를 너무 적게 사용하므로 마약성 진통제 사용의 방해요인을 제거하고 소비를 늘려야 한다'고 권고하기도 했다.

실제 우리나라 의사들은 '마약성 진통제'가 꼭 필요한 경우에도 환자들의 거부감이 심해 처방 내기를 꺼려하는 경향이 있다고 한다.

통증이 지속되면 신경계가 변형돼 통증이 더욱 만성적으로 지속될 수 있다. 이러한 만성 통증의 경우 적절히 관리하지 못하면 통증 자체가 우리 몸의 면역력을 약화시켜 암 등 각종 질병에 걸리기 쉬운 환경을 만들기도 한다.

만성적인 통증은 또한 환자의 삶의 질에 나쁜 영향을 미치고 우울증의 직접적인 원인이 되기도 한다. 대부분의 환자들이 중독을 걱정하는데, 사실 보고된 마약성 진통제의 중독률은 0.0001~0.19%에 불과하다. 물론 의도적으로 남용할 경우는 예외지만, 이 정도는 의학적으로 볼 때 중독 가능성을 우려해 약 사용을 꺼릴 만한 수치는 아니다.

'마약성 진통제'가 필요한 심각한 급성 통증, 만성 통증, 신경계 통증은 그냥 지나가는 증상이 아니라 반드시 치료해야 하는 질병이다. 위장관 부작용, 신장 독성, 간독성 등 수년 전부터 안전성 문제가 계속 제기되고 있는 소염진통제를 장기적으로 사용하면서 병을 키워서는 안 된다는 것이다.

어느 정도 아플 때 마약성 진통제를 복용해야 하는지를 알려주는 '통증지수(Pain Scale)'라는 것이 있다. 이 통증지수는 환자가 느끼는 통증을 객관적인 수치로 표현한 것이다. '0'을 통증이 없는 상태라고 하고, '10'을 가장 통증이 극심한 상태라고 할 때 환자가 아픈 정도를 숫자로 표현하게 하고 그 수치가 '6' 이상이 되면 '마약성 진통제'의 처방을 고려할 만하다.

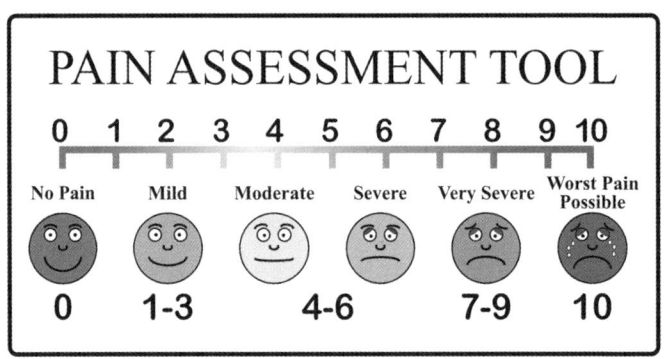

마약성 진통제가 필요한지, 일반적인 소염진통제나 해열진통제가 필요한지는 증상에 따른 전문가의 판단이 필요하다. 다만 마약성 진통제를 사용하면 무조건 몸에 해롭다는 인식은 버려야 할 것이다. 오히려 잘못된 인식으로 통증을 제대로 관리하지 못해 삶의 질이 떨어지는 것을 진지하게 걱정해 볼 일이다.

왜, 어떤 의사들은 매번 같은 약만 처방할까?

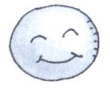 "지난번에 목이 아파 병원에 갔을 때나 이번에 코감기에 걸려 병원에 갔을 때나 왜 같은 약을 처방해요? 매번 똑같은 약만 주는 것 같아요."

"어깨 통증으로 처방받은 약과 이번에 두통으로 처방받은 약이 같아요. 이 약이 두통에도 잘 듣나요?"

한 번쯤 유심히 처방전을 살펴본 사람이라면 공감할 만한 대목이다. 특히 이비인후과나 내과, 정형외과를 다니는 환자들에게서 많이 듣는 질문이다.

'이 약 맞게 처방한 건가?'

실제로 목이 아프건 귀 또는 코가 아프건 똑같은 항생제와 진통제를 처방하는 일이 비일비재하다. 이렇게 처방전 약이 똑같은 경우는 다른 증상으로 같은 병원을 찾았을 때 더욱 두드러진다. 심지어 감기약이 근육통이나 관절통 때문에 처방받은 약과 같으니 환자 입장에서는 당연히 의심이 들 수밖에 없을 것이다.

항생제는 감염균에 따라 다른 성분을 처방하지만 목이나 코, 귀 등의

'상기도 감염(감기 등 콧속에서 후두까지의 감염에 의한 병)'의 경우에는 1차 치료제로 같은 종류의 항생제를 사용한다. 즉 동네 병원을 찾아갈 정도의 감염 수준에서는 치료약이 거의 비슷하다는 의미다.

또 염증의 소견이 보이는 근육통과 관절통일 경우 처방하는 소염진통제 역시 목이 아플 때, 머리가 아플 때 먹는 약과 마찬가지로 같다. 부위별로 사용하는 소염진통제가 따로 있지 않은 데다 염증과 통증을 가라앉히는 약 성분이 동일하기 때문이다.

가끔 약국에서 처방전을 보고 자신이 정확히 어떤 병에 걸렸는지 알려달라는 사람들이 있다. 그래서 "어디가 아파서 병원에 가셨어요?"라고 되물으면 환자들은 대부분 "약 보면 알지 않나요?"라며 의아하다는 반응을 보인다. 사실 약사라도 특정 질환에 쓰이는 약이 아닌 진통제나 소염제를 보고 어디가 아파서 처방받은 것인지 알아맞히기는 어렵다. 그러므로 약이 왜 처방되었는지 증상에 적절한 약이 맞는지 등을 파악하기 위해서는 약사와 환자간의 대화와 소통이 매우 중요하다.

새로운 약을 조제할 경우 기존에 먹던 약이 있다면 반드시 약사에게 알려야 한다. 다른 증상에 먹는 약이라 할지라도 때에 따라서는 똑같은 성분이 중복 처방되는 경우가 많기 때문에 부작용 피해를 줄이기 위해서는 한번 더 확인이 필요하다.

우선 이비인후과에서 처방하는 항생제, 소염진통제는 치과나 내과에서도 많이 사용하는 약이다. 어깨 통증과 허리가 아파 정형외과를 다니는 경우 처방되는 소염진통제 역시 같은 종류이다. 이런 사실을 모르는 환자들은 이 병원 저 병원서 받은 비슷한 종류의 약을 함께 먹고 심각한 속 쓰림이나 위장관 출혈 등의 부작용을 겪기도 한다.

따라서 감기약을 먹는 도중에 치과에 가서 처방전을 받는다든지, 허리가 아파 정형외과를 다닌다든지 할 경우에는 혹시 같은 약을 중복 처방받은 것은 아닌지 반드시 확인해야 한다.

고혈압이나 당뇨 등의 만성질환을 치료하는 약의 경우에도 사람들은 대부분 비슷한 약을 먹게 된다. 모든 질환에는 어떤 약을 우선 선택해야 하는지 지침이 되는 처방 가이드라인이 있다. 의사들은 그 처방 가이드라인에 따라 약을 쓰는데, 치료 효과가 좋고 가격이 저렴하면서 특이한 부작용의 발생 위험이 없다면 대부분 그런 약을 먼저 처방하도록 한다. 그러므로 진단 초기에 처방받은 약은 우리 아빠 약이나 옆집 아저씨 약이나 같을 수 있다.

하지만 치료가 지속되면 약물 치료 후 환자의 반응에 따라, 또는 개인의 건강상태에 따라 약물 선택이 달라지게 된다. 이때 다른 사람에게 나타난 약효나 부작용에 솔깃해져 임의로 약을 바꾸거나 복용을 중단해서는 안 된다. 처방을 하는 의사는 개인의 환자 치료 경험과 약물 치료 가이드라인을 종합적으로 고려하여 처방하는 것이므로 처방한 약에 대해 의구심이 들 경우에는 왜 그 약을 먹어야 하는지에 대해 문의하고 더 자세한 설명을 들어보길 바란다.

사람들은 간혹 약의 성분만을 보고 잘못된 처방은 아닌지 오해를 하는 경우가 있다. 하지만 같은 성분의 약도 몸에서 여러 가지 효과를 나타낼 수 있어 한 가지 약을 각기 다른 증상 치료에 사용하기도 하므로 속단은 금물이다. 예를 들어 속 쓰림에 먹는 위장약을 고용량 복용하면 사마귀 치료제가 되고, 고혈압약이 편두통 예방을 위해 쓰이기도 한다.

이와 같은 약에 대한 전문지식이 없이 조제한 약을 환자 스스로 좋다, 나쁘다 판단해 임의로 재조합해서 먹는 것은 매우 위험한 습관이다. 치료에 오히려 방해가 될 수 있을 뿐 아니라 예상치 못한 부작용으로 인해 오랜 시간 고생할 수도 있다.

13 Guide
진통제 셀프케어 가이드

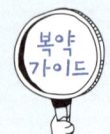
때론 잊으려 노력하면 아픈 데가 괜찮아지기도 한다. 마음이 다치면 상처받지 않으려는 방어기전이 작동하듯 우리 몸도 세균 등으로부터 스스로를 보호하기 위한 방어 작용을 한다. 열과 통증은 바로 그 방어 작용의 부산물이다.

혹시 우리는 아픔을 잊기 위해 너무 쉽게 진통제에 의지하는 것은 아닐까? 열과 통증이 자연스러운 신체 방어기전이라고 본다면 조금만 열이 나고 아파도 진통제를 찾는 것은 바람직하지 않다. 그렇게 과자처럼 진통제를 먹다가는 자칫 신장과 간을 망칠 수 있다.

다만 통증은 그 자체로 질병이 되기도 하므로 적절한 진통제를 선택하는 것은 매우 중요하다. 여기서는 통증 셀프케어 가이드를 통해 진통제의 바른 사용을 위한 복약수칙을 정립하고, 아울러 통증을 유발하는 원인인 생활습관 또한 바로 잡는 기회가 되길 바란다.

1 진통제 복약수칙
① 체온이 38도가 넘는 경우 소염진통제나 해열진통제를 복용한다. 3일 이상 열이 지속되면 진료를 받아야 한다.
② 염증으로 인한 통증에는 소염진통제를 선택해야 한다.
③ 소염진통제의 경우 한 번에 2가지 이상의 성분을 함께 복용해선 안 된다.
④ 진통제를 선택할 때는 안전한 단일 성분의 진통제를 먼저 선택하자.
⑤ 아이들에게 해열진통제를 먹일 때는 용량을 정확히 계산해야 한다.
⑥ 18세 미만 어린이나 청소년의 경우 해열제로 아스피린을 쓰면 안 된다.
⑦ 65세 이상 노인이나 위염이 있는 경우 '해열진통제'를 선택하는 게 좋다.
⑧ 감기약에 들어 있는 진통제 성분을 확인하여 중복 복용을 피해야 한다.
⑨ 주 3회 이상 음주 시 해열진통제 사용을 삼가고 소염진통제를 선택하자.

⑩ 해열제로 소염진통제와 해열진통제 2가지 성분을 함부로 병용하지 말자.

2 증상별 셀프케어 가이드

❶ 이가 아플 때 : 이가 아플 때는 소염진통제 성분 중에서도 나프록센 성분을 복용하면 좋다. 근골격 통증에 잘 듣는 성분이기 때문이다. 1일 2회 식후 250~500mg씩 복용하면 된다.

이를 꽉 물고 자는 습관으로 치통이 발생하거나 턱관절이 아프다면 신경안정제 성분인 '디아제팜'을 처방받아 복용할 수 있다. 이 약은 신경을 안정시키고 근육 이완작용을 하기 때문에 치과에서 많이 처방하는 약이다. 아침에 일어나면 송곳니나 어금니 쪽이 아프고 특히 머리를 감으려고 고개를 숙일 때 더 아프다면 부비동염을 의심할 수 있다. 통증을 가라앉히는 소염진통제와 코막힘에 먹는 코감기약을 함께 복용해도 증상이 일주일 이상 지속되면 항생제 복용이 필요할 수 있다. 양치, 치실 사용 등의 구강 위생관리가 잇몸질환 및 치통 예방에 중요하지만, 가글제를 자주 사용할 경우에는 구강 건조의 원인이 된다.

❷ 생리통 : 생리통은 우리 몸에서 염증을 일으키는 물질인 프로스타글란딘이라는 물질 때문에 발생한다. 소염진통제는 몸속 프로스타글란딘을 줄여주기 때문에 생리통에는 타이레놀보다는 이부프로펜, 나프록센 등의 소염진통제를 복용하는 것이 좋다.

프로스타글란딘은 생리혈이 나오기 이전부터 우리 몸에서 만들어지기 시작하기 때문에 다음 생리 예정일 2~3일 전부터 미리 소염진통제를 복용해야 약효가 좋다. 생리통과 함께 유난히 몸이 부어 불편함을 느끼는 사람들이 있는데 이럴 때는 '이뇨제'와 진통제가 복합적으로 함유된 생리통약을 먹으면 좋다. 진통제만으로 해결되지 않는 심각한 생리통도 있는데 이럴 때는 여성 호르몬제를 처방받아 복용하기도 한다. 생리가 불규칙하거나 생리의 양이 많은 데도 효과적이다. 카페인이나 고지방식, 육류 섭취를 줄이면 생리통이 감소한다. 평소 몸을 따뜻하게 하는 습관 또한 생리통을 줄여줄 수 있다.

❸ 머리가 아플 때 : 약물 남용성 두통을 예방하기 위해서는 일주일에 3일 이상, 한 달에 2주 이상 진통제를 복용해서는 안 된다. 스트레스나 긴장으로 인한 긴장성 두통에는 해열진통제나 소염진통제 중에서 본인에게 효과가 좋은 것을 선택해서 복용하면 된다.

속이 울렁거리고 메스꺼우면서 심장이 뛸 때마다 머리가 조이듯 아프다면 편두통을 의심해야 한다. 편두통에도 해열진통제나 소염진통제를 복용할 수 있다. 단, 효과가 없을 경우 뇌혈관에 작용하는 편두통 치료제를 처방받아 복용해야 한다. 두통이 지속될 경우 두통을 예방하는 약을 처방받을 수도 있는데 고혈압약이나 항우울제 등이 두통 예방약으로 쓰인다. 편두통을 예방할 수 있다고 알려진 성분으로는 마그네슘(하루 300mg 2회), 리보플라빈(하루 400mg), 코엔자임Q10(하루 300mg) 등이 있다. 두통이 발생하면 우선 어둡고 조용한 방에서 휴식을 취하거나 잠시 잠을 청하는 것이 좋다. 또 얼음 팩을 이마에 올려두는 것으로도 통증을 가라앉힐 수 있으므로 무조건 약에만 의존하기보다 생활요법들을 병행하는 것이 좋다.

3 병원 진료가 필요한 경고성 두통 증상

'잠시 머리 아픈 것쯤이야 조금 참으면 되겠지' 하는 생각이 위험할 때가 있다. 또 머리가 아플 때 집에 있는 아무 진통제나 응급처방 식으로 먹는 것 역시 바람직하지 않은 행동이다. 그냥 참아서는 절대 안 되는 두통이 있다. 다음과 같은 두통 증상은 어떤 심각한 질병을 알리는 경고가 될 수 있다. 이런 증상에는 집에 남은 진통제 한 알에 의지하거나 그냥 무턱대고 버텨서는 안 된다. 반드시 병원 진료를 통해 신속히 원인을 찾도록 해야 한다.

▶ 갑자기 머리가 아프고 생애 처음으로 가장 심각한 통증을 느낄 경우
▶ 40세 이상에서 갑자기 머리가 심하게 아프고 두통이 잦은 경우
▶ 뒷목이 뻣뻣하거나 의식이 흐려지는 증상, 몸에 힘이 없고 열, 구역질, 구토 등이 동반될 경우
▶ 밤에 갑자기 머리가 깨질 듯 아프거나 주로 아침에 잠에서 깰 때 지속적인 두통이 있는 경우
▶ 운동이나 성생활 중에 갑자기 두통이 느껴지는 경우

이와 같은 두통 증상은 혈관이나 신경계통의 문제를 경고하는 의미일 수 있다. 진통제의 상습적인 복용은 증상을 가려 병을 키우거나 때론 생명을 위협할 수 있다는 사실을 명심하자.

매일 먹는 진통제가 만성두통의 원인

사람들이 가장 쉽게 진통제를 찾는 이유는 바로 '두통' 때문이다. 음주나 스트레스, 피로뿐 아니라 온도 차이, 냄새 등의 일상에 존재하는 여러 자극들이 두통의 원인이 되므로 그만큼 진통제가 많이 쓰일 수밖에 없다.

'반동성 두통(Rebound Headache)'이나 '약물 과용 두통(Medication Overuse Headache)'이라는 말을 들어본 적이 있는가? 이름에서 알 수 있듯이 '진통제'를 자주 복용하는 경우 발생하는 '두통'을 말한다. 거의 매일 머리가 아프고 특히 아침 시간이면 더욱 머리가 아파 매일 진통제를 먹게 되며, 그로 인해 두통이 더욱 심해지게 되는 것이다.

아프지 않기 위해 먹는 '진통제' 때문에 머리가 더 아파진다니 이상하게 들릴 것이다. 간단히 설명하자면 우리 몸은 통증에 대해 어느 정도는 참을 수 있는 힘을 가지고 있다. 그런데 조금만 아파도 진통제라는 힘 센 지원군을 보내주니 별것 아닌 고통에도 자꾸만 도와주기를 바라게 된다.

다시 말해 우리 몸이 아주 작은 자극에도 금세 아픔을 느끼게 만들어 진통제를 복용하게 만든다는 것이다.

가족들 중에 혹시라도 타이레놀이나 게보린, 펜잘, 판피린 등을 늘 찾는 사람이 있다면 '약물 과용 두통'을 의심해 봐야 한다.

'진통제'로 인한 '만성적인 두통'을 치료하는 방법은 진통제의 복용을 줄이는 대신 '두통을 예방할 수 있는 약'을 복용하는 것이다.

★ 혈압을 낮추고 심장박동을 느리게 만드는 고혈압약이나 뇌를 조금 덜 예민하게 만들어주는 간질약, 낮은 용량의 우울증 치료제 등이 두통 예방약으로 쓰인다.

그런데 머리가 아프면서 속이 울렁거리거나 머리가 쥐어짜듯 아프면서 심장이 뛸 때마다 머리가 쿵쾅거리는 듯하다면 '일반적인 두통'이 아니다. 여성이라면 생리 전에 누구나 한 번쯤 느껴보았을 법한 이러한 증상이 바로 '편두통(Migraine)'의 특징이다.

편두통을 가진 사람들은 진통제를 찾을 때 "더 센 것으로 주세요"라는 말을 많이 하는데 그만큼 진통제가 잘 듣지 않는다는 의미이기도 하다. 편두통은 일반적으로 신경을 많이 쓰면 머리가 아픈 '긴장성 두통(Tension Type Headache)'과는 원인이 다르기 때문이다.

편두통의 정확한 발병 원인은 밝혀지지 않았지만 머릿속을 지나가는 혈관이 비정상적으로 수축과 이완을 반복하면서 발생하는 '혈관의 문제'라고 알려져 있다.

나는 평소 고기만 먹으면 늘 한쪽 머리가 아픈 편두통을 겪곤 했다. 처음에는 나쁜 지방 성분이 들어 있어 머리를 아프게 한다고 생각했는데, 알고 보니 불을 피우는 연료의 종류에 따라서 다르게 반응한다는 것을 알게 되었다.

★ '티라민(Tyramin, 숙성된 치즈, 훈제 햄 등의 식품에 많은 성분)' 성분이 편두통을 유발한다고 하지만, 편두통의 원인이 다른 이유에서 비롯된 것은 아닌지 스스로 잘 관찰해야 한다.

나처럼 흔히 사람들은 초콜릿, 아이스크림 등 특정 음식이 편두통의 원인이라고 먼저 단정해 진통제 한 알로 해결하려 한다. 하지만 편두통을 일으키는 원인은 체질과 같은 유전, 온도차나 특정 음식 등의 환경적인 요인 등으로 다양하고 나이나 성별에 따라서도 다를 수 있다.

편두통이 '혈관의 문제'라고 해서 진통제를 먹으면 안 된다는 뜻은 아니다. 가벼운 편두통의 경우에는 진통제로 증상이 나아지기도 하지만, 불안감이나 초조함까지 느끼게 하는 심한 편두통의 경우 진통제만으로는 해결이 되지 않을 수 있다.

메스꺼움을 느끼고 빛이나 소리에 예민해지는 것을 편두통의 조짐(Aura)이라고 한다. 이 조짐이 느껴질 때 '세로토닌의 균형을 맞추는 약'을 복용하면 증상이 개선되기도 한다. 한 달에 3~4번 이상 진통제로도 가라앉지 않을 정도로 머리가 아프다면 편두통이 심한 편이라고 할 수 있는데, 이런 경우 '두통 예방약'을 처방받아 복용해야 한다.

두통에 대해 이야기하다 보니 질병이나 약에 대한 깊은 지식이 없던 대학 시절에 겪은 일이 생각난다. 건장한 체격에 그 누구보다 건강해 보이던 남자 선배가 어느 날 심한 두통 때문에 병원에 입원했는데, 마약성 진통제를 먹어도 잘 가라앉지 않자 링거로 스테로이드를 며칠 동안 맞았다. 어느 정도 아프냐고 물었더니 "갑자기 머리가 아프면 눈앞이 까맣게 되면서 정말 별이 번쩍하는 것 같아"라며 너무 괴롭다고 했다. 나중에 이런 두통이 '군집성 두통(Cluster Headache)'이라는 것을 알았다.

★ '군집성 두통(Cluster Headache)'은 한쪽 눈의 안쪽이 바늘로 찌르는 듯이 매우 아프고 눈이 충혈되면서 눈물이 날 만큼 심한 통증을 느낀다. 원인은 명확하지 않지만 뇌에서 얼굴의 감각을 조정하는 신경이 잘못 작동하여 눈의 안쪽 동맥에 염증을 일으키고 심한 통증을 일으킨다고 한다. 보통 전혀 아플 것 같지 않은 20~30대의 젊은 남성에게서 많이 발생하는데, 만일 이러한 통증이 있다면 진통제를 찾을 것이 아니라 병원을 찾아 치료를 받아야 한다.

우리가 쉽게 진통제를 복용하는 두통 증상에도 이렇게 다양한 원인이 있다. 심한 두통은 혈전이 뇌혈관을 막거나 혈관이 부풀어 오르는 등의 문제로 발생하기도 하는데, 이럴 경우 시간을 지체할수록 생명이 위태로워진다. 그러므로 두통이 심하거나 자주 발생할 경우 진료를 통해 정확한 원인을 찾아내고 적절한 치료를 받아야 한다.

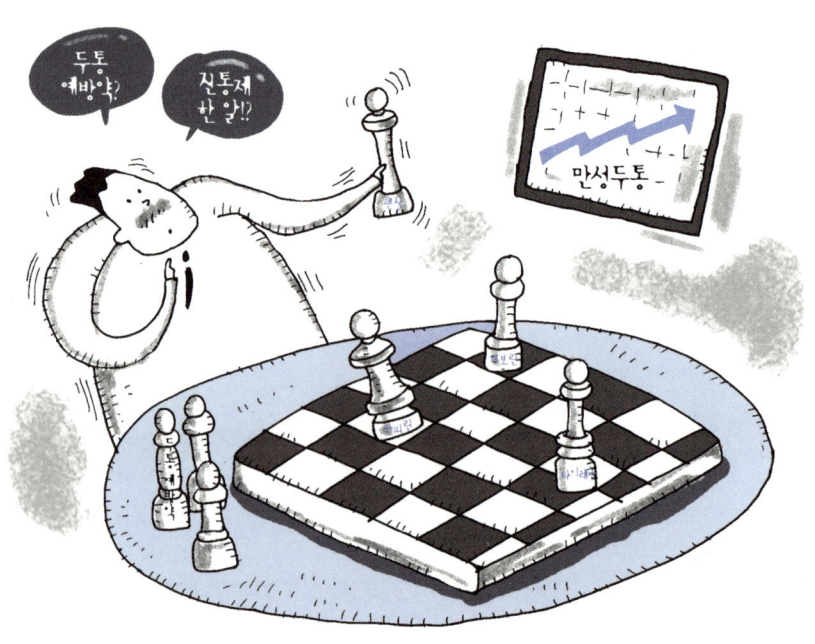

만병통치약,
아스피린 주의보

소염진통제 중에서도 우리에게 가장 익숙한 약이 바로 '아스피린'이다. 아스피린은 해열, 진통, 소염의 3가지 작용을 모두 하기 때문에 열이 나거나 통증이 있으면 누구나 쉽게 아스피린을 찾는다. 또한 아스피린은 우리나라 사람들의 가장 흔한 사망 원인인 심장병, 뇌졸중, 그리고 암을 예방하는 효과가 있다고 알려진 대표적인 인기 약 중 하나다.

한때 아스피린을 매일 100mg씩 복용하면 뇌졸중이나 심장마비 등의 심혈관계 질환을 예방하는 효과가 있다는 사실이 알려지면서 많은 사람들이 아스피린을 구하기 위해 약국을 찾곤 했다. 아스피린의 주성분은 아세틸살리실산인데 500mg 복용 시 소염 진통 효과가 있고, 100mg 복용 시에는 실제로 심혈관계 질환 예방 효과가 있다.

아스피린이 심혈관계 질환을 예방할 수 있는 것은 혈액을 묽게 만들어 피를 잘 돌게 만들어주기 때문이다. 아스피린은 혈액 응고를 담당하는 혈소판의 작용을 억제해 혈액 응고를 방지한다. 그런 이유로 수술하기 전 일주일은 아스피린을 복용하지 말라고 하는데, 이는 혈소판이 새로 생성되려면 일주일 정도 걸리기 때문이다.

아스피린이 만병통치약처럼 느껴지는 이유는 이 약의 다양한 작용과 효과 때문이다. 최근에는 아스피린을 장기간 복용할 경우 대장암을 비롯해 소화기계에 발생하는 각종 암을 예방하는 효과가 있다고도 한다. 그렇지만 심혈관계 질환 예방과 대장암 예방 등을 위해 무작정 아스피린을 복용하겠다는 것은 위험한 생각이다.

앞서 설명한 것처럼 아스피린은 혈액의 응고를 막기 때문에 장기적으로 복용할 경우 위장 출혈이나 뇌혈관 출혈의 원인이 되기도 하는데, 이런 부작용은 때로 생명에 심각한 위협이 되기도 한다. 실제로 약국을 방문하는 어르신들 중에는 아스피린을 임의로 구입해 장기간 복용하다가 위장관 출혈이 발생해 심한 빈혈로 쓰러진 경우도 있다. 아스피린을 먹다가 어느 날 검은 변을 보게 된다면 이는 위장에서 출혈이 있다는 증거이므로 복용을 즉시 중단하고 진료를 받아야 한다.

아스피린의 주성분인 '살리실산'은 피부 각질을 벗겨내는 박피 작용을 해 여드름에 바르는 약으로도 사용된다. 이 성분은 피부뿐 아니라 위벽 또한 헐게 만들어 위궤양의 원인이 되기도 하므로 아스피린은 용량에 관계없이 식후에 복용해야 하며 '장용정' 제품은 씹거나 부수어 먹으면 안 된다.

미국의사협회 학술지 〈정신의학(Psychiatry)〉 최신호에는 아스피린을 포함한 기타 '비스테로이드성 소염진통제(NSAIDs)'가 우울증 치료에 효과가 있다는 연구 결과가 실리기도 했다. '우울증'이 '만성 통증' 때문에 발생한 경우 진통제를 적절히 복용함으로써 우울증을 예방하는 효과가 있다는 것인데, 일반 소비자가 보기에는 아스피린 등의 진통제가 마치 '우울증 예방약'이라도 되는 것처럼 오해를 불러일으키기 쉬워 주의를 요한다.

약이란 치료나 예방을 위한 좋은 작용이 부작용을 포함한 나쁜 작용보다 훨씬 큰 경우, 즉 잃는 것보다 얻는 것이 더 많은 경우에만 복용하는 것이다.

아스피린의 경우 심혈관계 질환을 예방하는 효과가 어느 정도 입증됐다 하더라도 건강한 성인이 복용할 경우에는 장기 복용으로 인한 출혈이나 위장관 부작용의 위험이 더 크다고 할 수 있다.

또 암을 예방한다고 하기에는 아직까지 더 많은 연구가 필요하다. 한마디로 말해 식탁에 두고 온 가족이 거리낌 없이 먹기에는 득보다 실이 많은 약이라는 것이다. 처방 없이 구입할 수 있는 저용량 아스피린이라 하더라도 가족력이나 개인의 건강상태를 고려해 전문가의 판단 하에 복용을 시작하는 것이 바람직하다.

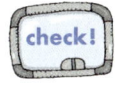 소염진통제 복용 시 위장관 부작용 발생 고위험군

- 나이 65세 이상의 노인
- 다른 질환(심혈관계 질환, 알코올성 간질환, 류마티스성 관절염)이 있는 경우
- 소염진통제 고용량 복용 시
- 항혈액응고제 동시 사용(저용량 아스피린도 포함)
- 스테로이드제 동시 사용
- 위장관계 출혈 경력이 있는 환자
- 헬리코박터균 감염 환자
- 2가지 이상의 소염진통제 사용 시(저용량 아스피린도 포함)

토네이도급
진통제 칵테일

약에 대한 특별한 지식이 없는 경우 가장 하기 쉬운 오해가 바로 '부위별로 복용하는 진통제'가 다 따로 있다고 생각하는 것이다. 실제로 약국에서 "왜 목이 아플 때 권한 진통제를 허리가 아플 때도 또 주느냐?"라고 물어본다.

이런 생각으로 많은 사람들이 진통제를 칵테일처럼 섞어서 복용하기 때문에 과량 복용으로 인한 부작용에 노출되기 쉽다. 특히 여기저기 아픈 곳이 많아지는 노년기가 되면 이런 문제는 더 심각해진다. 가령 정형외과에서 무릎이 아픈데 먹는 진통제를 처방받아 복용하는 동안 감기에 걸리면 진통제 성분이 들어 있는 감기약을 더해서 먹게 되니 말이다.

약 복용과 관련된 심각한 문제들 중 하나가 바로 이러한 '다중약물요법(Polypharmacy)'이다.

★ 여러 가지 약을 동시에 복용함으로써 약물과 약물 또는 약물과 질병, 음식 간의 상호작용이 발생해 부작용이 증가하고, 때론 생명을 위협하기도 하는 약의 이상 반응이 나타날 가능성이 높아진다.

한 연구 결과에 따르면 우리나라 65세 이상의 노인들이 평균적으로 먹는 약의 가지 수가 약 6.7개라고 한다. 노년기에는 심장과 혈관이 약해지므로 고혈압약 하나쯤 먹는 것은 흔한 일이다. 이때 소염진통제를 지속적으로 복용하면 혈압약의 효능을 떨어뜨리고 혈압을 높이게 된다.

또 당뇨가 있는 경우 말초신경에 염증이 생겨 손끝과 발끝이 찌릿찌릿하고 아픈 신경염을 앓기도 하는데, 이때도 진통제를 남용하면서 치료시기를 놓치고 병을 키우는 것을 많이 본다. 이렇듯 진통제를 임의로 '병용'하는 습관은 다른 약의 효과에 악영향을 미칠 뿐 아니라 질병 자체의 치료를 방해하기도 한다.

이러한 약물 중복 복용으로 인한 부작용을 방지하게 위해 우리나라에서는 '의약품사용평가, DUR(Drug Utilization Review)'라는 제도를 만들었다.

> ★ 전국 의료기관에서 건강보험심사평가원 서버에 접속하면 환자의 처방 정보를 검색해 중복 처방을 방지하는 기능을 한다. 또한 병원이나 약국에서 임산부, 소아 금기 약품이나 상호작용이 있는 약을 입력 시 알림창 경고 메시지로 뜨게 하여 위험을 미연에 방지하도록 알려준다.

그런데 이러한 DUR 서비스만을 믿고 이 약 저 약을 복용해서는 안 된다. 예로 조제해간 감기약 등을 보관해 두고 시간이 지나 임의로 복용하는 경우는 DUR 시스템이 알아서 감시해 줄 수 없다. 또한 일반약인 진통제나 건강기능식품인 오메가-3 등을 구입해 복용할 경우 DUR 시스템에 아예 입력하지 않으므로 다른 약과의 상호작용 등 병용으로 인한 문제를 걸러낼 수 없다. 그렇기 때문에 환자 스스로가 반드시 '복약수첩'에 먹는 약들을 기록해 두고 병원이나 약국을 이용할 때마다 이를 보여주어야 한다.

> ★ 스스로 자신이 복용하는 약을 '복약수첩'에 작성하여 병원이나 약국을 방문할 때마다 상담을 받도록 해야 한다. 이는 약물 간의 상호작용이나 중복 복용으로 인한 피해를 사전에 예방하기 위한 장치다.

진통제는 처방전에 따라 복용하기도 하고 일반약으로도 손쉽게 구할 수 있어 중복 복용 위험이 가장 높은 약이다. 실제 약물 부작용 보고 건수에서 1등을 차지하는 약이 바로 '진통제'다.

우리가 가정상비약으로 갖고 있는 감기약 중 대부분의 약에는 해열진통제 성분이 들어 있다. '효과 빠른 코감기약'이라 표시된 일반약에도 진통제가 들어 있으며 '기침 가래에 좋은 목감기약'이라고 적힌 약에도 목이 아픈 증상을 낫게 해주는 진통제가 포함되어 있다.

사람들은 감기에 걸리면 가정상비약으로 스스로 감기를 치료하기도 한다. 이때 종합감기약에 더해 목감기약, 코감기약을 마음대로 섞어 복용하면 진통제를 2~3배 먹는 꼴이 된다. 이렇게 되면 약을 대사시키는 '간'이 고통받게 되고, 약을 배설하는 '신장'에 주는 부담 또한 커질 수밖에 없다.

처방전에 의해 진통제를 복용한다고 해도 중복 복용의 위험을 완전히 피할 수는 없다. 무릎이나 허리가 아파 정형외과를 찾는 경우 거의 모든 처방에는 소염진통제 성분이 들어 있다. 치과 치료를 받으면 주는 처방전에도 소염진통제가 있고, 이비인후과나 내과에서 감기로 진료를 받는 경우에도 대부분 처방전에 진통제 하나쯤은 들어 있다.

국내에서 허가받아 시판되는 진통제의 종류는 매우 많다. 익숙한 '타이레놀'을 포함해 약 3000개에 달하는 진통제가 유통되고 있다. 약을 먹을 때는 이들 진통제 중에서 중복되는 것이 없는지 체크해 보는 습관을 들이길 권한다. 다음의 소염진통제 성분 중 2가지 이상이 먹는 약에 포함되어서는 안 된다.

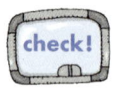 비스테로이드성 소염진통제(NSAIDS) 성분명

글루카메타신, 나부메톤, 나프록센, 니메수리드, 덱시부프로펜, 디클로페낙, 디플루니살, 로나졸락, 로녹시캄, 록소프로펜, 프로글루메타신, 메크로페남산, 메페남산, 멜록시캄, 모니플루메이트, 베노릴레이트, 살리실산 이미다졸, 살살레이트, 설린닥, 세레콕시브, 시녹시

캄, 아세메타신, 아세클로페낙, 아스피린, 알미노프로펜, 암페낙나트륨, 에몰파존, 에토돌락, 염산벤지다민, 염산프로파세타몰, 옥사프로진, 이부프로펜, 이브프록삼, 인도메타신, 잘토프로펜, 케토롤락, 케토프로펜, 클로닉신, 탈니플루메이트, 테녹시캄, 톨메틴나트륨, 톨페남산, 티아프로펜산(트로메타몰티아프로페닌산), 페노프로펜, 펜티아작, 펠루비프로펜, 프라노프로펜, 플루르비프로펜, 플루페남산, 피라지노부타존, 피록시캄

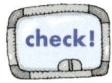 해열진통제 성분명 : 아세트아미노펜

그렇다면 왜 진통제를 중복해서 복용하지 말라고 하는 것일까? 목 아플 때 먹는 약이 허리 아픈 데도 효과가 있다는 말인가?

몸에서 염증과 통증을 유발하는 원인물질은 '프로스타글란딘(Prostaglandin)'이라는 물질이다. 체내에서 이 물질을 만드는 데는 COX(Cyclooxygenase)라는 효소가 작용하는데 소염진통제류(NSAIDs-아세트아미노펜을 제외한 성분)는 이 효소의 작용을 억제해 염증을 줄이고 통증을 낮게 해준다.

통증과 염증은 몸 안의 어느 부위에서나 나타나는데, 우리가 먹는 소염진통제는 위장에서 흡수되어 혈액을 타고 몸 구석구석으로 퍼져 여기저기서 만들어지는 '프로스타글란딘'의 생성을 줄이는 기능을 한다. 그러므로 한 가지 소염진통제만으로도 신체 여러 부위의 통증에 효과가 있는 것이다.

진통제로 인한 부작용 또한 약이 이렇게 온몸을 돌아다니며 프로스타글란딘의 생성을 방해하기 때문에 발생한다. '프로스타글란딘'은 위장에서 위산의 분비를 억제하고 위 점막을 보호해 주는 작용을 하는데, 진통제가 이러한 작용을 못하게 하므로 속이 쓰린 증상이 나타나는 것이다.

또한 '프로스타글란딘'은 신장으로 가는 혈액의 양을 조절하는 역할도 하므로 소염진통제를 장기간 복용하거나 중복 복용할 경우 신장에도 문제를 일으킨다.

★ 신장은 혈액에서 우리 몸에 필요한 영양성분은 못 나가게 걸러주고 노폐물은 잘 나가게 해주는 거름종이와 같은 역할을 하는 곳이다. 그런데 신장 기능이 약해지면 걸러주어야 하는 단백질을 그냥 소변으로 내보내게 된다.

단백질이 소변으로 빠져나가면 혈관 밖으로 물이 빠져나가지 않게 수분을 잡아주는 '알부민(신체 단백질의 일종)'이 감소한다. 그로 인해 결국 물이 혈관 밖으로 빠져나가게 되는데, 다리나 얼굴이 붓는 소염진통제의 부작용은 바로 이렇게 빠져나간 물이 피부 안에 쌓이기 때문이다. 심한 경우 심장이나 폐에도 물이 차 호흡 곤란 증세까지 일으킬 수 있다.

무섭게 들리기는 하지만 이러한 부작용은 대부분의 건강한 사람에게는 문제가 되지 않는다. 그러나 개인에 따라 위장이 약한 사람의 경우 쉽게 속 쓰림을 느끼게 되고, 신장이 약한 사람은 한 번만 먹어도 얼굴이나 다리가 붓는 부작용이 나타나므로 주의해야 한다.

소염진통제가 이렇게 위장이나 신장에 무리를 준다면 타이레놀로 대표되는 '아세트아미노펜' 성분의 해열진통제는 '간'을 해친다. 최근 미국식품의약국(FDA)은 간독성을 줄이기 위해 '복합 성분 진통제' 안에 함유된 아세트아미노펜의 1회 처방 용량을 325mg으로 제한할 것을 권고했다. 아세트아미노펜을 고용량 복용하면 대사되면서 생긴 독성물질이 쌓여 간을 파괴하고 때로는 생명을 위협하기도 한다.

약국에서 진통제를 찾는 경우 흔히 "노란색 타이레놀 주세요"라는 말을 많이 하는데, 이 노란색 타이레놀에는 한 알에 650mg의 아세트아미노펜 성분이 들어 있다. 게다가 이 노란색 타이레놀은 약이 몸에서 한꺼번에 녹지 않고 서서히 녹으면서 오래 작용하는 '서방정(徐放錠)'이다. 따라서 하루에 여러 알씩 자주 먹게 되면 몸 안에 약이 점점 더 많이 쌓이게 되어 독성에 더 쉽게 노출된다.

★ 약의 특성을 고려할 때 노란색 타이레놀은 관절염과 같이 만성적으로 지속되는 통증에 복용하는 것이 적합하다. 일시적인 두통이나 발열 등에는 오랫동안 서서히 방출되는 노란색 타이레놀이 아닌 빨리 흡수되어 효과가 빠르고 짧게 나타나는 빨간색 타이레놀을 먹는 것이 좋다. 실제 해외에서 판매되는 타이레놀의 경우 500mg에는 작용이 강하다는 의미로 'Tylenol Extra Strength', 650 mg 서방정에는 관절통에 먹는 타이레놀이란 뜻으로 'Tylenol Arthritis'라고 표기되어 있다.

'아세트아미노펜' 성분은 325mg 선에서도 최대 효과를 나타낼 수 있기 때문에 효과를 높이기 위해 굳이 많은 양을 복용하지 않아도 된다. 혹시 통증에 아세트아미노펜이 별 효과가 없다면 소염진통제 성분으로 바꾸어 복용해 보는 것도 좋다.

★ 어린이들에게 먹이는 '아세트아미노펜 시럽'의 경우에도 하루에 5회 이상을 넘지 않게 '체중'에 따라 정확한 용량을 계산해서 먹여야 한다. 어린이들은 몸이 작고 상대적으로 대사 기능이 완전하지 않아 과용량이 더욱 해로울 수 있다. 특히 어린이는 잦은 감기 등으로 더 많이 약에 노출되므로 각별히 조심해야 한다.
★ 노년기의 경우에는 앞서 설명한 대로 다중 약제 복용으로 인한 부작용의 위험이 높으므로 평소 먹는 약의 성분을 반드시 메모해두고 비교해 보는 것이 바람직하다. 또한 혈액 응고를 막는 항응고제나 혈압약 중에서도 이뇨제를 복용할 경우 소염진통제가 약의 부작용을 증가시킬 수 있으므로 약물 상호작용에 대해 늘 약사와 상담해야 한다.

약의 부작용은 항상 작용과 비례하기 마련이다. 즉, 효과가 없는 듯해서 진통제를 더 많이 먹으면 부작용 또한 상승한다. 만약 통증에 진통제가 효과가 없다고 느껴진다면 무조건 약을 더 많이 먹지 말고 '나에게 잘 듣는 진통제 성분'을 찾는 것이 오히려 현명한 해법이다.

우리 몸 안에서 약은 효과를 나타내고 대사를 받게 되는데 그러한 과정은 효소뿐만 아니라 항산화 물질 등 체내에 있는 여러 가지 요소가 작용하는 복잡한 과정이다. 사람마다 체내 환경이 다르기 때문에 약의 효과와 부작용 또한 달리 나타날 수밖에 없다.

머리가 아플 때 먹는 약, 허리가 아플 때 먹는 약, 이렇게 부위별로 진통제를 구별 지어 찾을 것이 아니라 약에 대한 내 몸의 반응을 관찰하여 '내게 맞는 진통제'를 잘 찾아내는 것이 더 바람직하다.

익숙해서 더 신뢰하는
무서운 진통제들

약국 문을 열고 들어오자마자 "○○주세요!" 하고 특정 진통제를 콕 꼬집어 말하는 사람들이 참 많다. 증상이나 환자의 상황에 따라 적절한 약을 추천하는 것이 약사의 역할임에도 불구하고 환자가 말하는 약을 줄 수밖에 없다. 어디가 어떻게 아프든지 익숙한 약 한 알이면 된다는 무한 신뢰감 앞에 약사의 권유나 상담이 별 소용이 없을 때가 많다.

만일 약사가 환자가 찾는 약이 아닌 다른 약을 권하면 어떨까? 대답은 "아니요, 그 약 주세요!"로 귀결된다. 정말 많은 사람들이 약사를 신뢰하기보다는 그냥 내게 익숙한 이름의 진통제를 먹는 것이 훨씬 맘 편하다고 여긴다. TV에서 어디어디에 좋다고 선전하는 약이 왠지 더 믿음이 가고, 그 약 대신 다른 약을 권유하는 약사의 말에는 의구심부터 먼저 생기는 것이 사실이다.

약국을 찾는 소비자 1500여 명을 대상으로 한 설문조사의 결과가 재밌다. 자주 구매하고 애용하는 다빈도 의약품에 대해 정확한 정보를 알고 있는 소비자는 불과 40% 수준이라고 한다.

특히 인지도 높은 유명 연예인이 말하는 약의 효능만을 기억하는 사람들이 대부분이란 사실은 놀랍다. '○○에는 ○○약'이라는 식의 키워드 광고 문구만을 기억하는 것이다. 이런 광고들로 인해 사람들은 너무나 쉽게 진통제를 복용하게 된다.

광고 때문에 오랫동안 두터운 팬층을 확보한 대표적인 약이 바로 종합감기약인 '판피린'과 카페인을 함유한 진통제 '펜잘'이다.

'판피린'은 종합감기약임에도 불구하고 광고 문구 때문에 두통약으로 인식하는 노년층이 가장 많이 남용하는 약이다. 그럼에도 불구하고 이 약의 부작용이나 중독성에 대해 인지하고 있는 사람은 거의 없다.

'펜잘'의 경우 한 아이돌 그룹이 광고 모델을 한 이후 소녀 팬들이 유행처럼 이 약을 복용하기도 했다. 그러나 소녀 팬들은 약을 선택하기 전에 가슴이 두근거리고 호흡이 가빠지는 카페인의 부작용이나 정확한 용량에 대해서는 체크하지 못했다. 그 결과 심지어 '아세트아미노펜(타이레놀의 주성분)'의 부작용인 간독성으로 입원하는 사고까지 발생하곤 했다.

익숙한 진통제 광고들로 인해 약 부작용은 뒤로하고 긍정적인 약효에만 세뇌된 것은 아닌지 재고해 볼 필요가 있다.

한국인의 두통약, 맞다 게보린!

약 광고를 보면 쉽게 동질화되는 '군중심리'를 이용한 경우가 매우 많다. 대표적인 사례 중 하나가 바로 '게보린' 광고이다. '맞다 게보린! 한국인의 두통약!'이란 구호로 아직도 많은 사람들은 게보린이 최고의 진통제라고 생각한다.

그도 그럴 것이 게보린은 사실 진통제 중에서 흔히 사람들이 잘 사용하는 표현으로 '약발이 센 편'에 속하는 약이다.

★ 이 약 1알 안에는 '아세트아미노펜'이라는 타이레놀의 주성분과 진통 효과를 도와주는 '카페인', 통증 및 염증을 일으키는 효소의 작용을 막아주는 '이소프로필안티피린'이라는 성분이 함께 포함되어 있다.

즉, '하나의 성분으로 단일 작용'을 하는 약이 아니라 '여러 가지 성분으로 복합 작용'을 하는 약이 바로 '게보린'이다. 그러니 타이레놀만 먹어서 잘 안 듣는 통증에 게보린이 효과가 좋을 수밖에 없는 것이다.

그런데 문제는 부작용이다! '이소프로필안티피린'이란 성분은 피부 과민 반응인 알레르기를 일으키기도 한다. 또 이 성분은 몸에서 면역 기능을 담당하는 백혈구를 감소시키고 심각한 빈혈을 일으키기도 한다. 이러한 이유로 미국에서는 이미 퇴출된 약 성분이다.

> ★ 식약처 자료에 따르면 게보린으로 인한 부작용은 해마다 증가하는 추세이다. 특히 청소년들 사이에서는 게보린을 먹고 입원을 하는 '게보린 결석'이 유행하기도 해 약의 안전성에 관한 문제가 계속 제기되고 있는 상황이다. 또한 게보린을 복용하고 나서 잠을 한숨도 못 잤다는 경우도 많이 있는데, 카페인에 예민한 사람은 게보린 1알이 커피 한 잔과 같은 작용을 할 수 있으므로 늦은 오후에는 복용을 삼가는 것이 좋다.

약이란 효과가 셀수록 그만큼의 부작용에도 노출될 수 있음을 인지해야 한다. 진통제의 경우 반짝 잘 듣는 복합 성분의 진통제를 너무 과신하기보다는 내게 맞는 '단일 성분의 진통제'를 찾아 복용하는 것이 더 안전하다.

소녀 팬들의 펜잘큐, 땡큐!

오남용 사고가 잦았던 '펜잘'은 원래 게보린과 마찬가지로 아세트아미노펜, 카페인, 이소프로필안티피린을 함유하고 있었으나 '이소프로필안티피린'의 안전성 문제가 논란이 되자 해당 성분을 빼고 '에텐자미드'라는 진통, 해열 성분을 첨가한 '펜잘큐'로 바뀌었다.

> ★ 펜잘큐는 게보린과 마찬가지로 1알에 '아세트아미노펜'을 300mg 함유하고 있고, 여기에 소염 및 진통 효과가 오래 지속되는 '에텐자미드' 성분을 포함하고 있어 1정으로도 충분한 약 효과를 기대할 수 있다. 펜잘큐는 8세 이상이면 복용이 가능한데, 게보린과 마찬가지로 카페인에 예민한 경우 가슴이 두근거리거나 잠이 오지 않는 등의 부작용이 있다.

펜잘은 펜잘큐 외에도 '펜잘레이디'와 '펜잘나이트'가 따로 있다.

'펜잘레이디'에는 '소염진통제' 성분에 붓기를 빼주는 역할을 하는 '이뇨제'가 들어 있어 효과적인 생리통약이지만, 몸이 붓는 증상이 없다면 굳이 펜잘레이디를 복용할 필요는 없다.

'펜잘나이트'는 이름에서 알 수 있듯이 밤에 복용하는 약이다.

★ '펜잘나이트'는 타이레놀과 똑같이 '아세트아미노펜' 500mg을 함유하고 있고, 카페인 대신 잠이 잘 오는 성분의 항히스타민제 '디펜히드라민'이 추가되었다. 이 '디펜히드라민'은 어지럼증, 속 울렁거림, 알레르기로 인한 가려움이나 맑은 콧물 등에도 효과가 있는 안전한 성분이지만 '졸음'을 일으키는 부작용이 있다.

펜잘 또한 게보린과 같이 여러 성분이 함유되어 있는 복합 진통제로 각 성분의 부작용을 숙지하고 주의해야 한다.

★ 게보린이나 펜잘 모두 아세트아미노펜 성분을 함유하고 있다. 이 성분을 복용할 경우 음주는 간독성의 위험을 증가시키므로 음주 계획이 있다면 다른 소염진통제를 선택하는 것이 좋다.

60년 전통의 타이레놀

유난히 맵고 짠 음식을 많이 먹는 한국 사람들의 경우 소염진통제를 먹고 속 쓰림을 경험하는 사례가 많다. 그런 경우 안전하게 복용할 수 있는 진통제가 바로 '타이레놀'이다.

타이레놀은 60년 넘게 세계인의 사랑을 받아온 대표적인 '해열진통제'이다. 안전성에 대한 데이터도 가장 많이 축적된 약으로 어린이나 임산부에게도 안전하다며 권하는 약이다.

약국에서 볼 수 있는 타이레놀은 포장 박스의 색깔이 다양한데 파란색의 '타이레놀 콜드', 보라색의 '우먼스 타이레놀', 노란색의 '타이레놀 서방정', 빨간색의 '타이레놀'이 있다. 타이레놀은 종류가 많은 만큼 종류별로 다른 효능에 대해 제대로 알고 복용해야 한다.

'타이레놀 콜드'와 '우먼스 타이레놀'은 타이레놀의 주성분인 '아세트아미노펜'에 '다른 성분'이 추가로 들어 있다.

★ '타이레놀 콜드'는 콧물이나 코막힘, 기침이나 가래 증상을 완화하는 성분이 함유된 말 그대로 종합감기약이다. 따라서 머리가 아프고 열이 나는 데는 굳이 이 감기약을 먹을 필요가 없다.

★ '우먼스 타이레놀'은 생리 전 몸이 붓는 증상을 해소해 주는 이뇨제 성분이 추가로 함유되어 있다. 단순히 배가 아프기만 하다면 일반 타이레놀이나 소염진통제를 먹는 것이 낫다.

사실 약국에서 가장 인기 있는 것은 노란색 타이레놀인데, 사람들이 이 '타이레놀 서방정'을 좋아하는 이유는 매우 단순하다. 병원에서 늘 처방하는 약이라 일반 타이레놀보다 더 좋다고 생각하는 것이다.

★ 병원에서 약을 처방할 때는 약효도 물론 고려하지만 '이 약이 보험 적용이 되는지' 여부가 매우 중요하다. 환자들에게 약값을 100% 부담시키면서까지 약을 쓸 수 없기 때문이다. '타이레놀 서방정'이 자주 처방되는 이유도 바로 서방정만 보험 혜택을 받기 때문이다. 목이 아프거나 머리가 아프거나 할 경우 서방정은 오히려 약효가 늦게 나타나 적절하지 않은 경우도 많다.

'서방정'은 약의 효과가 조금 늦게 나타나는 대신 몸 안에서 오랫동안 작용하도록 디자인된 약이다. 일시적 통증이 아닌 관절 통증이나 허리 통증과 같이 '만성적인 통증'을 관리할 때 좋은 진통제다. 그러므로 두통이나 복통처럼 일시적이고 빠른 효과를 원할 때는 '노란색 타이레놀 서방정'이 아닌 '빨간색 일반 타이레놀'을 선택해야 한다.

타이레놀의 주성분은 아세트아미노펜으로 간독성이 보고되어 있으므로 꼭 필요한 경우에만 하루 4g을 넘지 않도록 복용하고 음주를 삼가야 한다.

진통제도 힘 못 쓴 지긋지긋한 관절 통증

미국 질병통제센터(CDC)에 따르면 미국에서는 매년 수천 명이 '소염진통제'로 인해 사망에 이른다고 한다. 진통제를 장기간 복용하게 만드는 대표적인 질병 중 하나가 바로 '관절염'이다. 우리나라에서도 인공관절을 삽입하는 수술이 성행하여 부모님께 해드리는 효도 선물로 여겨질 만큼 '관절염'은 노년층의 큰 고민거리 중 하나다. 나이가 들면 탱글탱글하던 피부가 말라가듯 뼈가 맞닿은 곳의 연골 또한 얇아져 차츰 관절의 충격을 흡수할 수 없게 되므로 누구나 언젠가는 겪을 수밖에 없는 통증인 셈이다.

무릎 통증에 더해 갱년기 여성들은 발바닥이 아프다고도 많이 하는데, 이러한 현상 또한 푹신푹신하게 발바닥을 쿠션처럼 보호해 주던 지방층이 나이가 들어감에 따라 얇아지기 때문이다. 나이가 드는 것도 서러운데 평생 이런저런 통증을 달고 살아야 한다는 것은 참 우울한 일이다.

관절을 보호하는 연골이 얇아지거나 발바닥 지방층이 얇아지면 우리가 걸을 때 받는 충격이 고스란히 주변 근육과 신경에 전달되어 염증이 생기고 그로 인해 통증을 느끼게 된다. 몸을 움직이는 활동 자체에서 고통을 느끼고, 통증이 오랜 기간 지속되면 여러 가지 먹는 약들도 늘어난다. 실제로 나이가 많은 노년층 중에는 우울증이나 불면증으로 고생하는 경우가 상당히 많은데, 이처럼 만성적인 통증이나 늘 약을 먹어야 한다는 부담감이 큰 원인으로 작용한다.

나이가 들면서 자연스럽게 겪는 관절통이 때로는 매우 이른 나이에 나타나기도 하는데, 이는 주로 2가지 이유 때문이다. 한 가지는 운동선수처럼 관절을 과도하게 많이 사용하여 '관절의 노화'가 빨리 진행된 경우이다.

또 다른 하나는 '자가 면역 반응' 때문인데, 이는 내 몸 안의 세포를 남의 것으로 인지하여 공격하는 것을 말한다. 이런 경우 염증이 유발되고 몸에서 잘못된 신호를 보내 지속적으로 자신의 연골세포를 공격하기 때문에 통증이 쉽게 가라앉지 않는다.

이렇게 '자가 면역 반응'으로 생긴 관절염을 '류마티스성 관절염'이라 부르며, 오랜 시간 사용하여 연골이 닳은 상태를 '퇴행성 관절염'이라고 부른다. 흔히 관절염 하면 무릎이 아픈 것을 떠올리기 쉽지만, 실은 우리 몸에 있는 관절 어디에나 생길 수 있는 증상이다.

집안일을 많이 하거나 손을 많이 쓰는 일을 해서 손마디가 쑤시고 아프면 관절이 변형된 사진이 떠오르면서 '류마티스성 관절염'이 아닌지 의심하게 된다. 그런데 '자가 면역 반응'에 의한 류마티스성 관절통은 많이 써서 생기는 관절통과는 다른 특징을 갖는다.

우선 관절 부위가 아프면서 열감이 있고 빨갛게 부어오른다. 또 날씨에 민감해 몸이 오싹오싹 쑤시거나 온몸이 나른한 전신 피로감을 느끼게 된다. 때에 따라 눈병이 자주 발생하고 피부에 울긋불긋한 반점이 생기기도 한다.

★ '류마티스성 관절염'은 남성보다 여성에게서 약 3배 정도 많이 발생하고, 환자의 70%가 20~30대로 비교적 젊은 연령층이라는 특징이 있다. 손가락뿐 아니라 손목이나 팔꿈치, 무릎 등 다른 관절의 통증이 같이 동반되는 경우가 많고, 대부분 양쪽 관절이 모두 아프다. 아침에 일어나고 나서 1시간 이상 관절이 뻣뻣할 경우 류마티스성 관절염을 의심해 볼 수 있다.

이에 반해 '퇴행성 관절염'은 많이 쓰는 한쪽 관절이 주로 아프며 아침에 뻣뻣하고 아픈 '류마티스성 관절염'과 달리 활동을 하는 시간인 오후에 주로 아픈 것이 특징이다.

이 2가지 관절통 모두 진통제로 통증을 관리할 수 있는데 타이레놀과 같은 해열진통제보다는 염증을 가라앉히는 '소염진통제'가 더 효과가 좋다.

★ 위장질환이 있는 경우나 신장 기능이 약해진 노년기의 경우에는 '소염진통제'를 장기간 복용할 경우 부작용이 우려되므로 '타이레놀 서방정'과 같은 오래 지속되는 제형의 해열진통제를 먼저 복용하도록 한다. 만약 '소염진통제'를 오랜 기간 복용해야 한다면 위염이나 위궤양을 치료하는 '위산 분비 억제제'를 함께 처방받아 복용하는 것이 좋다.

관절통은 때에 따라 심해지기도 하는데 이럴 경우 먹는 진통제의 양을 무작정 늘리기보다는 '바르는 진통제'를 추가로 사용하는 것이 좋다. 연고처럼 생긴 소염진통제 외용제를 이용하거나 붙이는 파스를 이용하여 국소적으로 진통 효과를 강하게 만들 수 있다.

진통제가 무력해지는 경우는 '류마티스성 관절염'에서 많이 발생하는데 과도한 면역 반응을 가라앉혀주는 '면역 억제제'로 증상을 관리해야 한다. 혹시 '류마티스성 관절염'의 증상이 내 얘기 같다면 '혈액검사'만으로 알아낼 수 있다. 간단한 피검사로 류마티스 인자나 염증 수치가 증가된 것을 발견할 수 있기 때문이다.

관절이 아프면 잘 움직이지 않게 되는데 누워 있거나 움직이지 않는 습관이 관절염에는 오히려 해롭다. 본인에게 맞는 진통제를 복용하면서 스트레칭이나 가벼운 운동으로 관절을 둘러싼 근육을 튼튼하게 만들어주어야 한다. 맨땅에서 뛰는 운동보다는 관절에 무리가 가지 않도록 아쿠아로빅이나 수영과 같이 물속에서 하는 운동을 추천한다.

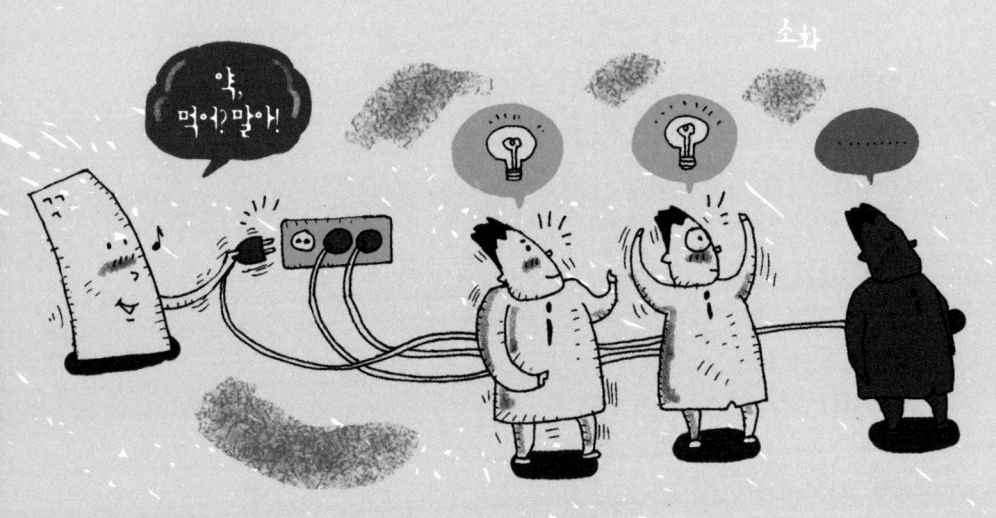

Chapter 6

다빈도 질환 치료약

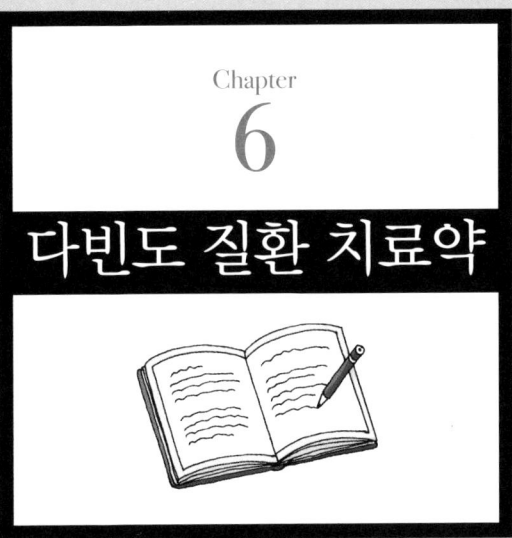

콜레스테롤 약
먹어? 말아?

하루는 중년 신사가 약국에 와서 고민을 털어놓았다.
"내가 한때는 탄탄한 근육으로 몸매 자랑을 좀 하던 사람이야. 그런데 요즘 들어 굉장히 왜소해지고 몸이 흐물흐물해졌어요. 이게 콜레스테롤 약 때문이라던데 계속 먹어도 되는 거 맞아요?"

이름도 무시무시한 '횡문근 융해증'은 콜레스테롤 약에 늘 꼬리표처럼 따라다니는 부작용이다. 심한 운동으로 인해 발생하기도 하는 이 질병은 횡문근의 근육세포가 괴사하는 병으로 근육이 아프고 굳는 증상을 동반한다. 심한 경우 '근육이 녹는다'는 표현을 쓸 정도로 근육량이 줄고 그 대사물이 신장에 쌓여 신장 기능까지 망가뜨린다. 흔하지는 않지만 워낙 무서운 증상인 탓에 콜레스테롤 수치가 높은 환자라면 '이런 부작용을 감수하고 콜레스테롤 약을 먹어야 하나?'라는 고민을 가질 법도 하다.

약의 부작용을 피하기 위해 가장 좋은 방법은 당연히 약을 먹지 않는 것이다. 그런데 단순히 그렇게 생각하기에는 콜레스테롤이 우리 몸에 미치는 영향 또한 너무나 심각하다.

나이가 들면서 피부가 늙어가듯 우리의 혈관도 손상과 복구를 반복하면서 함께 늙는다. 혈액에 콜레스테롤이 많으면 차츰 혈관에 쌓이고 산화된 콜레스테롤이 염증 반응을 일으켜 혈관벽이 잘 복구되지 않게 만든다. 결국에는 뇌졸중, 심장마비, 심근경색 등 치명적인 심혈관계 질환의 원인이 된다.

흔히 콜레스테롤은 노인이나 비만인 사람에게 문제가 된다고 생각하기 쉽지만, 요즘은 어린이나 마른 사람도 콜레스테롤 수치가 높은 경우가 많다. 식습관의 변화로 인해 젊은 사람들에게서도 일찌감치 혈관 노화가 시작될 수 있다는 것이다.

안타깝게도 노화된 혈관을 되돌리는 방법은 없다. 최근 혈관 노화를 개선하는 시술이 인기를 끌고 있지만, 이는 검증되지 않은 방법으로 부작용의 위험만 더할 뿐이다. 중금속을 빼주는 방법으로 알려진 킬레이션 시술은 중금속 중독이 없는 사람이 받을 경우 뼈와 신장이 손상되거나 부정맥, 정맥염 등을 일으키는 원인이 된다. 깨끗한 피를 뽑아 산소 처리를 한 뒤에 다시 혈관에 넣어주는 시술 방법은 오히려 혈액 감염의 원인이 될 수 있다.

우리 몸에서 쓰고 남은 콜레스테롤은 기름이 산화되듯 산화되고 혈관벽에 쌓인다. 콜레스테롤이 쌓인 동맥은 일반 동맥보다 40배나 노화 속도가 빠르다고 하니 '남아도는' 콜레스테롤을 줄이는 것이 혈관 노화를 막는 최선의 방법인 셈이다.

사실 콜레스테롤이 무조건 나쁜 것은 아니다. 콜레스테롤은 우리 몸에서 호르몬과 세포막 구조 등을 만들기 위해 반드시 필요한 영양소로 대부분은 간에서 만들어낸다. 음식 섭취로 체내 콜레스테롤의 양이 많아지면 몸속 자동조절장치가 작동하여 간에서 생성하는 콜레스테롤의 양을 줄임으로써 일정한 콜레스테롤 수치를 유지한다. 그런데 과음이나 과식, 스트레스, 흡연 등으로 이 자동조절기능에 문제가 생기면 콜레스테롤이 남아 돌아 고지혈증이 발생한다. 이렇게 과량의 콜레스테롤이 혈관벽에 쌓이면 동맥경화를 일으키는 등 건강에 해로운 작용을 한다.

그렇다면 어떻게 남아도는 체내 콜레스테롤을 줄일 수 있을까?

잘못된 식습관만 바로 잡아도 콜레스테롤 수치를 정상으로 되돌릴 수 있다. 사람들은 흔히 육류나 달걀 노른자를 먹지 않으면 된다고 생각하는데 이는 잘못된 생각이다.

고열량 음식으로 야식을 하는 습관, 끼니를 거르거나 식사량이 일정하지 않은 식습관이 체내 콜레스테롤을 높이는 가장 흔한 원인이다. 우리 몸은 굶거나 식사량이 너무 적은 경우 당을 더 많이 흡수하려 하고 간에서는 콜레스테롤을 더 많이 만들어낸다. 미리 음식이 많이 들어오지 않을 것에 대비하는 것이다.

음식 섭취로 인한 콜레스테롤 생성은 전체의 약 20~30%를 차지하며, 70~80%의 콜레스테롤은 대부분 몸속에서 만들어진다. 고지방식을 피하고 식이섬유를 섭취해 콜레스테롤을 조절하는 것은 기본이지만, 이보다 더 중요한 것이 불규칙한 식습관을 바로 잡아 몸의 콜레스테롤 자동조절 기능을 고장 내지 않는 것이다.

콜레스테롤이 높은 사람들은 "운동을 못해서 그런가 봐요"라는 말을 많이 한다. 그런데 사실 운동이 혈관 속의 콜레스테롤을 없애주지는 못한다. 유산소 운동을 하는 것은 열량 소모에 좋지만, 운동 자체가 혈액 속의 콜레스테롤을 태워 없어지게 해주는 것은 아니라는 말이다. 사실 운동은 콜레스테롤과 무관하다고 해도 과언이 아니다.

그러므로 약 없이 콜레스테롤을 조절하고 싶다면 무엇보다 잘못된 식습관을 반드시 고쳐야 한다. 무엇을 먹지 말아야 하는지를 고민하기보다는 하루 세 끼 제때 일정한 식사량을 유지하고, 균형 잡힌 식사를 하는 것이 중요하다. 그래야 몸이 과도한 콜레스테롤을 만들어 축적하는 것을 방지할 수 있다.

　이러한 식습관 개선이 불가능하거나 호르몬 또는 다른 건강상의 문제로 인해 콜레스테롤 조절이 되지 않는다면 약으로라도 과도한 콜레스테롤의 생성을 막아야 한다.

　혈관 노화를 되돌리는 시술은 없지만 노화로 인한 질병을 치료하는 약은 있다. 바로 그 약이 우리가 부작용을 걱정하는 스타틴 계열의 고지혈증 치료제다. 약으로 인한 부작용은 처방 의사 및 약사와 함께 모니터링이 가능하고 코엔자임Q10을 보충함으로써 어느 정도 예방할 수 있으므로 부작용을 걱정해 치명적인 건강상의 문제를 방치하지 않길 바란다.

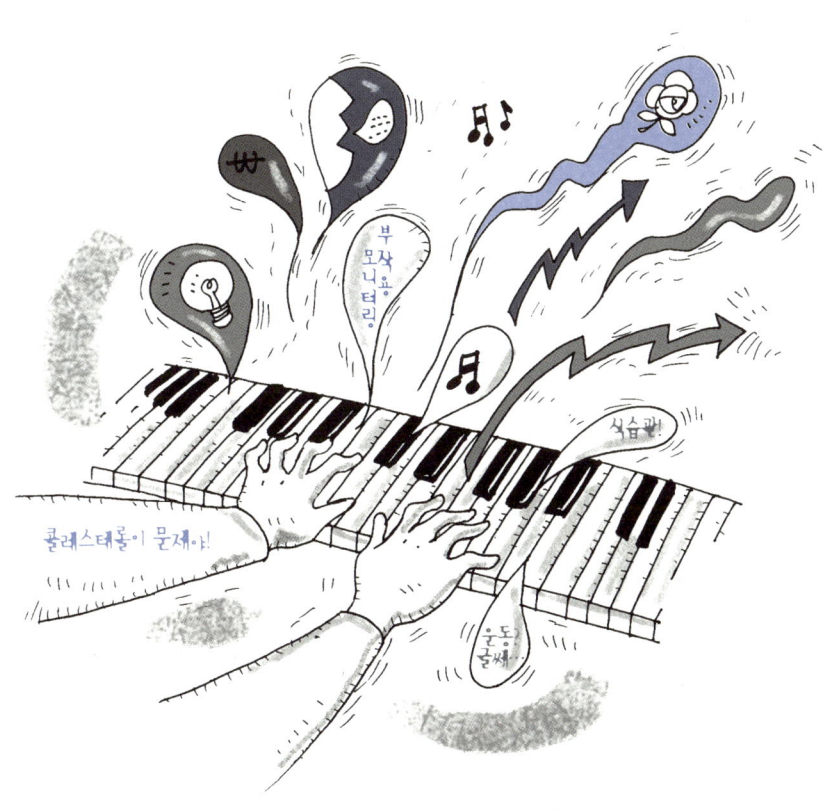

우울증약
정말 중독될까?

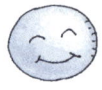 캐나다 약국에서 일할 때 우울증약 처방이 하도 많아서 약사들끼리 농담처럼 하던 말이 있다.

"이렇게 많은 환자에게 우울증약을 줘야 한다면 그냥 수돗물에 우울증약을 타면 될 것 같은데, 왜 굳이 처방받아 오게 하지?"

반면에 한국에서는 정신과 옆에서 약국을 할 때도 우울증약을 선뜻 먹지 않으려는 환자들 때문에 조제 자체보다는 왜 먹어야 하는지 설명하는 것이 더 힘들었다.

우리나라 사람들은 심리적으로 문제가 있거나 삶이 재미없고 우울할 때 병원이나 약국보다 더 많이 찾는 곳이 따로 있다. 바로 점집이다. 알 수 없는 앞날에 대해 희망적인 말을 들으면 일시적이나마 위안을 느끼기 때문인가 보다. 그런데 그런 위로는 망가진 호르몬 체계에 아무런 영향을 주지 못하기 때문에 결국에는 또 다시 우울한 일상으로 돌아가게 된다.

문제는 그것이 일시적인 감정에 그치는 것이 아니라 2~3주가 지나도 계속될 때이다. 이렇게 장기간 우울감이 지속되고 심지어 불쑥 죽고 싶은 생각마저 든다면 우울증이라는 마음의 병에 걸렸다고 본다. 이러한 감정의 변화는 사실 뇌의 호르몬 작용에서 기인한다. 뇌에서 세로토닌, 노르에피네프린, 도파민 등의 호르몬이 균형을 이루어 작용해야 하는데, 그 균형이 깨지면서 발생하는 것이 바로 우울증이다.

그중에서도 '행복 호르몬'이라 부르는 '세로토닌'은 우울증과 관련된 호르몬으로 잘 알려져 있다. '세로토닌'은 잘 먹고 잘 자고 즐겁게 생활하는 데 꼭 필요한 호르몬으로 부족한 경우 몸이 여기저기 쑤시고 아픈 섬유근통, 만성두통과 피로, 불면증의 원인이 되기도 한다.

우울증약은 대부분 우리 몸속에서 이 '세로토닌'의 레벨을 올려주는 기능을 한다. 그런 이유로 세로토닌이 부족해 발생하는 근육통이나 편두통 등 '통증'에 우울증약을 처방하기도 하는 것이다.

그런데 사람들은 약을 처방받은 이유와 상관없이 일단 처방전에 우울증약이 있다는 사실만으로도 거부감을 나타낸다. 얼마 전 과민성대장증후군으로 오랜 기간 위장약을 복용해도 낫지 않는 환자에게 의사가 우울증약을 처방한 경우가 있었다. 약이 어떻게 작용하는지에 대해 환자에게 설명하니 환자가 대뜸 "신경과 약이라고요? 그럼 안 먹을래요"라고 하는 것이 아닌가!

사람들이 우울증약에 대해 강한 거부감을 갖는 이유는 대부분 약에 중독될까봐 걱정이 되기 때문이다. 그런데 세로토닌 레벨에 영향을 주는 우울증약은 중독성이 없다. 우울증을 비롯한 정신과 질환 치료약의 경우 대부분 중독성이 없음에도 불구하고 이런 오해가 생긴 이유는 바로 수면제 때문이다.

'세로토닌'이 정상적으로 작동하도록 돕는 우울증 치료제는 제대로 효과를 나타내기까지 약 4~6주 정도가 소요된다. 그런데 우울증에 걸리면 불면증을 동반하는 경우가 많아 그 기간 동안 환자가 편안하게 생활하도록 신경을 안정시키고 잠이 잘 오게 하는 수면제를 함께 처방한다.

문제는 이 수면제류가 의존성이나 중독성을 일으킬 수 있기 때문에 같이 먹는 우울증약도 당연히 그럴 것이라 오해하고 도중에 복용을 중단해 버리는 것이다.

적어도 1년 이상 약을 지속적으로 복용해야 하는데 중간에 중단할 경우 다시 우울증이 발생할 가능성이 매우 높다. 이런 경우 우울증의 한 증상인 불면증이 더욱 심해지고 이는 수면제 중독으로 이어진다. 그에 더해 치료가 잘 되지 않는 심각한 우울증 증상까지 나타나게 되면 더 많은 정신과 약물을 복용해야 하는 불상사가 벌어진다. 또한 우울증약을 마치 수면제처럼 생각해 필요할 때만 복용한다든가 먹다가 증상이 나아진 듯해서 임의로 중단하는 것은 우울증 치료에 전혀 도움이 되지 않으므로 주의해야 한다.

우울증약의 부작용을 걱정하는 사람도 있는데 우울증약 복용으로 인해 자살 충동이 발생하는 부작용은 매우 드물게 나타난다. 또한 약을 먹으면서 감정 변화를 잘 살펴보면 이러한 부작용의 발생을 인지할 수 있다.

우울증이란 내부, 외부적인 스트레스 요인들을 잘 컨트롤하면 자연히 나아질 수 있는 감기와 같은 질병이다. 다만 시간이 오래 걸리고 견디기 힘들다. 저절로 낫는 감기에도 생활하기 편하도록 감기약을 먹듯이 우울증약도 좀 더 편하게 우울증을 극복하기 위해 먹는 약 정도로 생각하면 좋겠다.

혈압약,
평생 먹는 두려움

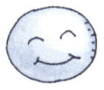 "이거 안 먹으면 안 돼요? 한 번 먹기 시작하면 평생 먹어야 한다면서요?"

혈압약을 처방받은 환자들이 늘 물어보는 질문이다. '혈압약을 먹기 시작하면 평생 먹어야 한다'는 말은 어찌 보면 틀린 말이다.

처음 고혈압을 진단받은 사람 중에는 혈압약을 한 알만 먹어도 혈압이 잘 조절되는 경우가 있다. 이런 사람들은 생활습관 개선을 통해 약을 끊는 경우가 적지 않다. 운동을 하고 담배를 끊고 저염식을 실천하는 등의 노력으로 약이 필요 없게 되는 것이다.

문제는 3~4가지의 혈압약을 먹고도 혈압이 잘 조절되지 않는 경우이다. 이런 사람들은 관리를 잘하면 혈압약의 가짓수를 줄일 수는 있겠지만, 완전히 약을 끊기가 쉽지 않다. 고혈압 환자의 대다수가 바로 이런 환자들이다 보니 혈압약은 평생 먹어야 한다는 말이 나온 것이다.

사실 고혈압의 90% 이상은 원인을 모르는 본태성(일차성) 고혈압이다. 이유는 명확하지 않으나 심장이 뿜어내는 혈액량이 많아지거나 말초혈관 저항 때문에 혈압이 높아지는 경우이다. 나머지 5~10% 정도는 신장, 갑상선 질환, 혈관 이상 등으로 혈압이 높아지는 이차성 고혈압이다.

다른 질환으로 인해 혈압이 높아지는 이차성 고혈압은 원인 질환을 치료하면 혈압이 정상화되지만, 이유 없이 유전적, 체질적 영향 때문에 발생하는 본태성 고혈압은 사실상 완치가 불가능하다. 매일 약을 복용하고 운동 및 식습관 개선 등을 통해 평생 관리하면서 살아갈 수밖에 없다.

고혈압의 문제는 뇌졸중이나 심장마비 등과 같은 심각한 합병증이 발생하기 전에는 아무런 증상이 없다는 것이다. 그래서 고혈압을 '조용한 살인자'라고 부르기도 한다.

혈압약을 복용함으로써 혈압을 조절하는 것은 단순히 눈에 보이는 혈압 수치를 떨어뜨리는 것이 목적은 아니다. 고혈압으로 인한 여러 장기의 손상을 방지하기 위함이다.

고혈압을 치료하지 않으면 혈관 내 압력이 증가하고 뇌출혈, 뇌경색, 협심증, 심근경색, 심부전 등의 심혈관계 질환과 신부전, 신경화증 등의 신장질환 및 말초혈관질환, 눈 망막증 등 여러 장기에 손상을 준다. 반면 혈압을 잘 조절하면 뇌졸중을 35~40%, 심근경색을 20~25%, 심부전을 50% 이상 감소시킬 수 있다.

일단 고혈압 합병증으로 쓰러져 병원 신세를 지게 되면 침대에 누워 거동조차 마음대로 하지 못한 채 콧줄을 통해 약을 복용해야 한다. 이렇게 뒤늦게 혈압을 조절하기보다 심혈관계 질환이 오기 전에 혈압을 조절하는 편이 훨씬 낫기 때문에 초기에 철저히 혈압을 관리하라고 강조하는 것이다.

물론 혈압이 조금 높다고 해서 처음부터 혈압약을 복용할 필요는 없다. 혈압이 아주 높은 편이 아니라면 진료의와 상담을 통해 고혈압의 원인부터 찾아보는 것이 좋다.

그렇게 생활습관 개선을 통해 여러 원인을 관리했음에도 불구하고 여전히 혈압이 높으면 그때는 반드시 혈압약을 복용해 혈압을 조절해야 한다. 병원에 올 때마다 하루 빨리 약을 복용해야 하는 중증의 고혈압을 진단 받고서도 평생 혈압약을 먹는 것이 싫다며 투약을 거부하는 사례가 적지 않다. 이런 환자들은 약을 먹는 대신 집에서 양파즙을 먹는 등 나름의 노력을 기울이지만, 그중 일부는 수개월 내 뇌출혈로 쓰러져 오랫동안 병원 신세를 지곤 한다.

이렇게 언제 터질지 모르는 시한폭탄과 같은 고혈압을 가만히 품고 있는 것보다는 적극적으로 치료해 사고를 미연에 방지하는 것이 훨씬 더 현명하다. 혈압약은 고혈압을 관리하는 여러 가지 방편 중 하나다. 적절한 시기에 치료를 시작하고 약과 더불어 혈압을 조절할 수 있는 생활요법과 평생 함께할 각오를 해야 한다.

혈압약을 평생 먹어야 한다면 당신은 어떻게 할 것인가? 고민할 틈이 없다. 지금 당장 치료를 시작하자. 괜찮겠지 하다가는 내 몸 안에 살고 있는 조용한 살인자가 언제 생명을 앗아갈지 모르니까 말이다.

당뇨약을 정말 끊는 사람들

인터넷에 보면 당뇨약 끊기에 성공했다는 글들을 심심치 않게 볼 수 있다. 어떤 이는 좋은 물을 마시라 하고, 어떤 이는 건강보조식품으로 당뇨를 치료했다고 경험담을 늘어놓는다. 또 TV에서는 특정 버섯이 당뇨를 치료하는 효능이 있다고 선전하기도 한다.

당뇨병 환자나 가족이라면 이런 이야기들에 솔깃해지게 마련이다. 당뇨약 또한 평생 먹을 각오를 해야 하는 만큼 이런 이야기들을 접하면 '도대체 어떤 말을 믿어야 할까?', '지금이라도 약을 끊고 다른 방법을 찾아볼까?' 하는 생각이 드는 것도 무리가 아니다.

정확하게 말하자면 당뇨병은 완치할 수 없는 질병이다. 생활습관을 바꾸어 먹던 약을 중단하게 된 경우라 해도 완치라고 볼 수는 없다. 지금 당장은 질병이 없는 상태일지라도 언제든 재발할 수 있는 상태라고 보는 것이 맞다.

처음 당뇨병 진단을 받은 경우 꾸준한 식단관리와 운동요법을 병행하면 상당 기간 동안 정상적인 혈당을 유지할 수 있다. 하지만 그렇다 하더라도 당뇨병 자체가 완전히 사라진 것은 아니기 때문에 지속적인 관리가 필요하다. 심각한 것은 당뇨병이 완치되었다고 생각한 나머지 정기적인 검사를 받지 않고 지내다가 합병증이 발생하고 나서야 뒤늦게 병원을 찾는 일이 빈번하다는 것이다.

당뇨병은 아무런 초기 증상이 없기 때문에 관리에 소홀해지기 쉽다. 하지만 발병한 지 대략 5~10년이 지나면 심각한 합병증이 시작되는 무서운 질병이다. 대표적인 합병증으로는 실명까지 가능한 망막병증, 심한 경우 신장 투석이 필요한 신기능장애 등이 있으며, 혈액순환에 문제가 생겨 심혈관계 합병증을 일으키기도 한다. 당뇨병 진단을 받았다면 이 모든 합병증에 대해 미리 경고장을 받은 셈이다.

그렇다면 당뇨병은 어떻게 관리하고 당뇨약은 어떻게 사용해야 할까? 사람들은 흔히 인슐린 주사가 마치 마약이라도 되는 것처럼 무서워하면서 어떻게든 사용을 피하려고 한다. 그런데 1형 당뇨병의 경우 진단 시 이미 췌장에서 인슐린을 분비하는 베타 세포가 파괴된 상태이기 때문에 외부에서 인슐린을 주사로 투여하는 것이 해결책이다.

우리 몸에서 인슐린이 부족할 경우 급성 당뇨 합병증이 발생한다. 고혈당, 대사성 산증 및 케톤혈증이 유발되어 혼수상태에 빠지거나 사망까지 가능한 위험한 상태가 된다. 이러한 급성 합병증은 1형 당뇨에서 인슐린 주사를 빠뜨린 경우 곧잘 발병하므로 규칙적인 약의 사용이 무엇보다 중요하다.

나이가 들면서 발병하는 2형 당뇨병의 경우 인슐린 분비 기능이 작동하긴 하지만 인슐린이 제대로 쓰일 수 없는 인슐린 저항성이 원인이다. 여기에는 비만, 스트레스, 유전적 요인이 복합적으로 작용하는 만큼 치료에 상당한 어려움을 겪게 된다.

2형 당뇨의 치료에는 인슐린 저항성을 줄이는 약, 인슐린 분비를 돕는 약 등 여러 가지 약이 사용된다. 2형 당뇨 환자의 경우 식이요법이나 운동 등으로 혈당을 잘 관리하면 약의 가짓수를 줄이거나 인슐린 주사 사용을 피할 수는 있다. 하지만 당뇨 환자의 췌장 기능은 시간이 지남에 따라 점점 나빠지게 되므로 약이 점점 늘어나고 결국에는 인슐린 주사까지 사용하게 되는 것이다.

좋은 당뇨약이 많이 개발되었다고는 해도 한 번 망가진 췌장 세포의 기능을 회복시키는 데는 별다른 역할을 하지 못한다. 약을 복용함으로써 잃어버린 기능을 대신할 뿐이다. 따라서 췌장을 새롭게 이식하지 않는 한 꾸준히 약을 복용하고 생활습관을 개선해 평생 혈당을 관리하는 것이 최선의 길이다.

사정이 이렇다 보니 당뇨병 치료와 관련해 터무니없는 과장광고가 많은 것이 사실이다. 광고에서는 혈당을 떨어뜨리고 췌장 기능의 회복에 좋다는 각종 보조제를 선전하며 당뇨병의 완치를 장담하지만, 안타깝게도 그렇게 쉽고 간단하게 당뇨병을 완치시키는 방법은 없다.

완치라는 말에 현혹되어 검증되지 않은 치료나 식품에 의존했다가는 오히려 건강을 더욱 해칠 수 있다. 특히 당뇨약과 함께 복용 시 예상치 못한 부작용을 일으키기도 하므로 막연한 기대를 품고 이러한 식품이나 건강보조제를 구매했다가는 안 먹느니만 못한 결과를 낳을 가능성이 높다.

예를 들어 뽕잎이나 누에 가루와 같이 어느 정도 혈당을 낮추는 데 도움이 되는 제품이라 하더라도 유효 성분의 함량이 일정한 농도로 함유되어 있는지 보장할 수 없고 혈당 강하제를 복용하는 사람에게는 저혈당을 유발할 수 있다. 또 음용하는 차 제품들은 우러나오는 정도가 달라 효능을 일정하게 평가하기도 어렵다고 한다. 특히 당뇨가 발생한 지 오래된 경우 신장 기능이 약해지므로 이런 제품에 있는 유효 성분 외 기타 성분에 의해 신독성이 발생할 수도 있다.

우리나라 당뇨병 환자의 약 60%는 자신이 당뇨병이라는 사실을 모르고 지낸다고 한다. 식욕이 증진되어 많이 먹고, 갈증으로 인해 물을 많이 마시고, 소변을 자주 보는 증상들은 당뇨가 상당히 진행되고 있음을 나타낸다. 이러한 증상을 느끼면 이미 합병증 또한 조금씩 진행되고 있는 상태가 되기 때문에 증세가 없는 당뇨병이라 하더라도 정기 검진을 통해 병을 조기에 발견하고 평소 혈당을 관리하는 습관을 길러야 당뇨약의 부담으로부터 벗어날 수 있다.

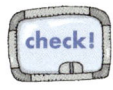 제2형 당뇨병의 위험인자

당뇨병 선별 검사는 40세 이상 성인이거나 다음의 위험인자가 있는 30세 이상 성인의 경우 매년 시행하는 것이 좋다.

- 과체중(체질량지수 23kg/㎡ 이상)
- 직계 가족(부모, 형제자매)에 당뇨병이 있는 경우
- 공복혈당장애나 내당능장애의 과거력이 있는 경우
- 임신성 당뇨병 혹은 4kg 이상의 거대아 출산력
- 고혈압(140/90mmHg 이상 또는 고혈압제제 복용 중)
- 고밀도지단백질(HDL) 콜레스테롤 35mg/㎗ 미만 혹은 중성지방 250mg/㎗ 이상
- 인슐린 저항성(다낭성난소증후군, 흑색가시세포증) 징후
- 심혈관계질환(뇌졸중, 관상동맥질환 등)

식물성 여성 호르몬제,
믿거나 말거나

사람들이 약을 선택할 때 약사의 조언보다 친구의 추천에 더 강한 신뢰를 보이는 특별한 약이 있다. 바로 갱년기 치료제다. 갱년기 증상으로 한 겨울에도 땀을 비 오듯 흘려 가방에 부채를 챙겨 다니는 엄마들도 병원에 가서 검사라도 받아보라고 하면 손을 내저으며 거부한다. 혹자는 갱년기가 온 것을 인정하려니 너무 서글퍼 병원에 가기 싫단다. 이런 심리 때문에 남에게 말 못할 이상한 몸의 변화를 친구나 인터넷 검색창에 털어놓다 보니 좋은 약이 있다는 말만 들으면 귀가 솔깃해지는 것이다.

갱년기 여성의 마음을 유혹하는 대표적인 치료제는 안전성을 내세운 생약 성분의 제품들이다. 이들 제품의 포장 박스에는 보란 듯이 '호르몬제 대용', '부작용 없는 여성 호르몬'이라는 문구가 쓰여 있다. 과연 이 제품들의 효능은 어느 정도일까?

냉정하게 말해 부작용 없는 식물성 여성 호르몬제란 없다. '식물성', '생약 성분'이라고 하면 무조건 안전하다고 생각하기 쉽지만, 이러한 성분에도 부작용은 존재하기 마련이다. 또한 얼굴이 화끈거리고 감정기복이 심한 증상을 조금 경감시키는 기능이 있다고 한들 이를 '여성 호르몬 대체제'라고 부르는 것은 억지에 가깝다.

대표적인 식물성 여성 호르몬제 성분으로는 서양승마(Black Cohosh) 추출물이 있다. 이 성분은 얼굴이 화끈거리는 갱년기 증상에 효능을 보인다는 연구 결과에 힘입어 이른바 '식물성 에스트로겐'으로 큰 주목을 받았다. 그런데 해외에서 발표한 이 연구는 대부분 '레미페민'이라는 특정 브랜드의 제품으로 이루어져 서양승마 추출물을 함유한 모든 제품이 다 효과적이라고 해석하기에는 무리가 따른다. 더구나 이 브랜드의 제품을 복용하고도 아무런 효과를 느끼지 못한 환자들도 적지 않다.

서양승마 추출물은 유방암 환자가 여성 호르몬 억제제를 복용하면서 나타나는 얼굴 화끈거림 증상에 특효가 있는 것처럼 알려져 있지만, 이 성분이 유방암에 어떤 영향을 미치는지는 정확히 밝혀진 바가 없다. 오히려 몸속에서 여성 호르몬과 유사한 작용을 나타낼 수도 있기 때문에 여성 호르몬과 관련된 유방암, 자궁내막증, 난소암 등의 이력이 있거나 위험이 높은 경우 복용을 피하는 것이 좋다. 또한 간독성에 대한 보고가 있으므로 간 기능이 좋지 않은 사람도 복용을 삼가야 한다.

우울증 치료에 사용되는 성분이 갱년기 호르몬제로 둔갑하기도 한다. 외국에서 주로 우울증이나 불면증 개선에 사용되는 '세인트존스워트(St. John's Wort)'는 성요한풀, 히페리시라는 이름으로 갱년기 치료제 제품에 함유되어 있는데, 이 성분은 몸속에서 세로토닌, 도파민, 노르에피네프린과 같은 호르몬에 영향을 미친다.

그럼 왜 우울감 개선에 도움을 주는 성분이 갑자기 갱년기 치료제로 둔갑한 것일까? 여성 호르몬 불균형으로 인해 나타나는 감정기복, 우울감, 불면증 등에 효과가 있기 때문이다. 그렇다고 이 성분을 기타 갱년기 제 증상에 여성 호르몬처럼 효과가 있다고 생각하는 것은 완전히 오해다. 레드클로버, 대두 추출물 등의 생약 성분 또한 마찬가지로 일부 갱년기 증상에 어느 정도 효과를 보일 뿐이다.

여성 호르몬은 우리 몸의 여러 곳에서 다양한 작용을 할 뿐 아니라 나이에 따라 그 작용 정도가 달라진다. 그러므로 생약 성분으로 여성 호르몬을 완벽히 대신할 수는 없다. 또한 얼마만큼의 양을 복용해야 내게 필요한 정도의 호르몬으로 작용할 수 있는지에 대해서도 정확히 알 방법이 없다.

요즘은 얌 추출물을 함유한 바르는 호르몬제가 안전하다며 인기를 끌고 있는데, 이는 실험실에서 화학적으로 '에스트로겐'이나 '프로게스테론'으로 변환이 가능한 성분이기는 하다. 그런데 피부에 바르면 몸속에서 이와 똑같은 반응이 일어날지 의문이며, 개인마다 달라져야 하는 용량이나 용법에 대해서도 정확한 가이드가 없다. 또 일부 제품은 처방약인 '프로게스테론'을 직접 넣어 만들어 부작용이 우려된다고 캐나다 보건부에서 발표하기도 했다.

광고를 보고 특정 제품을 구입하러 약국에 온 환자들에게 증상을 설명해 보라고 하면 제각기 다른 증상을 호소한다. 갱년기라고 해서 모두 우울감을 느끼거나 감정기복을 겪는 것은 아니라는 얘기다. 성분의 작용에 대한 정확한 정보 없이 친구의 조언이나 광고에만 의지해 내게 적합하지 않은 제품을 복용해서는 안 되는 이유다.

이른 폐경으로 인한 갱년기 증상이나 견디기가 힘들 정도의 불편함을 느낄 경우에는 여성 호르몬제의 도움을 받는 것도 나쁘지 않다. 여성 호르몬의 부족은 중장기적으로 건강에 나쁜 영향을 미치기 때문이다. 이를 적절히 관리하지 않으면 심장병, 골다공증, 치매, 요실금 등 각종 만성질환으로 이어질 수 있다.

다만 사람들이 여성 호르몬제를 기피하는 가장 큰 이유는 대부분 유방암 발생 부작용에 대한 두려움 때문인데, 약 5년 이내의 복용은 유방암 발병에 영향을 미치지 않는다고 한다. 호르몬제를 복용하기 시작하면 '부작용 모니터링' 목적으로 유방암 검진을 주기적으로 시행하기 때문에 오히려 유방암 조기 발견의 기회가 될 수도 있다.

물론 여성 호르몬제 복용 금기사항에 해당되는 경우 복용은 금물이다. 이렇게 여성 호르몬제를 복용할 수 없는 경우이거나 부작용 때문에 먹기가 싫다면 차선책을 찾아야 한다.

안면 홍조에는 혈관 운동을 감소시키는 약을 쓸 수 있고, 빈뇨나 성교통에는 국소적으로 바르는 호르몬제를 사용하기도 한다. 여성 호르몬 부족으로 인한 골다공증 또한 칼슘제와 골다공증 치료제를 복용할 수 있다.

갱년기에 좋다는 생약 성분을 먹지 말고 무조건 호르몬제와 같은 '약'을 복용하라는 것이 아니다. 알 수 없는 효능에 기대를 걸고 이 약 저 약 시도해 보기 이전에 적절한 검진을 받고 본인에게 적합한 치료에 대해 의사나 약사와 상의해 보라는 것이다.

폐경이라 할지라도 개개인이 가진 호르몬의 레벨은 각기 다르다. 검사를 통해 호르몬 수치에 따라 필요한 양의 호르몬을 보충해야 하며, 부작용에 대해서도 정기적인 검사가 필요하다. 이러한 안전장치도 없이 효과나 용량도 정확히 알 수 없는 호르몬 유사 제품들에 너무 의존하지 않았으면 한다.

여성의 평균 수명이 80세를 웃도는 걸 고려하면 폐경 이후에도 약 30년 정도를 더 살아야 한다. 인생 2막을 여는 이 중요한 시기에 발생하는 건강상의 문제는 반드시 전문적인 관리가 필요하다.

갱년기 셀프케어 자가진단표

☑ 다음의 갱년기 자가진단표를 이용해 35점 이상의 점수가 나올 경우 적절한 치료를 시작해야 한다.

※ 각 항목에서 '해당 없음'은 0점, 합계 점수가 15~20점은 '경미한 상태' / 25~35점은 '중증도' / 35점 이상은 '심한 갱년기'

질문 내용	건강 상태 정도(점수)		
	가끔	자주	항상
❶ 얼굴이 달아오르거나 밤에 땀이 난다.	☐4	☐8	☐12
❷ 손발이 저리거나 찌릿한 느낌이 든다.	☐2	☐4	☐6
❸ 잠들기 어렵거나 깨어나서 다시 잠자기 힘들다.	☐2	☐4	☐6
❹ 신경질을 잘 부리고 괜히 불안해진다.	☐2	☐4	☐6
❺ 울적한 느낌이 들 때가 있다.	☐1	☐2	☐3
❻ 현기증이 난다.	☐1	☐2	☐3
❼ 쉽게 피로하다.	☐1	☐2	☐3
❽ 관절 마디나 근육에 통증이 느껴진다.	☐1	☐2	☐3
❾ 머리가 자주 아프다.	☐1	☐2	☐3
❿ 가슴이 두근두근 거린 적이 있다.	☐1	☐2	☐3
⓫ 피부에 가려운 느낌이 있다.	☐1	☐2	☐3

너무도 쉽게 선택하는 피임약의 위험한 부작용

우리가 약국에서 마음대로 사서 복용하는 피임약이 미국과 캐나다 등 해외에서는 반드시 의사의 처방에 따라 복용하고 주기적으로 부작용을 체크해야 하는 약이다.

피임약의 주성분은 '에스트로겐'과 '프로게스테론'이라는 여성 호르몬이다. 이 2가지 성분이 복합 함유된 피임약은 혈전색전증, 중증 고혈압, 관상동맥질환, 뇌혈관질환의 발생 위험을 높인다. 이런 위험한 부작용을 방지하기 위해 의사가 개인의 건강상태 및 가족력을 확인하여 피임약을 복용해도 될지 판단한 후 처방하도록 한 것이다.

우리나라의 경우 외국과는 정반대로 피임약을 관리한다. 한시라도 빨리 먹어야 효과가 좋은 '사후 피임약'의 경우 의사의 처방이 필요한 전문약으로 분류한 반면, 장기적으로 복용해 부작용의 위험에 노출되기 쉬운 '일반 피임약'은 누구나 손쉽게 사먹을 수 있는 '일반약'으로 분류한 것이다.

주로 여성 호르몬제인 피임약의 부작용으로는 흔히 유방암만을 떠올리기 쉽다. 하지만 피임약의 부작용으로 더욱 심각한 것은 혈전을 생성하고 혈관을 막아 발생하는 혈전정맥염, 폐색전증, 심근경색 등 생명을 위협하는 심혈관계 부작용이다.

★ 특히 고혈압, 당뇨 등의 심혈관계 관련 질환이 있는 경우, 35세 이상의 흡연자 등은 피임약으로 인한 부작용 발생 위험이 높은 사람이므로 피임약 복용을 피하는 것이 좋다.

피임약의 부작용은 약 성분의 종류와 함량에 따라 달라진다. '에스트로겐'의 함량이 높으면 메스꺼움, 유방 팽만감, 혈전증 등의 부작용이 증가하고 '프로게스테론'은 유방통, 두통 등을 일으킨다.

★ '프로게스테론' 성분 중 남성 호르몬 작용이 강한 성분은 여드름이나 다모증의 원인이 되기도 한다. 여드름, 체모 증가의 부작용을 줄이기 위해 3세대, 4세대의 프로게스테론 계열 성분을 함유한 신제품들이 출시됐지만 이들은 오히려 혈전증의 부작용이 증가하는 문제가 있다. 실제로 생리통이 심한 환자가 산부인과에서 부작용이 적은 피임약을 처방받아 약 3개월가량 복용한 후 혈전이 폐혈관을 막는 폐색전증으로 사망하는 사고가 발생하기도 했다.

피임약은 우리 몸에서 비타민 B를 빼앗아가기도 한다. 피임약을 장기간 복용할 경우 만성피로를 느끼고 깊은 잠이 들지 않는 등의 원인 모를 증상이 나타나는데, 이는 체내 비타민 B군이 부족해졌다는 신호이다.

★ 비타민 B군의 부족 또한 심혈관계 질환의 위험을 높이기 때문에 피임약을 복용할 경우에는 고함량 비타민 B군 복합제를 같이 복용하는 것이 좋다.

부작용이 걱정된다고 해서 피임약을 무조건 복용하지 말아야 한다는 것은 아니다. 개인의 건강상태, 피임약마다 다른 성분과 함량을 잘 따져보고 본인에게 맞는 약을 잘 선택해야 한다는 것이다. 또한 피임약은 복용 전 반드시 의사나 약사와 '상담이 필요한 약'이라는 사실을 꼭 명심하기 바란다.

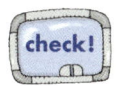 **경구 피임약의 복용을 피해야 하는 경우**

다음의 내용을 잘 읽고 이와 같은 경우에는 경구 피임약의 복용을 피해야 한다.

- 뇌혈관질환, 관상동맥질환
- 혈전성 심장판막질환
- 혈전성 심장부정맥
- 혈관장애가 있는 당뇨병
- 조절되지 않는 고혈압
- 유방암이 있거나 의심되는 경우
- 혈전정맥염, 혈전색전증이 있거나 병력이 있는 경우
- 자궁내막암이나 에스트로겐 의존성 암이 있거나 의심되는 경우
- 진단되지 않은 질 출혈
- 임신 중 발생한 폐쇄성 황달
- 간 기능이 저하된 간질환
- 임신 중이거나 임신이 의심되는 경우
- 흡연자(1일 15개비 이상, 35세 이상)

커뮤니케이션을 통한 부작용 모니터링

　　한번은 약국에 온 환자가 말을 하면서 자꾸 턱을 이상하게 움직였다. 본인은 자각하지 못하는 것 같은데 아무래도 약물 부작용인 것 같아 조용히 따로 불러 먹는 약에 정신과 약물이 있는지 물어보니 그렇다고 한다. 의심 가는 약을 말해주고 빠른 시일 내에 의사와 상담해 약을 바꾸거나 용량을 조절해야 한다고 일러주었다.

　약을 복용할 때 환자들은 제일 먼저 부작용을 걱정한다. 혹시라도 약물 부작용이 발생하면 어디에 알리고 어떻게 대응해야 하는지 모른다는 사실이 더욱 걱정을 키우는 듯하다.

　약국에서는 약을 조제하는 것 외에도 환자를 대면하면서 늘 하는 일이 있는데 바로 '부작용 모니터링'이다. 부작용 보고 활성화를 위해 국가에서 지역 약물감시센터를 지정해 운영하는데, 종합병원 이외에 방문이 쉬운 지역 약국들이 모두 이에 속한다. 약물 부작용에 대한 정보가 궁금할 때도, 약을 먹고 특이한 증상이 나타날 때도 모두 가까운 약국으로 가서 상담하면 된다.

　문제는 환자들이 부작용에 대해 걱정하는 만큼 약사와 원활한 상담이 이루어지지는 않는 편이며, 제대로 부작용에 대처하지도 못한다는 점이다. 실제로 매달 혈압약을 받아가는 환자들에게 "약 먹으면서 특이한 증상이 나타난 적은 없나요?"라고 물어보며 매번 부작용 여부를 확인하지만, 환자들은 대부분 빨리 약만 받아가려 한다.

어떤 할머니 환자는 고혈압약을 먹은 후 1년 넘게 기침이 멈추지 않아 여기저기서 좋다는 기침약을 구해 먹었다고 한다. 심지어 폐암 검사까지 받았으면서도 약국에는 이상 반응에 대해 한 번도 말해주지 않았다. 고혈압약 중에 마른기침을 유발하는 약이 있는데 복용을 중단하면 나아지는 것을 모르고 계속해서 기침을 하면서 암이 아닌가 걱정을 했다는 걸 생각하면 매우 안타까운 일이다.

당뇨약을 복용하던 한 중년 남성의 경우에도 이유 없는 속 쓰림, 소화불량이 지속되자 종합병원까지 찾아가 내시경 검사와 위암 검진까지 받았다. 그렇게 별 탈이 없다는 진단을 받고 나서도 증상이 나아지지 않아 짜먹는 제산제를 수개월간 복용한 사례도 있다. 이러한 위장관 부작용은 당뇨약을 식후에 바로 먹거나 용량을 조절하면 나아진다. 그럼에도 약의 부작용을 알지 못해 쓸데없는 의료비용만 낭비한 셈이다.

이쯤 설명하면 '아니 도대체 왜 의사나 약사는 이런 걸 알아서 해결해 주지 못하는 거야?' 하는 생각이 들 것이다.

약물 부작용 중에는 앞서 언급한 사례처럼 근육의 움직임이 부자연스러워 눈에 띄게 증상이 나타나는 경우도 있지만, 대부분 환자 스스로 이상 증상을 호소해야 발견할 수 있는 경우가 많다.

또한 환자가 직접 말해주지 않으면 그 환자의 약물 복용 내역을 모두 확인해 볼 수 없는 시스템상의 문제도 있다. 한마디로 환자의 얼굴만 보고 어떤 약으로 인해 부작용을 겪고 있는지 의심해 보기에는 정보가 너무 부족하다는 것이다.

대부분 의사와 약사는 환자와의 직접적인 인터뷰를 통해 복용하는 약에 대한 정보를 얻고 이상 반응을 알아채게 된다. 그런데 환자 스스로 복용하는 약에 대한 이해가 부족할 경우 이러한 소통에 곧잘 문제가 발생한다.

약에는 전혀 예상치 못한 부작용이 있을 수 있다. 당뇨약을 먹었는데 소변에 피가 섞여 나오는 경우도 있고, 혈압약을 먹었는데 잇몸이 자라는 경우도 있다. 그러므로 약을 조제할 때 주의해서 지켜봐야 하는 부작용에 대해 약사에게 충분한 설명을 듣고 환자 스스로가 인지하고 있어야 한다.

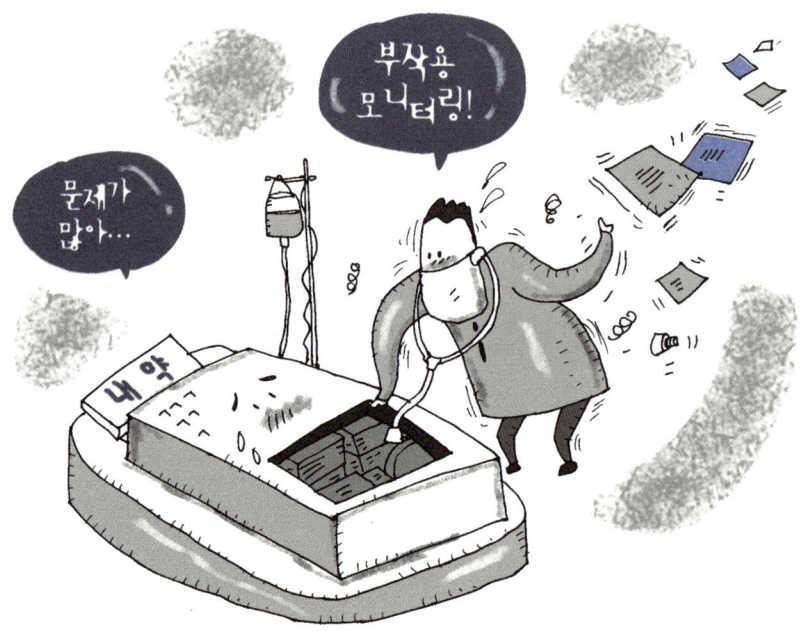

또한 약물 부작용은 사람마다 제각기 다른 형태로 나타날 수 있기 때문에 약을 먹기 시작한 후 이상한 몸의 변화가 발생한다면 약 때문이 아닌지 의심해 보고 재빨리 의사나 약사와 상담하는 것이 좋다.

약을 복용하고 있다면 평소보다 몸에 나타나는 변화에 더 많은 관심을 기울여야 한다. 약물 부작용에 대한 의심이 때로는 다른 질병을 찾아내는 기회가 되기도 한다. 한번은 노인 환자가 아무래도 복용하는 약 때문에 건망증이 생긴 것 같다고 하면서 약을 들고 약국을 방문했다. 그 환자가 먹는 약은 사실 건망증과 무관한 진통제였지만, 상담을 한 덕분에 치매 증상을 조기에 발견해 더 나빠지기 전에 관리를 시작할 수 있었다.

고혈압약이나 당뇨약처럼 오랜 기간 같은 약을 복용하는 경우에는 1년치 약을 한꺼번에 받아가고 싶은데 왜 자꾸 조금씩 약을 주느냐는 불평을 많이 한다. 하지만 약물 치료가 잘 되고 있는지, 부작용을 겪고 있지 않는지 모니터링하기 위해서는 의사나 약사를 자주 만나는 것이 좋다. 약 부작용이 발생할 경우 약의 종류를 바꾸거나 용량을 조절해야 하는 등 적절히 대처해야 하기 때문이다.

약국에서 약을 건네받는 그 순간부터 부작용에 대한 모니터링은 시작된다고 볼 수 있다. 담당 주치의와 내 약사와의 상담을 통해 신뢰를 쌓는다면 특정 약의 부작용을 우려해 질병 치료를 기피하는 어리석은 선택을 하는 일이 줄어들 것이다.

약이 영양소를 빼앗아간다고?

미국 가정의들이 발표한 저널에 따르면 '노년기 환자들의 우울증과 불면증은 장기 복용하는 만성질환 치료제로 인한 영양소 결핍이 원인'이라고 한다. 또한 '하버드메디컬센터'에서는 60대 남성 환자의 관절 통증과 불편한 걸음걸이가 위장약 복용으로 인한 비타민 B12 부족 때문이라는 결론을 내렸다.

비타민이나 미네랄과 같은 영양소가 그렇게 몸에 막대한 영향을 미치겠느냐고 의아해하는 사람들을 위해 한 가지 사례를 소개하겠다.

캐나다 약국에서 있었던 일이다. 한 백인 환자가 비타민 B12를 사가지고 가더니 며칠이 지나 다시 약국에 와서 "이것만 먹으면 몸이 쳐지고 졸리는 거 같다"며 환불을 요구했다. 괜한 꾀병이라고 생각할 수도 있겠지만 실제 비타민 B12는 잠이 오게 하는 멜라토닌이라는 호르몬의 생성에 관여한다. 사람마다 몸속에서 영양소나 약이 작용하는 정도가 제각기 다르기 때문에 가끔 이렇게 눈에 띄게 과도한 작용이 나타나기도 하는 것이다.

비타민 B12 한 알이 수면제처럼 작용하는 사람이 있다니 놀랍지 않은가?

이 경험을 바탕으로 약으로 인한 영양소 결핍에 관심을 가지고 실제 환자들에게 적용해 보았다.

오랜 기간 당뇨약, 고혈압약을 복용하는 노년기 환자가 잠이 잘 오지 않는다고 증상을 호소하기에 비타민 B가 부족해져서 그럴 수 있으니 한번 복용해 보지 않겠느냐고 권했다.

할머니는 그날 이후로 비타민 B군 복합제를 '잠 잘 오는 약'이라고 불렀다. 아직도 꼬박꼬박 비타민제를 사러 약국을 방문하는 할머니는 잠이 잘 올 뿐 아니라 피곤함도 훨씬 덜 해졌다면서 '잠 잘 오는 약'에 대해 감탄사를 쏟아내곤 한다. 결국 할머니의 증상은 약으로 인한 영양소의 결핍이 문제였던 것이다.

질병 치료를 위해 약을 복용 중이라면 '약으로 인한 영양소 결핍'에 관심을 가져야 한다. 약물 부작용을 방지하고 건강을 지키는 해법이 바로 영양소 안에 있을 수도 있기 때문이다.

'당뇨'에 많이 처방되는 '메트포민' 성분의 약은 '비타민 B12'를 부족하게 만들어 '말초신경염' 발생의 직접적인 원인이 되기도 한다. 당뇨 때문에 발생하는 여러 건강상의 문제를 더욱 가중시키는 것이 바로 약 때문이라니 참 아이러니한 일이지만, 그렇다고 해서 약 복용을 임의로 중단해서는 절대 안 된다. 이럴 때는 비타민 B12를 매일 한 알씩 복용함으로써 당뇨도 관리하고 약 부작용도 예방하는 것이 현명한 선택이 될 것이다.

'위염' 치료제는 속 쓰림을 낫게 해주지만 위산 분비를 억제해 산성 환경에서 흡수되는 칼슘, 철분 등의 영양소 흡수를 방해한다. 이로 인해 위염 치료제를 오랫동안 복용하면 '칼슘' 부족으로 골다공증이나 골연화증이 발생할 수 있으므로 반드시 칼슘을 보충해 주어야 한다.

고혈압약으로 많이 쓰이는 '이뇨제'를 복용하는 경우 약이 소변을 배출시키면서 수용성 비타민과 미네랄 및 각종 전해질을 함께 끌고 나가기 때문에 이유 없이 피곤하고 나른한 증상을 느끼게 된다.

고지혈증약으로 많이 쓰이는 스타틴 계열의 약 또한 우리 몸의 세포가 에너지를 만들어내는 데 필요한 '코엔자임Q10'을 부족하게 만든다. 코엔자임Q10 부족으로 인해 이유 없이 기운이 빠지고 무력감을 느끼는 사람들도 많다.

★ 피로감이나 우울감, 불면증 등 생활상의 불편함을 해결하기 위해서만 영양소가 필요한 것은 아니다. 영양소 결핍 그 자체로 심각한 건강상의 문제를 일으키기도 한다. 엽산, 비타민 B12 등의 비타민 B군 결핍은 뇌졸중, 심근경색 등의 심혈관계 질환의 직접적인 원인이 되기도 한다. 또한 코엔자임Q10 부족은 심장 근력을 약하게 만들어 심장이 힘차게 피를 짜낼 수 없게 만들기도 한다.

복용하는 약에 따라 보충해야 할 영양소에 대해 설명하다 보면 사람들은 꼭 이런 반응을 보인다.

"먹는 약도 많은데 비타민제까지 먹어도 돼요? 약을 너무 많이 먹는 거 아닌지 모르겠네요."

약을 많이 먹는다고 해서 밥을 먹지 않는 사람이 있을까? 몸에 필요한 영양소를 보충하기 위해 먹는 비타민과 미네랄 등은 우리가 살아가기 위해 먹는 끼니와 같다고 생각할 필요가 있다.

당뇨약이나 위장약 등으로 인한 결핍을 바로 잡기 위해서는 충분한 양의 비타민 B12를 복용해야 한다고 하면 대부분 '많이 먹으면 몸에 해롭지 않을까?' 하는 의문을 가진다. 이런 의문은 동서양을 막론하고 대부분의 환자들이 가진 걱정거리인데, 이에 대해 미국의 한 저명한 의사는 "비타민 B12로 인해 죽음에 이르는 방법이 하나 있다. 욕조물에 비타민 B12를 풀어두고 물에 빠져 죽는 것뿐"이라는 명쾌한 대답을 내놓았다.

그 정도로 고용량의 B12를 비타민제로 섭취해도 될까 하는 우려는 쓸데

없는 기우에 지나지 않는다. 물론 과량 복용 시 독성이 있는 영양소가 있긴 하지만 대부분 복용량을 잘 지킬 경우 크게 문제되지 않는다.

유전이나 환경적인 요인 또는 나이가 들어감으로 인해 질병이 발생하는 것을 막을 수는 없다. 질병의 진행을 막고 합병증을 예방하는 것만이 최선의 선택인 것이다. 건강수명을 연장하기 위해서는 생활습관 개선과 함께 꼭 필요한 것이 바로 '약으로 인한 영양소 결핍'을 바로잡는 것이다.

약 종류	성분 및 효능별 분류	보충이 필요한 결핍 영양소
고혈압약	이뇨제(라식스)	비타민 B1, 비타민 B6, 비타민 C, 마그네슘, 칼슘, 칼륨, 아연, 나트륨
	이뇨제(티아지드)	마그네슘, 칼륨, 코엔자임Q10, 나트륨
	베타차단제	코엔자임Q10, 멜라토닌, 비타민 B12
고지혈증약	콜레스티드, 퀘스트란	비타민 A, D, E, K, 베타카로틴, 비타민 B12, 엽산, 철분
	피브레이트	비타민 B2, B6, B12, 엽산
	스타틴 계열	코엔자임Q10, 비타민 D
당뇨약	메트포민	비타민 B12, 엽산, 코엔자임Q10
진통제 소염진통제	아스피린	비타민 C, 비타민 B12, 비타민 K, 엽산, 철분
	소염진통제	엽산
	스테로이드	비타민 C, 비타민 D, 엽산, 칼슘, 마그네슘, 아연, 칼륨
속 쓰림 식도역류약	위산 분비 억제제	비타민 B12, 베타카로틴, 단백질
	제산제	비타민 B12, 비타민 D, 엽산, 칼슘, 철분, 아연, 단백질
호르몬 대체약	피임약, 여성 호르몬제	비타민 B2, B3, B6, B12, C, 엽산, 마그네슘, 아연

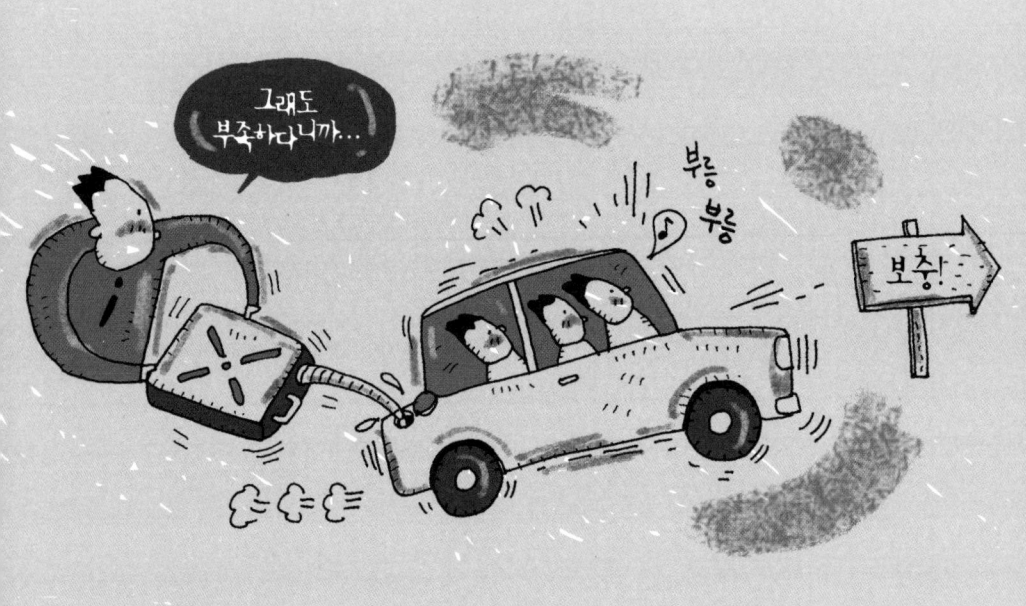

Chapter 7
영양제

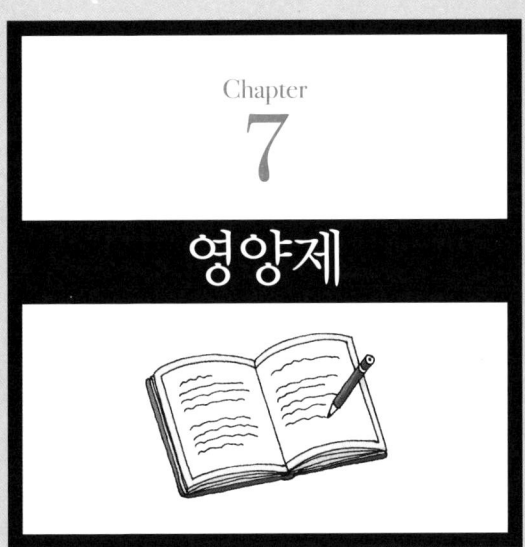

천연 비타민제의 늪

언젠가부터 사람들은 '천연' 비타민제만을 찾기 시작했다. 그럴 때마다 대부분의 약사들은 '또 어떤 회사가 장난을 치고 있네…!' 하며 대수롭지 않게 넘기곤 한다.

약의 허가제도나 화학 성분 등에 대한 이해가 부족한 일반인을 속이기 쉬운 말이 바로 '천연'이다. 비타민제를 만드는 회사들은 주로 사람들의 심리적 약점을 이용해 화학물질을 함유한 제품이 암을 일으킨다는 뻔한 말로 겁을 준다.

각종 TV 매체와 블로그에서는 연일 '천연 비타민'에 대해 찬양하는 말과 글 일색이다. 대부분 광고지만 약사인 내가 보기에도 정말 그럴 듯한 연구 결과까지 등장한다. 실험실 데이터나 논문은 사실 코에 걸면 코걸이, 귀에 걸면 귀걸이 격이다. 찾아서 끼워 맞추기가 너무 쉽기 때문에 업체가 원하는 결과를 도출한 논문을 찾기란 식은 죽 먹기나 다름없다.

사람들은 '천연 비타민'을 어떻게 만든다고 생각할까?
과일이나 채소를 따서 녹즙기에 갈아 먹듯 그렇게 간단히 알약으로 만들어낸다고 믿는 듯하다. 정말 원료를 '천연'에서 추출했다고 해도 추출과정에서 수많은 화학 처리가 들어가고, 그걸 다시 알약으로 빚기까지는 공정상 어쩔 수 없이 화학물질의 도움을 받아야 한다. 업체에서는 그러한 물질까지도 모두 '천연물'을 썼다고 주장하겠지만 딱히 확인할 방법은 없다.

실제로 우리나라에 유통되는 비타민 중에는 진정한 '천연 비타민'이라 할 수 있는 제품이 없다고 식약처 대변인이 밝힌 적도 있다. '천연 비타민'이라고 표기하기 위해서는 '인공첨가물'과 '합성보존료'를 전혀 첨가하지 않아야 하는데, 그런 상태의 제품을 만드는 것은 '불가능'하다는 것이다.

실제 '천연 비타민'이라고 하는 제품들을 잘 살펴보면 '천연 원료'라는 표시조차 없는 제품들이 대부분이며, 천연 원료에 합성 비타민을 섞어 만들고는 '천연 원료'란 말을 교묘히 쓰기도 한다.

또 아무리 '천연'에서 추출한 원료만을 사용했다 하더라도 앞서 말했듯 약의 제형을 만들고 성분을 잘 보존하기 위해서는 '첨가제'가 필요하므로 엄밀히 말해 '천연'은 아닌 셈이다.

만일 화학적 합성으로 만든 비타민을 우리 몸이 잘 이용할 수 없고 암까지 일으킨다는 논리로 접근한다면 수많은 약들이 어떻게 잘 쓰이고 있겠는가!

첨가제가 없는 100% 천연 원료 비타민을 선전하는 블로그 포스팅에서는 첨가제가 얼마나 위험한지 보여주기 위해 첨가제와 유사한 물질이 얼마나 독성을 나타내는지 실험한 데이터를 인용하기도 한다. 대표적인 예가 바로 '스테아린산 마그네슘'이라는 성분이다. 이름만 들으면 무슨 굉장한 독성물질인 것처럼 들리겠지만 사실 이 성분은 약을 만들 때 꼭 필요한 첨가제다.

약효 성분을 넣어 알약을 만드는 공정을 녹차 수제비를 만드는 것에 비유해 보자. 밀가루에 녹차 분말을 넣고 골고루 비벼서 새알처럼 빚은 수제비한 알당 '일정한 녹차 가루'가 함유되게 하려면 가루 입자들이 서로 뭉치지 않고 매끄럽게 잘 비벼지도록 만드는 '부형제'가 필요하다. 이런 '활택제 (Lubricant)'의 역할을 하는 것이 바로 '스테아린산 마그네슘'인데 '안전한 부형제'로 FDA 승인을 받아 약을 만드는 공정에 오랫동안 문제없이 쓰여 온 성분이다.

그런데 이렇게 검증된 성분을 두고 몸에 해롭다고 하는 것은 쉽게 납득하기 어려운 주장이다. 더구나 아주 소량 첨가되는 '부형제' 때문에 약이 독해지고 부작용이 나타난다는 것은 억지 논리에 가깝다.

실제로 실험 결과를 들면서 이 '부형제' 성분이 위험하다고 주장하지만 정확히 같은 화학 성분으로 한 실험이 아닌 경우를 인용한 것이 문제다. 또 섭취량도 오류투성이다. 한 번에 약을 수백 알 먹어야 될 정도의 많은 양을 조그만 동물에게 투여해 독성을 보인 결과로 인체 유해성을 주장한다. 이렇게 그럴싸하게 공포감을 조장해 원래부터 안전하게 쓰이던 '부형제'를 호도하는 것은 바람직하지 못하다.

그렇다면 논란의 여지를 없애기 위해 '부형제' 없이 약을 만들면 어떨까?

'스테아린산 마그네슘'과 같은 부형제 없이 알약을 만든다면 한 알당 약효 성분이 일정량 골고루 함유되기 힘들다. 오랜 기간 약을 만들 때 사용해 온 '부형제'는 그 나름의 '역할'이 있기에 없앤다고 해서 반드시 좋은 것만은 아니다.

일부 제품은 알약을 만들 때 필요한 '부형제' 등의 화학물질을 사용하지 않기 위해 분말 형태로 만든다고 하지만, 분말은 습기에 약해 쉽게 변질되므로 반드시 '제습제'가 필요하다. 제습제는 '이산화규소'란 성분으로 이 또한 부형제로 쓰이는 화학물질이다.

최근 들어서는 '천연 엽산'을 다시 유행시키려는 사람들이 있다.

그들은 미국과 캐나다에서 대장암과 심혈관계 질환을 예방하기 위해 파스타 면, 밀가루 등의 식재료에 엽산을 첨가한 이후로 암 발생률이 더 증가했다는 자료를 인용한다. 천연 재료로 만든 엽산이 아닌 합성 엽산을 사용했기 때문이라는 논리를 퍼뜨리는 것이다. 그러나 실제로 미국 질병관리본부(CDC)에서는 이에 대해 다음과 같은 해석을 내놓았다.

"엽산 섭취의 중요성을 알리면서 대장암 조기 검진을 권고하다 보니 검진을 통해 모르고 있던 암을 발견한 경우가 급증했기 때문에 나타난 결과다."

또한 암에 걸린 환자의 경우 엽산이 암세포를 건강하게 만들어 암을 더욱 악화시킬 가능성이 있지만, "건강한 사람이 엽산을 적당히 섭취한다고 해서 암이 발생하지는 않는다"고 결론을 내렸다.

엽산은 음식물로부터 섭취할 경우 흡수율이 불과 50% 정도인 반면, 합성 엽산제를 섭취할 경우 흡수율이 무려 100%에 가깝다고 한다.

이 때문에 유엔 산하 기구인 국제연합식량농업기구(FAO)와 미국 식품의약국(FDA), 세계보건기구(WHO)에서는 임신 준비, 심혈관계 질환 등의 이유로 엽산의 요구량이 높은 사람들의 경우에는 오히려 흡수가 잘 되는 '합성 엽산제'를 먹으라고 추천한다. 우리나라 보건복지부 산하 '임산부약물센터'에서도 합성 엽산 복용을 권장한다.

비타민 D 또한 천연과 합성 사이에 흡수율의 차이가 미미한 대표적인 비타민으로, 천연 제품이 훨씬 흡수가 잘 되고 효능이 좋을 거라는 환상을 가질 필요가 전혀 없다. 비타민 C는 천연 성분이 약 1.3배 흡수율이 높고 각종 플라보노이드(과일이나 야채의 색깔을 나타내는 성분)를 함유하고 있다는 장점이 있지만, 가격 차이를 감수하면서까지 먹어야 하는지는 생각해 볼 일이다.

비싼 값을 주더라도 좋은 원료의 제품을 사서 먹겠다는 생각에 반기를 들고 싶지는 않다. 천연 재료에서 추출하는 비타민의 경우 원료가 되는 소재를 대량 확보해야 하고, 추출과 정제 공정이 까다롭기 때문에 가격이 비싸다. 또 쉽게 산화될 수 있으므로 보관에 주의를 기울여야 한다. 그런 비용과 번거로움을 감수할 만큼 가치가 있는지는 생각해 볼 문제라는 것이다.

또한 근거 없는 비방으로 소비자를 현혹하는 것은 바람직하지 않다. 가령 합성 비타민 C는 석유로부터 추출해 만들고, 합성 엽산은 개구리 껍질로 만든다는 등의 인터넷에서 떠도는 말들은 우리가 과연 과학이 발달한 정보화 시대를 사는 것이 맞나 싶을 만큼 귀를 의심하게 만드는 이야기들이다.

정확히 말해 합성 비타민 C는 옥수수 전분을 박테리아로 발효해 만든 '아스코르빈산'이다. 그렇다면 이 합성 비타민 C 또한 '천연 원료'라는 말을 써도 무방하지 않을까? '천연'이란 말에는 이렇게 어느 정도 모순이 존재한다.

어쨌든 합성 비타민에 대한 근거 없는 비방은 소비자를 '공포 마케팅'으로 우롱하는 것이라는 생각마저 든다. 현명한 소비자라면 이러한 과대광고에 의문을 품고 스스로 질문을 던져보아야 할 것이다.

혹시 '공포 마케팅'에 휘둘려 너무 쉽게 지갑을 여는 것은 아닐까? '천연 비타민'이라고는 하지만 정말 하나부터 열까지 좋은 천연 재료를 이용해 만든 것이 맞을까? 만일 의문을 해소하기 어렵다면 주변의 신뢰할 수 있는 약사에게 한 번쯤 물어보면 쉽게 해답을 얻을 것이다.

우리가 섭취하는 천연의 물질들이 대단한 가치가 있음에는 분명하다. '천연'에 존재하는 다양한 물질들을 추출하고 규명하면서 질병 치료에 획기적인 신약이 탄생할 수도 있다는 점에서 천연물은 가히 보물창고라 할 만하다.

그런데 이러한 '천연물'을 약으로 개발할 때는 여러 가지 과정을 거쳐 '핵심적인 화학 성분'을 뽑아내게 마련이다. 그 핵심 성분에 대해 다시 약효가 나타날 만큼의 양이 얼마 정도인지, 부작용은 무엇인지, 어떻게 만들어야 흡수가 되는지 등을 굉장히 오랜 시간 연구한다. 그리하여 약으로서 가치가 있는지 검토한 다음 대량 생산을 위해 '화학적으로 합성'해 동일한 물질을 만들어내고 약으로 널리 활용하는 것이다.

우리가 이미 성분에 대해 너무나 잘 알고 있고 오랜 시간 잘 사용해 온 비타민이나 미네랄은 굳이 천연 재료에서 뽑지 않아도 쉽고 안전하게 합성해 약으로 만들 수 있는 단계에 이른 것이다. 다시 말해 천연 재료에서 얻은 비타민과 합성으로 만들어낸 비타민은 '화학구조가 같은 물질'이다. 반드시 '천연'이어야 몸에 좋다는 과학적 근거는 없다.

사람들은 흔히 천연물질을 그대로 섭취하거나 바르면 그 안에 있는 약이 되는 성분이 몸속으로 들어가 작용할 것이라 착각한다. 하지만 약물 흡수 및 체내 작용기전은 생각만큼 그리 간단하지 않다.

결국 우리는 '천연'이라는 말에 담긴 달콤한 환상에서 벗어나야 한다. 비타민제를 선택할 때 가장 중요한 판단 기준은 '원료'보다는 '섭취 목적'이 되어야 하기 때문이다. 영양 공급이나 피로회복, 질병 치료의 보조 등 어떤 목적으로 비타민을 섭취하려 하는지 꼭 생각해 보기 바란다.

섭취하는 '목적'이 정해졌다면 다양한 비타민제 중 과연 어떤 제품이 그 목적에 맞는 성분을 함유하고 있는지, 약에 대해 잘 알고 있는 전문가의 도움을 받아 선택할 차례다.

비타민 B군 영양제에 주목하라

약국에 오는 누군가가 비타민제를 추천해 달라고 하면 늘 비타민 B 제품을 먼저 권한다. 수험생이나 피로를 느끼는 성인, 만성질환으로 약을 복용하는 환자 등 모두에게 꼭 필요한 성분이기 때문이다.

사람들은 흔히 '밥 잘 먹으면 되지 영양제가 무슨 소용이야'라고 생각할지 모르지만, 현실이 꼭 그렇지만은 않다. 요즘에는 식탁에 올라오는 식재료의 영양가가 예전의 그것과는 많이 다르다.

말 그대로 밥만 잘 먹다가 어느 날 갑자기 심한 피로를 느끼고 잠도 잘 오지 않을 만큼 체력이 저하되는 사람들이 정말 많다. 알록달록 총 천연색의 천연 컬러 푸드로 식탁을 차리면 그나마 낫겠지만, 바쁜 환경에서 살고 있는 현대인에게는 그렇게 챙겨 먹는 것이 쉬운 일은 아니다.

사정이 이렇다 보니 비타민제 하나쯤은 이제 필수로 여겨진다. 물론 천연의 음식을 섭취함으로써 영양을 공급하는 것이 좋기는 하다. 하지만 매 끼니마다 충분히 영양을 보충하려면 상당히 많은 양을 챙겨먹어야 하고 비용도 만만치 않다. 그런 이유로 나는 약국에 들르는 단골들에게 "간단히 비타민제 몇 알로 편하게 사시는 게 어때요?"라는 뼈 있는 농담을 하곤 한다.

사람들은 흔히 TV 광고로 유명해진 '종합비타민제'를 찾는데 하나만 먹는다면 그보다는 비타민 B를 먹으라고 권하고 싶다.

몸이 쳐지고 피로감을 느낄 때는 종합비타민제보다 '비타민 B군 복합제'가 더 좋기 때문이다. 특히 고혈압이나 당뇨, 고지혈증 등으로 인해 약을 복용하는 경우 심혈관계 질환 합병증 예방에도 비타민 B군이 도움이 된다.

비타민 B 하면 흔히 '삐콤씨'를 떠올리지만 요즘에는 여러 가지 종류의 비타민 B군 복합제들이 출시된다. 제품이 워낙 다양하고 각 제품마다 성분과 함량이 각기 다르므로 자신에게 맞는 제품이 무엇인지 알기 위해서는 전문가의 도움이 필요하다.

★ 우리나라 규정상 '식품의약품안전처'에서 승인한 효능만을 표기할 수 있어 제품 박스에 있는 설명만으로는 제품마다 다른 기능을 제대로 알아내기 힘들다.

미국이나 캐나다는 비타민제 성분의 효능 표기가 비교적 자유로운 편이다. 캐나다에서 많이 권하던 비타민 B군 복합제 제품이 있는데 이름이 'B Calm'으로 시작한다. 무언가 이 제품은 정신적 스트레스를 벗어나 고요한 (Calm) 상태로 만들어줄 것 같은 느낌이 들지 않는가? 이 제품은 비타민 B군을 골고루 함유한 제품임에도 불구하고 스트레스를 날려줄 듯한 이름 때문에 쉽게 선택하게 된다.

비타민 B군은 실제로 육체 피로는 물론, 정신적 피로를 느낄 때에도 섭취하면 좋은 성분이다. 비타민 B군은 비타민 B1부터 비타민 B12까지 각각의 기능이 조금씩 다른데 이 중에서 특히 비타민 B1, B6, B9, B12에 대한 연구가 가장 활발하다.

먼저 비타민 B1은 에너지 대사를 원활하게 만들어주고 B6는 만성피로, 신경독성 예방에 도움을 준다. 또 B12는 심혈관계 질환이나 신경염 예방에 좋다. 비타민 B군 제품은 각기 성분과 함량이 다르지만 이들 4가지 성분은 거의 대부분 함유되어 있다.

가끔 비타민 B군 복합제를 먹고 '소변이 너무 노랗게 나와서 놀랐다'는 사람들이 있는데, 이는 몸에 이상이 생긴 것이 아니라 비타민 B2(리보플라빈)가 형광 발색을 하기 때문이다. 비타민 B군 제품 중에는 색을 예쁘게 만들기 위해 '황색 타르색소'를 첨가한 제품들도 있지만, 그 때문에 소변 색이 변하거나 부작용을 염려할 정도는 아니다. 다만 타르색소에 알레르기가 있는 사람의 경우에는 색소를 함유하지 않은 제품을 골라야 한다.

요즘 해외에서는 비타민 B군이 부족한 경우 나타날 수 있는 증상에 대해 다양한 사례들을 발표하고 있다. 최근 '하버드메디컬센터'에서 발표한 환자 케이스를 보면 손발이 저리고 감각이 둔해지며 무릎이 아프고 걷기가 불편해지는 등의 노년기 '신경계통 이상'이 비타민 B12의 결핍 때문이라는 결론이 나왔다. 노년기가 되면 위장에서 위산 분비가 적어지므로 산성 환경에서 이루어지는 비타민 B12의 흡수가 잘 되지 않기 때문이다.

여기에 더해 위장약, 메트포민 성분의 당뇨약, 일부 고혈압약 등이 비타민 B12 결핍을 더욱 심화시키므로 비타민 B12는 노년기에 반드시 보충해야 하는 영양소로 추천된다.

캐나다에서는 매달 가정의에게 비타민 B12 주사 앰플을 가져와서 맞고 가는 환자들이 많다. 심혈관계 질환 예방을 위해 주사약까지 챙겨 다니면서 건강을 관리하는 모습에 처음에는 굉장히 놀라기도 했다.

반면에 우리나라 환자들은 비타민 B12 섭취의 중요성에 대해 아무리 말해도 필요성을 느끼지 못하는 듯하다. 굳이 주사로 맞지 않더라도 하루에 약 1000~1500mcg 정도의 B12를 함유한 비타민제를 섭취하는 것만으로도 충분하니 하나쯤 챙겨먹도록 하자.

비타민 B12가 좋다고 해서 꼭 단일 성분의 제품을 찾을 필요는 없다. 비타민 B군은 여러 성분이 함께 어우러져 서로의 작용을 돕기 때문에 복합제를 선택하는 것이 더 바람직하지만, 본인에게 필요한 성분의 함량만큼은 꼼꼼히 체크해 볼 필요가 있다.

탈모나 스트레스가 주된 걱정이라면 판토텐산이라고 불리는 비타민 B5와 비오틴을, 다이어트 중이거나 에너지 대사가 떨어지는 경우 당 대사에 도움을 주는 비타민 B1을, 만성피로나 우울감이 있다면 비타민 B6와 비타민 B12를 많이 함유한 제품을 추천한다.

비타민 B 복합제는 정신과 육체 피로를 관리하고 대사를 도와주므로 청소년, 여성 할 것 없이 대부분 잘 맞다. 이러한 이유로 비타민제 시장은 비타민 B군 복합제들이 주도하고 있다. 전년 대비 매출이 70% 가까이 상승했을 만큼 인기 품목이다.

이와 같은 분위기를 타고 제약사마다 각기 다른 특징을 내세운 비타민 B 제품의 홍보에 열을 올리고 있는 상황이다. 그런데 광고로 인기를 얻은 품목들 중에서는 성분 조성이나 함량이 부적절한 것들도 많으므로 비타민 B군 각각의 기능에 대해 이해하고 전문가 상담을 통해 본인에게 맞는 제품을 고르는 안목을 키우는 것이 바람직하다.

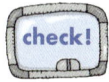 비타민 B군의 기능

❶ 비타민 B1 : 비타민 B1은 탄수화물과 아미노산을 대사시키는 데 필요한 영양소로 열량 소모에 중요해 모든 세포가 필요로 한다. 특히 신경세포, 피부와 소화기 세포는 비타민 B1이 더 많이 필요하다. 부족한 경우 신경염의 원인이 될 수 있다. 다이어트 중인 여성, 과로로 인한 피로감, 불면이나 초조, 불안이 있는 경우 추천한다.

❷ 비타민 B2 : '리보플라빈'이라고 불린다. 비타민 B2는 특히 에너지 대사에 관여해 경미한 결핍에도 쉽게 피로감을 느끼게 된다. 결핍 시 구강염증을 비롯해 코나 입 주위, 외음부에 지루성 피부염이 발생할 수 있다.

❸ 비타민 B3 : '나이아신'이라고 불린다. 고용량 복용 시 콜레스테롤 조절에 좋고 심혈관계 질환을 예방하는 기능이 있다. 단, 고지혈증약과 함께 복용 시 부작용을 증가시킬 수 있으며 콜레스테롤 감소 목적으로 처방 없이 임의로 고용량 복용해서는 안 된다.

❹ 비타민 B5 : '판토텐산'이라 불리는데 모든 음식으로부터 공급되어 결핍이 흔한 영양소는 아니다. 지방, 탄수화물, 단백질 대사와 에너지 생성에 필요하며 결핍 시 피로감, 권태, 불면증, 위장장애 등이 발생할 수 있다. 모발 건강과 스트레스 완화를 원할 경우 꼭 필요한 성분이다.

❺ 비타민 B6 : '피리독신'이라 불린다. 만성피로증후군으로 고생하는 사람의 경우 혈액검사를 해보면 비타민 B6가 부족한 경우가 많다. 특히 심혈관계 질환이나 치매 등의 원인으로 알려진 호모시스테인을 과하지 않게 정상으로 유지하는 데 필요한 영양소로 비타민 B6 자체가 손발 저림, 신경염 등의 증상에도 도움이 된다. 단, 하루 200mg 이상 고용량 섭취 시 신경독성의 우려가 있다.

❻ 비타민 B9 : 흔히 알고 있는 '엽산'이다. 엽산은 비타민 B6, B12와 함께 호모시스테인을 정상 농도로 유지시키고 세포의 기능 유지에 꼭 필요한 영양소다. 임신을 계획 중인 경우 임신 전부터 임신 후 약 13주까지 엽산을 복용하면 기형아 예방에 도움이 되는데, 기형아 출산의 경력이 없는 경우 하루 400mcg 정도 섭취하면 된다. 엽산과 비타민 B12가 부족하게 되면 거대적아구성 빈혈을 일으킨다.

❼ 비타민 B12 : 주로 육류, 해산물, 달걀, 우유 및 유제품 등에 함유되어 있어 채식주의자들이 꼭 섭취해야 하는 영양소다. 비타민 B12는 B6, B9과 함께 호모시스테인 농도를 정상으로 유지시켜 주는 역할을 해 심혈관계 질환 예방에 도움이 되며 신경염 증상 개선에 보조제로 쓰인다. 결핍 시 빈혈과 신경염 등의 원인이 된다.

영양제 주사를
신뢰하는 사람들에게

"링거 한대 맞아야겠어. 감기가 너무 오랫동안 낫질 않네."
사람들은 흔히 수액 주사를 몸이 좋지 않을 때 꼭 필요한 만병통치약처럼 생각한다. 밥을 잘 먹는 사람들도 가끔 부족하지도 않은 포도당을 피 속에 직접 넣어주는 영양 주사가 본인에게 꼭 필요하다고 말한다.

사실 이렇게 혈관 안으로 바늘을 찔러 넣어 약을 직접 주입하는 것은 그리 좋은 약물 투여 방법은 아니다. 주사보다는 먹는 편이 훨씬 더 안전하다. 입으로 약을 먹으면 위나 장에서 흡수되어 간의 해독작용을 거쳐 혈액을 타고 몸에 작용한다. 이럴 경우 약효가 나타나는 시간이 좀 더 오래 걸린다. 빨리 효과를 보고 싶은 환자들은 조바심이 나겠지만 결과적으로 훨씬 더 안전한 약물 사용법이다.

그렇다면 혈관 주사는 언제 사용할까? 증상이 심해 급한 처치가 필요한 경우, 소화기관의 질병 등으로 인해 약물 흡수가 어려운 경우, 환자가 약을 삼킬 수 없는 경우 등에는 주사제가 좋은 선택이다.

예를 들어 혈액을 타고 전신으로 세균 감염을 일으키는 급성 패혈증의 경우 생명을 위협할 수 있는 긴급한 상황에 해당하므로 정맥 주사를 써 항생제를 바로 혈액 안으로 주입해야 한다. 또 누워서 지내는 암 환자의 경우 골다공증 치료제를 복용할 수 없는 상황이므로 먹는 약 성분을 부득이하게 주사로 투여한다.

이렇게 '혈관 주사'로 약물을 투여하는 경우는 약물 부작용에 대한 우려보다 치료가 더 시급한 상황에 한한다. 주사는 약물을 손쉽게 혈액으로 전달해 약효가 빨리 나타나는 장점이 있지만, 약을 먹는 경우보다 부작용이 심각하게 나타날 수 있다.

★ 턱뼈 괴사와 같은 골다공증 치료제의 무서운 부작용도 먹는 약보다 주사제에서 더 많이 보고되고 있으며, 골다공증과 같은 스테로이드제의 부작용 또한 주사로 투여할 경우 더욱 심하게 발생한다.

'영양 주사' 또한 이와 마찬가지로 생각할 수 있다. 피로가 극심하거나 병중 또는 병후에 몸이 너무 쇠약해져 빠른 회복을 원할 때는 잠시 수액 주사에 의지해도 좋다. 먹는 비타민제는 약이 몸에 들어가 어느 정도의 효과를 나타내기까지 시간이 걸릴 수 있기 때문이다.

하지만 평소 건강관리의 목적으로 영양 주사를 애용하는 것은 금물이다. 아직도 약국에 '링거 놔주는 간호사' 연락처를 아느냐는 문의를 많이 받는데, 이는 잘못된 인식에서 비롯된 웃지 못할 풍경 중 하나다. 밥을 먹고 약을 삼키는 데 문제가 없다면 먹는 영양제를 꾸준히 복용하는 것이 일시적으로 주사 한대 맞는 것보다 낫다.

영양 주사는 앞서 말했듯 혈액 속으로 약액을 직접 주입하는 것이기 때문에 부작용이 심각하게 나타날 수도 있다. 그에 더해 영양 주사는 그 종류 또한 매우 다양해 환자 스스로 필요성을 판단하고 구입해서 자가 투여하는 것은 바람직하지 않다. 반드시 꼭 필요한 경우에 한해 어떤 약이 적합한지 전문의와 상담한 후 사용 여부를 결정해야 한다.

'마늘 주사'라 불리는 영양 주사가 한때 선풍적인 인기를 끈 적이 있다. 마치 마늘을 몸에 넣어 면역력을 올려주는 것처럼 오해를 사기도 한 이 주사는 비타민 B1과 알리신이 결합된 '푸르설티아민'이 주성분으로 체내 곳곳에 비타민 B1을 전달해 주는 역할을 한다. 비타민 B1을 빨리 주사하면 코에서 잠시 마늘 냄새를 느끼게 되므로 마늘 주사라 불린 것인데, 일시적으로는 비타민 B1의 효능으로 피로회복이나 대사 증진의 효과를 보이지만 효과가 오래 지속되지는 못한다.

사람들이 흔히 찾는 '알부민 주사'는 피로회복의 목적으로 맞는 주사가 아니다. 질병으로 인해 몸에 단백질이 부족해지거나 영양 결핍, 수술 등 여러 가지 이유로 영양상태가 불균형할 때 의사의 판단 하에 투여하는 주사다. 일시적으로 피로를 느낀다고 해서 알부민을 먹거나 단백질 주사를 맞는 것은 잘못된 선택이다.

이 외에도 '콤비플렉스 영양 주사' 등은 영양실조 환자나 수술 전후로 금식을 해야 하는 환자들에게 사용한다. 수분이나 칼로리, 전해질을 공급하기 때문에 밥을 못 먹는 경우 밥 대신 주사로 영양을 공급해 준다고 생각하면 된다. 이 또한 일반인이 무턱대고 맞기에는 적합하지 않다.

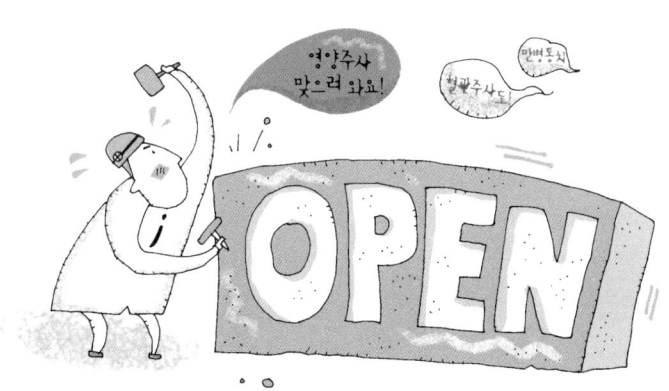

영양 주사는 보유한 질병이나 복용하는 약 등을 고려하여 선택해야 하는데, 특히 당뇨가 있는 경우 포도당 수액은 혈당을 급속히 올라가게 만든다. 또 심장이나 신장 기능이 저하된 사람의 경우 수액을 투여하면 심장이나 신장 기능이 더욱 악화될 수 있으므로 각별히 주의해야 한다.

마늘 주사를 비롯해 일반적으로 애용하는 비타민 B, 비타민 C 등을 함유한 비타민 주사의 경우 일시적으로 많은 양을 투여한다고 해서 체내에 오래 머무는 것은 아니다. 음주 후나 몸이 너무 힘든 경우 한두 번 주사를 맞는 것은 괜찮지만, 평소에는 먹는 비타민제를 꾸준히 복용함으로써 충분한 비타민을 지속적으로 공급해 주는 것이 훨씬 더 중요하다.

다시 한 번 강조하지만 영양 주사를 간단하고 효과적인 피로회복 방법이라 생각해서는 안 된다. 다량 투여로 인한 부작용이나 혈관 주사라는 약물 투여 경로가 때론 위험할 수 있다는 사실을 인지해야 한다.

비타민 D 주사, 꼭 맞아야 할까?

요즘 들어 "병원에서 비타민 D 주사 맞으러 오라는데 괜찮을까요?" 하고 물어보는 어머니들이 부쩍 많아졌다. 왜 비타민 D 주사가 필요할까?

정답부터 말하자면 심각한 비타민 D 결핍으로 인해 골다공증 치료가 어려울 때 주사가 필요하다.

★ 비타민 D가 너무 부족하면 칼슘 흡수가 정상적으로 이루어지지 않아 뼈가 더 이상 생성되지 못하기 때문에 골다공증약을 복용하더라도 치료가 잘 되지 않는다. 이런 경우 결핍을 빨리 해결해야 하는데, 비타민 D를 먹는 것으로는 시간이 오래 걸리므로 비타민 D 주사가 필요한 것이다.

여성은 폐경기가 되면 뼈를 튼튼하게 유지해 주는 '여성 호르몬'의 기능이 떨어져 골다공증이 발생하게 된다. 심하지 않은 경우에는 칼슘제를 충분히 섭취하면 되지만, 증상이 심한 경우 뼈가 더 이상 파괴되지 않게 하는 약을 먹는데 그것이 바로 '골다공증 치료제'다.

일부는 이러한 약으로도 전혀 차도가 없어 혈액검사를 해보면 비타민 D가 심각하게 결핍된 환자들이 있다. 이런 환자들에게는 비타민 D를 주사로 직접 넣어주는데 보통 2달 정도 매주 비타민 D 주사를 맞다가 그 다음에는 다시 먹는 약으로 전환해 하루 1000iu 정도 복용하도록 권장한다.

하지만 비타민 D 결핍이 심각하지 않고 '골다공증 예방'이나 '면역 증진'을 위한 용도라면 600~800iu 정도 용량의 제품을 하루 1알씩 꾸준히 복용하는 것만으로도 충분하다.

가끔 용량이 일반 제품의 10배에 달하는 비타민 D제품을 찾아 헤매는 사람들을 볼 수 있는데, 심각한 결핍을 진단받은 게 아니라면 굳이 고함량 제품을 찾을 필요는 전혀 없다.

★ 비타민 D는 지용성 비타민으로 소변으로 빠져나가지 않고 체내에 축적되므로 적당량을 꾸준히 복용하는 것이 가장 좋다. 비타민 D를 하루 50,000iu 이상 과하게 섭취할 경우 심장이나 신장에 칼슘이 침착되어 석회화가 일어날 수 있다.

비타민 D는 햇볕을 받을 경우 체내에서 합성되므로 주로 실내에서 생활하는 사람이나 일조량이 부족한 추운 계절에는 보충이 필요하다. 또 성인뿐 아니라 수유기 아기에게도 권장하는데 엄마가 모유 수유를 할 경우 모유에서 충분한 비타민 D 공급이 어렵기 때문이다. 모유만 먹는 아기의 경우 액상 비타민 D 제품을 권한다.

여자라서, 여자이기에 꼭 챙겨야 할 영양제

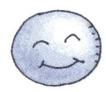 "생리 때가 되면 너무 예민해지고 짜증이 나요."
"갱년기가 되니 마음이 불안하고 잠이 잘 안 오네요."

갱년기 여성은 호르몬의 변화 때문에 불안 및 초조, 우울감에 시달리는 경우가 유독 많은데, 아무리 가까운 사람이라 해도 그 불편함을 완전히 이해하기란 쉽지 않다. 우리가 뼈 건강에 좋다고 알고 있는 '칼슘'과 '마그네슘'은 신경이 예민한 갱년기 여성에게 도움을 줄 수 있다.

미국과 캐나다 약사회의 공식 자료에서도 월경전증후군(PMS)으로 짜증이 나고 우울감이 있는 증상에는 '칼슘제'를 추천한다.

★ 실제 월경전증후군으로 고생하는 많은 사람들에게 칼슘과 마그네슘을 충분히 섭취하게 하면 대부분 나아진다고들 한다. 물론 증상이 심각할 경우에는 항우울제나 여성 호르몬제를 처방받아 복용해야 한다.

칼슘제는 특히 갱년기 이후 여성에게는 필수다. 여성 호르몬이 감소하는 갱년기 이후에는 특히 골다공증의 위험이 증가하기 때문에 뼈 건강을 위해 칼슘제를 꼭 챙겨먹어야 한다.

★ '고관절 골절'은 노년기 여성의 사망 원인 중 상위를 차지할 만큼 위험하기 때문에 뼈 건강은 아무리 강조해도 지나치지 않다. 나이가 들면서 뼈마디가 이유 없이 콕콕 쑤신다는 사람들이 많은데, 이런 증상도 뼈에서 칼슘이 빠져나가 발생하는 것이므로 칼슘제를 복용하면 점차 증상이 나아진다.

약국에 오는 환자들에게 굳이 생리전증후군이나 갱년기 때문이 아니더라도 여성이라면 누구나 칼슘제 하나쯤 챙겨먹으라는 얘기를 많이 한다. "얼굴이나 몸의 골격을 잡아주는 뼈를 잘 관리해야 아름다움을 오래 간직할 수 있다"며 농담 아닌 농담도 하면서 말이다. 특히 동안(童顔)과 좋은 몸매를 갖고 싶어 다이어트 약만 주야장천(晝夜長川) 복용하는 사람들에게 늘 하는 조언인데 전혀 근거 없는 소리는 아니다.

사람들은 흔히 피부에만 집착하지만 탄탄한 몸과 탄력 있는 얼굴을 갖기 위해서는 무엇보다 뼈와 근육을 잘 관리해야 한다. 그런데 근육의 수축과 이완에 관여하고 뼈 건강을 잘 유지시켜 주는 것이 바로 칼슘과 마그네슘이기 때문에 여성에게 꼭 필요한 성분이라고 하는 것이다.

생기 있고 건강한 모습을 갖추기 위해서는 잠을 잘 자는 것 또한 매우 중요한데 칼슘, 마그네슘 보충은 불면을 떨치기 위한 보조요법으로도 추천한다. 칼슘 성분은 피로로 인한 우울감, 초조함 등에 좋고 마그네슘은 뒷목이나 어깨 결림을 완화하는 데 도움이 되기 때문이다. 더 욕심을 내자면 혈행 개선에 좋은 비타민 E와 피로회복에 좋은 비타민 B를 추가로 보충해주면 더욱 좋다.

사람들에게 칼슘제를 권하면 대개는 우유를 마시니까 굳이 칼슘제까지 먹을 필요는 없다고 말하곤 한다.

★ 우유 한 컵은 약 300mg 정도의 칼슘을 공급한다. 우유를 제외하고 멸치 등을 포함해 기타 칼슘이 함유된 음식을 잘 챙겨먹는 경우 하루 섭취하는 칼슘의 총량은 약 250mg 정도이다.

이렇게 우유 한 잔에 식사로 보충하는 칼슘을 더한다 해도 550mg 정도에 불과하다. 하루에 보충해야 하는 칼슘의 양을 대략 1000~1500mg 정도로 본다면 턱없이 부족한 양이다. 결국 칼슘제 한 알쯤은 필요하다는 결론이다.

칼슘제를 식후에 한 알씩 복용하라고 하면 매 끼니마다 챙겨먹기가 귀찮으니 한꺼번에 2~3알씩 복용하는 사람들이 의외로 많다.

하지만 이렇게 한꺼번에 과량의 칼슘을 섭취하면 체내에서 칼슘을 제대로 흡수하지 못한다. 오히려 흡수되지 못한 칼슘으로 인해 변비나 위장장애 등의 부작용만 심해질 뿐이다.

★ 칼슘은 한 번에 500mg 이상 흡수되지 않기 때문에 매 끼마다 칼슘제는 1정씩 복용하는 것이 적당하다. 시중에서 판매하는 칼슘제는 '탄산칼슘' 성분이 많은데, 이 성분은 산성 환경에서 잘 흡수되므로 밥을 먹고 나서 위산이 나올 때 복용하는 것이 원칙이다.

칼슘제를 먹고 속 쓰림 등으로 고생한 경험이 있어 칼슘제를 기피하는 사람들도 많다. 이는 흡수되지 못한 칼슘 성분으로 인해 발생하는 부작용이다. 이럴 때는 '구연산칼슘' 등의 성분을 복용하면 위산이 적은 상태에서도 흡수가 잘 되고 위장장애 부작용도 적다.

칼슘제가 다 똑같다고 생각하겠지만 시중에는 함유한 칼슘의 종류나 함량, 제형이 각기 다른 다양한 제품들이 있다. 성분뿐 아니라 제형별로도 기능이 다른데 위장이 너무 약한 경우에는 씹어 먹거나 마시는 제형을 선택해야 하는 등 특히 까다롭게 골라야 하는 것이 바로 칼슘제다.

★ 칼슘제를 포함해 비타민이나 미네랄을 함유한 제품은 나이, 질병의 유무, 복용하는 약의 종류, 생활방식, 식습관 등 서로 다른 상황에 맞게 적당한 제품을 골라 개인별 맞춤 용량으로 복용하는 것이 좋다. 그중 칼슘과 마그네슘은 약물 상호작용과 부작용이 많고, 과할 경우 체액을 알칼리화시켜 독성(밀크알칼리증후군)을 나타내기도 하므로 상황을 고려해 내게 맞는 제품을 선택하는 것이 중요하다.

화제의 프로바이오틱스, 뭐길래 난리일까?

"유산균 말고 요즘 유행하는 프로바이오틱스(Probiotics)로 주세요." 가끔 약국에서 이런 말을 듣고는 혼자 속으로 웃곤 한다. 내게는 마치 나비 말고 버터플라이를 달라는 말처럼 들리기 때문이다. 그럴 때마다 사람들이 '프로바이오틱스'를 무슨 대단한 신물질인 것처럼 여긴다는 생각이 든다.

★ '프로바이오틱스'란 WHO의 정의에 따르면 '건강한 사람의 장에 살며, 충분한 양을 섭취했을 때 건강에 좋은 효과를 주는 살아있는 균'을 말한다. 현재까지 알려진 프로바이오틱스는 대부분 유산균이고 식품 관련 법에 따라 시판되는 건강기능식품에는 '유산균'이라는 말 대신 '프로바이오틱스'라는 말을 쓰는 것이다.

'유산균'에 대한 칭송은 이미 수천 년 전부터 존재했다. 페르시아에서는 아브라함이 매일 요거트를 먹었기 때문에 오랫동안 장수하고 생식력을 유지할 수 있었다고 구전된다. 이후 20세기 초부터 러시아 면역학자인 '메치니코프'가 유산균이 건강에 좋다는 주장을 다시 펼치기 시작하면서 유산균 제품은 이제 전 세계적으로 사랑받는 건강 보조제가 되었다.

'장이 건강해야 오래 산다'는 말이 있는데 '유산균'을 꾸준히 복용하면 면역 기능이 향상되고 고지혈증, 당뇨 등의 대사증후군 예방에도 도움이 된다는 연구 결과가 이를 뒷받침한다.

장에는 수많은 종류의 유익균이 살고 있어 장 기능을 건강하게 유지시켜 주고 외부 물질의 침입이나 감염 등에 대항하는 역할을 한다. 하지만 알코올 섭취, 스트레스, 항생제 복용 등으로 인해 이러한 균형이 무너질 경우 장 건강을 해치고 그로 인해 면역 기능까지 떨어져 여러 질병에 걸리기 쉬운 상태가 된다.

이렇게 내부, 외부적인 요인으로 인해 장내 유익균이 사멸하거나 세균총의 균형이 깨질 경우 '유산균'을 복용하면 유익균 증식에 도움이 되므로 건강에 이롭다고 하는 것이다.

★ 실제 감염성 설사나 독소로 인한 가스, 복부 통증, 변비 등의 장질환뿐 아니라 아토피 등의 질환에서도 '유산균'이 효과적이라고 한다.

유산균이 건강 유지에 좋은 역할을 하는 원리는 각종 실험을 통해 밝혀졌는데, 장의 점막을 튼튼하게 하고 장벽에 유산균이 증식해 세균이 장에 달라붙지 못하게 만들기 때문이라는 이론이 보편적이다.

★ 장벽이 약해 독소가 밖으로 나오게 되면 각종 장기에 해로운 영향을 미치고, 특히 해독을 담당하는 간이 한바탕 전쟁을 치르게 된다. 따라서 우리 몸의 건강을 위해서는 장벽을 튼튼하게 만드는 '유산균'이 필요하다.

유산균은 장뿐 아니라 여성의 질 건강을 관리하는 데도 활용된다. 마치 위산이 우리가 섭취한 음식물과 세균을 소독하는 작용을 하듯 질 내 산성 환경 또한 감염 방지를 위해 중요한데 '락토바실라이(*Lactobacilli*)'라는 유산균이 질 내 산성 환경 유지에 필수라는 것이다. 이 유산균이 없어지면 혐기성 세균 및 곰팡이가 증식하게 되어 감염성 질염이 발생하므로 잦은 질염이 발생할 경우 유산균을 섭취하라고 권한다.

그런데 문제는 이런 유산균의 좋은 역할이 알려지다 보니 작용이 제대로 규명되지 않은 채로 매우 다양한 질병의 예방 및 치료에 유산균을 마구잡이로 활용한다는 것이다.

★ 영양학 저널로 저명한 〈미국 임상영양학회지(The American Journal of Clinical Nutrition)〉에서는 이러한 유산균의 무분별한 사용이 부적절하며 때론 위험할 수 있다고 경고한다.

리뷰 논문에 따르면 '유산균'의 효능을 입증한 임상 데이터를 모든 유산균 제품에 적용하는 것은 무리가 있다고 한다.

★ '유산균'의 종류는 사람의 변이나 세균, 기타 식품 등에서 유래한 것 등으로 나뉘고 균의 종류 또한 매우 다양하다. 균주마다 작용이 제각기 다르고 같은 균주라 해도 어떻게 배양했는지에 따라 기능이 천차만별일 수 있다는 것이다. 또한 특정 유산균을 투여해 질병 예방 및 치료에 효능을 보였다고 해서 다른 유산균도 이와 같은 효능을 가지고 있다고 확대 해석해서는 안 된다고 강조한다.

'유산균의 무분별한 사용'에 대해서도 우려를 표했는데, 면역이 급격히 저하된 환자의 경우에는 다량 섭취한 '유산균'으로 인해 세균성 혈액 감염까지 가능하다고 한다. 실제로 이와 같은 사례가 몇 차례 보고되기도 했다.

★ 주로 발치를 한 노인이나 심장 수술을 한 어린이 등 면역력이 저하되고 세균 감염에 취약한 환자들이 유산균을 복용한 후 패혈증이 발생해 사망했다. 아직까지 이 사망 원인에 대해서는 논란이 있지만 미숙아로 태어난 영아, 말기 암 환자, 심장판막질환이나 만성 염증성 장질환을 앓고 있는 환자의 경우에는 특히 '유산균' 섭취를 주의할 필요가 있다.

유산균의 작용이 어떻든지 간에 '면역력'에 대한 관심이 높아진 요즘처럼 유산균 제품에 대한 수요가 많았던 적도 없는 듯하다. 최근 관심이 집중된 '프로바이오틱스' 제품 또한 매우 다양하게 출시되고 있는데, 이러한 제품의 홍수 속에서 섭취하고자 하는 목적에 맞는 제품을 고르기란 여

간 어려운 일이 아니다. 업체마다 자사 제품이 가장 좋은 균주를 함유하고 있으며, 유산균의 마릿수 또한 가장 많다고 선전하니 선택하기 더욱 어렵다. 유산균 제품을 선택하기 전에 몇 가지 알아두면 업체들의 과대광고에 현혹되지 않고 원하는 제품을 고르기 용이해질 것이다.

먼저 유산균은 질병 치료제가 아니기 때문에 '어떤 질병에 어떤 균주가 특효라고 정해진 원칙은 없다'고 보면 된다.

★ 일부 연구에서 '세균성 설사'에는 특정 균주만이 효과가 있다고 하지만, 건강 관리를 위해 '유산균'을 섭취한다면 굳이 그런 연구 결과에 예민할 필요는 없다. 일각에서는 오히려 특정 균주를 한꺼번에 많이 투여하는 것에 우려를 표하기도 한다. 건강을 위해서는 장내 세균총의 균형을 잘 유지하는 것이 더 중요하기 때문이다.

유산균 제품마다 강조하는 '균수' 또한 무조건 많다고 다 좋은 제품은 아니다. 균수와 관련해 '어느 정도의 양이 어떤 역할을 하는지'에 대해서도 정확한 기준이 없다. 다만 사람들이 생각하듯 요거트와 같은 식품을 먹는다고 해서 모두 충분한 프로바이오틱스를 공급해 줄 수 있는 것은 아니다.

★ 장에 프로바이오틱스가 도달하여 유익균 증식에 도움이 되려면 하루에 10^8~10^{10} CFU 정도를 섭취하라고 권한다.

유산균 제품은 대부분 의약품이 아니기 때문에 임상적으로 제품의 효능을 입증할 필요가 없고 인터넷에서도 판매할 수 있다. 소비자들이 제품의 장점만을 부각시킨 광고에 혹하기 쉬운 구조다.

요즘에는 임상시험 논문으로 효과를 과장한 광고가 유행인데 실제로 자세히 살펴보면 제대로 된 임상시험이 아닌 경우가 더 많다. 더욱이 업체들이 원하는 데이터를 얼마든지 얻을 수 있다는 점을 고려한다면 결코 이런 광고를 과신해서는 안 된다.

14 Guide
영양제 선택 가이드

❶ 다양한 비타민과 미네랄은 우리 몸에서 만들어낼 수 없기 때문에 음식으로부터 충분히 섭취해야 한다. 만일 끼니를 잘 챙겨먹지 못한다면 종합비타민제로 보충하자.

❷ 피로감이 심하고 신경이 예민하다면 비타민 B군을 복용하자.

❸ 칼슘과 마그네슘은 주로 뼈 건강을 위해 섭취하지만, 근육 결림이나 불면, 짜증, 우울감을 해소하는 데도 좋다.

❹ 비타민 D는 근육과 뼈 건강은 물론, 면역 증진에도 좋다. 굳이 주사를 맞을 필요 없이 하루 600~800iu 정도 복용하면 된다.

❺ 장 건강이 좋지 않고, 알레르기, 감염 등이 자주 발생한다면 프로바이오틱스 제품을 권한다. 단, 어떤 제품이 적합한지에 대해서는 상담이 필요하다.

❻ 흡연자의 경우 비타민 C 요구량이 늘어나므로 비타민 C 제품을 하나쯤 챙겨먹도록 한다.

❼ 노년기에는 비타민 B12의 결핍이 흔한데 이로 인해 각종 퇴행성 질환 및 신경계통 이상이 심해지므로 비타민 B12를 충분히 섭취해야 한다.

❽ 편식이 심한 아이, 식욕이 저하된 노년기의 경우 아연을 보충해 주면 식욕이 돌아올 수 있다.

❾ 잦은 방광염으로 고생한다면 크랜베리 제품(주스나 농축캡슐)을 복용하도록 하자. 세균이 방광 벽에 붙는 것을 방지하는 기능을 한다.

❿ 어깨 결림, 잦은 두통, 손발 저림 등을 동반한 피로감이 있다면 마그네슘과 비타민 E를 함유한 제품이 좋다.

다이어트 약에 대한 오해와 진실

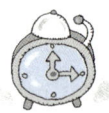
나도 모르게 망가지는 내 심장

다이어트 약을 먹고 걷는 것도 힘들 만큼 숨이 차 정상적인 생활을 할 수 없는 환자, 단 몇 달 복용했을 뿐인데 정신 분열증과 같은 기이한 행동을 일삼아 파혼한 예비 신부 등 무서운 다이어트 약 부작용이 연일 뉴스거리다.

효과가 뛰어나 한해에만 20만 명 이상 복용하는 마약성 식욕 억제제인 '펜터민'이란 성분의 다이어트 약에 대한 얘기다. 이 약의 치명적 부작용은 폐동맥 고혈압으로 심장박동을 어렵게 만들어 우측 심장의 기능을 상실할 수도 있다고 하니 듣기만 해도 실로 무시무시하다.

원래 펜터민 성분은 식이요법이나 운동으로는 효과가 없는 '외인성 비만 환자'를 위해 체중 감량 보조요법으로 사용하는 약이다. 엄격한 기준을 갖고 처방해야 하며 치료기간도 약 4주 이내로 단기 처방을 권고하는 마약성 식욕 억제제다. 그러나 문제는 이 약을 효과가 좋다는 이유만으로 다이어트 처방에 무분별하게 남용하고 있다는 것이다.

과거 흔히 처방되던 '시부트라민'이라는 성분의 식욕 억제제 또한 심장박동 증가, 심장마비, 뇌졸중 등 심각한 심혈관계 부작용을 초래해 시장에서 퇴출된 바 있다. 하지만 외국의 직구 사이트 등에서 유행하는 다이어트 보조제들의 경우 아직도 금지된 약물인 '시부트라민'을 몰래 넣은 제품들이 많아 무서운 심장 관련 부작용이 발생하기도 한다.

우리나라는 세계보건기구(WHO)에서 심각하게 우려를 표명한 대표적인 비만 치료제 오남용 국가로 분류된다. 더욱 심각한 것은 문제가 비단 마약성 식욕 억제제에 국한된 얘기가 아니라는 점이다. 다이어트 약의 단골 메뉴로 활용되는 감기약, 자극성 변비약, 간질 치료제 등은 약물 상호작용으로 인한 문제와 부작용으로 인해 건강상 심각한 폐해를 야기할 수 있어 강력한 제제 조치가 필요하다.

Q. 다이어트 처방 안에 간질 치료제가 있다고요?

A. '토피라메이트'라는 성분의 간질 치료제는 체중 감소 부작용이 있는데, 이런 부작용을 이용해 체중 조절용 약으로 처방하기도 한다. 또한 이 성분은 실제 폭식증에서 식욕 억제 용도로 쓰이기도 한다. 하지만 이는 오프라벨 처방(Off-Label Use)으로, 허가받지 않은 용도지만 최선의 치료를 위해서 꼭 필요한 경우에 사용하라는 의미다.

토피라메이트를 질병 치료가 아닌 다이어트를 목적으로 일반인에게 무분별하게 사용하는 것은 안전성을 무시한 효과 위주의 임기응변식 처방이다. 다이어트 약으로 토피라메이트를 오래 복용할 경우 인지장애나 기억력 감퇴의 원인이 되기도 한다. 단기적인 부작용으로는 갑작스런 졸음이나 혼절의 가능성이 있다. 최근에는 청소년에게 섭식장애를 유발한다는 보고가 나왔다. 무엇보다 장기 복용 시 인지장애, 발달장애 등의 원인이 되므로 특히 주의해야 한다.

다이어트 처방전을 위주로 하는 약국에서는 이러한 약의 위험성을 제대로 알리기가 쉽지 않다. 병원과의 관계나 환자의 거부감 때문에 정확한 설명을 하면 서로 불편해지기도 한다. 만약 다이어트 약을 복용하고 몸에 이상 반응이 나타난다면 지체하지 말고 가까운 약국에 가서 상담해야 하며, 처음부터 정확한 설명을 듣고 정말 약이 꼭 필요한지 한 번 더 생각해 보아야 한다.

Q. 다이어트 약에 왜 감기약이 들어 있을까?

A. 요즘 약국들은 약의 성분 및 효능이 친절히 기록된 약 봉투를 사용한다. 똑똑한 환자들은 이런 정보를 절대 놓치지 않는다. 그래서 더 많은 질문을 받는 것 중 하나가 바로 '다이어트 약에 왜 감기약이 들어 있느냐'는 것이다.

흔히 다이어트 처방에 감기약을 넣는 이유는 콧물, 기침 감기약이 '교감신경 흥분작용'을 하기 때문이다. 교감신경 흥분작용이란 우리가 무엇을 보고 놀란 경우를 떠올리면 된다. 몸이 흥분상태가 되어 긴장이 되고 식은땀이 나며 혈압이 오르고 심장이 빨리 뛰게 되는 것이다.

이는 몸을 과도하게 긴장된 상태로 만들어 열량을 많이 소모시킨다. 마치 강제로 뜀박질을 하는 상태가 되게 하는 것과 같다. 말하자면 운동을 하지 않고도 약으로 비슷한 효과를 내겠다는 것인데 굉장히 위험한 발상이다. 종합 감기약 성분 중 '아세트아미노펜' 성분의 지속적인 복용으로 간 기능이 손상되거나 코감기약, 기침 감기약 성분으로 인해 과도한 혈압 상승, 근육 경직, 불면증 등의 부작용을 겪을 수 있기 때문이다.

특히 감기에 걸린 경우 감기약의 중복 복용으로 인해 더 큰 피해를 입을 수도 있다. 따라서 다이어트 약으로 감기약을 부적절하게 활용하는 병원 처방은 반드시 근절되어야 하며, 처방전에 이런 약이 없는지 환자 스스로라도 반드시 확인해야 할 것이다.

다이어트 약으로 둔갑한 우울증 치료약

누구보다 기쁘게 우울증 치료제를 처방받아 그것도 아주 꾸준히 복용하는 사람들이 있다. 바로 다이어트 약을 복용하는 사람들이다.

이게 무슨 엉뚱한 소리인가 싶겠지만 거의 모든 다이어트 처방에는 '플루옥세틴(Fluoxetine)' 성분의 우울증 치료제가 들어간다. 이 약은 섭식장애 치료에 쓰이기도 하는데 몸속 세로토닌의 레벨을 높여 우울, 강박증, 섭식장애 등을 개선하는 효과가 있다.

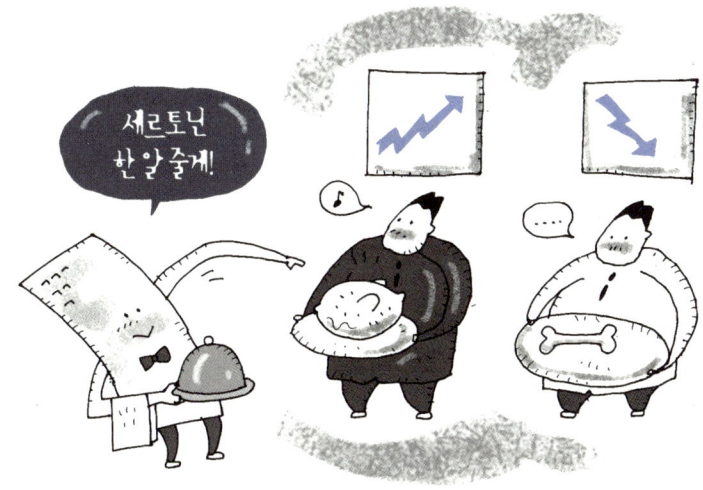

우리의 기분이나 식욕, 성욕, 수면 등에 영향을 미치는 것이 바로 세로토닌이다. 우울증 치료제를 복용하면 뇌에 세로토닌이 충분히 공급되어 쉽게 말해 '밥 안 먹어도 짜증나지 않고 기분 좋은 상태'로 만들어준다.

문제는 세로토닌이 부족하지 않은 사람의 경우 항우울제 복용으로 인해 몸속에 세로토닌이 과도하게 많아지면 생명까지 위협하는 심각한 부작용이 발생할 수 있다는 점이다. '세로토닌 증후군'으로 불리는 이 부작용은 의식이 변하고 불안 및 초조, 정신착란 등의 증세를 동반하기도 하며 신경이나 근육에 문제를 일으켜 심한 경련이나 마비를 일으키기도 한다.

또한 이 성분은 12주 복용 이후에는 식욕 억제 효과가 줄어드는 것으로 알려져 있으며 두통, 신경과민, 불면이나 졸음, 입 마름의 부작용이 빈번히 보고된다.

효과 좋다고 소문난 다이어트 약에는 마약성 식욕 억제제와 함께 항우울제가 함께 쓰이곤 하는데, 이 경우 인지기능장애, 뇌신경전달 교란 등 더욱 심각한 문제가 발생할 수 있다.

특히 우울증 치료제는 자살 충동과 같은 심각한 감정 변화를 일으킬 수 있으므로 환자를 면밀히 관찰해야 하는 약 중 하나다. 다이어트 약 복용 중 갑자기 우울하거나 눈물이 잘 나는 등의 기분 변화가 생긴다면 즉시 복용을 중단해야 한다. 가족이나 친구가 다이어트 약을 복용하는 경우에도 감정 변화를 세심하게 관찰해 돌이킬 수 없는 사고가 일어나지 않도록 필요한 조치를 적절히 취해야 한다.

Q. 유명한 다이어트 클리닉 약들 믿고 먹어도 될까?

A. 얼마 전 지인이 건네준 유명 다이어트 전문 클리닉의 처방전을 보고 너무 놀란 적이 있다. TV에서 다이어트 처방약을 먹고 지능이 떨어진 사연과 정신질환으로 고생하는 사람들을 보았는데, 그때는 '저런 일이 있을 수도 있구나' 하는 정도로 넘겼다. 하지만 가까운 사람이 그런 약을 복용한다고 생각하니 무서운 생각마저 들었다. 유명하다는 다이어트 클리닉의 처방전에는 향정신성 의약품인 식욕 억제제를 비롯해 수면제와 신경안정제가 여러 알 처방되어 있었기 때문이다.

그 친구는 다이어트 약을 끊으니 초조, 불안감이 심해 다시 복용할 수밖에 없었다고 하는데, 이는 신경안정제에 의존성이 생겨 금단 현상이 발생한 것이다. 심한 경우 약이 없으면 잠을 잘 수도, 생활할 수도 없는 지경에 이르게 된다.

약물 중독은 호기심에 마약을 복용한, 극히 일부 사람들만의 문제가 아니다. 쉽게 생각하고 복용한 다이어트 약 때문에 나도 모르는 사이 약물 중독자가 될 수도 있다.

식욕 억제제를 오랫동안 사용한 후 갑자기 중단하면 극도의 피로와 우울감, 스트레스, 수면장애가 발생한다. 심한 경우 성격이 괴팍하게 변하고 정신 분열증이나 양극성 장애와 같은 정신질환 비슷한 이상 증세가 나타날 수 있다.

다이어트 전문 클리닉에서는 흔히 이런 식욕 억제제에 더해 우울증 치료제, 감기약, 카페인 등을 혼합해서 처방한다. 이 약들은 모두 몸을 과도하게 흥분시키고 불면증을 초래하므로 환자가 느끼는 불편함을 해소하기 위해 또 다시 수면제와 신경안정제를 처방하는 극단적인 방법을 사용한다. 내 가족이라면 이런 약을 절대 먹일 수 없을 만큼 기가 막힌 조합이다(일부 요양원 또한 정신과 약물 혼용이 심각해 가족이 복용하는 약에 대해 관심이 필요해 보인다).

일부에서는 이런 다이어트 약으로 인해 암이 발생하거나 생식력을 상실할 수 있다고도 한다. 과학적으로 입증되거나 크게 이슈화되지는 않았지만 실제로 다이어트 약을 먹고 난소암이 발생했다거나 생리가 아예 끊어졌다며 부작용을 호소하는 사람들을 어렵지 않게 찾아볼 수 있다. 다이어트 약에 한해서는 처방약도 한 번 더 의심해 볼 필요가 있다.

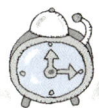
목적 잃은 다이어트, 이뇨제와 변비약의 남용

이뇨제나 자극성 변비약은 다이어트 처방에서 단골로 등장하는 메뉴다. 금세 배가 홀쭉해지고 몸무게가 하루만에 1~2kg나 줄어드는 등 즉각적인 효과가 나타나 사람들의 반응이 좋기 때문이다.

그런데 이러한 이뇨제나 변비약은 우리 몸에 꼭 필요한 수분을 앗아가

배만 홀쭉하게 만드는 것이 아니라 피부 또한 쭈글쭈글하고 생기 없게 만든다. 또한 수분과 함께 건강 유지에 필수인 전해질까지 뺏어가 각종 장기의 기능을 망가뜨리기도 해 안팎으로 건강을 해친다.

변비약은 우리가 섭취하는 음식의 칼로리를 줄여주지는 못한다. 음식을 섭취하면 위와 소장에서 영양분이 흡수되고, 이후 대장에는 찌꺼기만이 남는다고 보면 된다. 대장에서 다시 몸에 필요한 수분을 재흡수한 다음 배변으로 내보내는 것인데 대장 내용물을 많이 빼주는 변비약은 결국 음식물의 칼로리 흡수와는 무관하며 장 기능마저 해친다.

이뇨제 또한 신장에서 물과 함께 미네랄, 전해질 등을 많이 배설하게 만드는데, 섭취한 음식의 칼로리에는 아무런 영향 없이 몸에 꼭 필요한 수분과 비타민, 미네랄 등을 앗아간다.

지속적으로 이뇨제를 사용하다 중지하면 반동성 부종이 와서 몸이 더 잘 붓게 된다. 또한 상용할 경우 심한 피로감과 우울감이 발생하고 심하면 신장이 제대로 작동할 수 없게 되기도 한다.

몸에서 심장을 포함한 모든 장기는 전해질이 균형을 이루어야 제대로 작동한다는 것을 생각하면 전해질 손실을 일으키는 이뇨제나 변비약을 오남용하는 것이 얼마나 위험한지 이해할 수 있을 것이다.

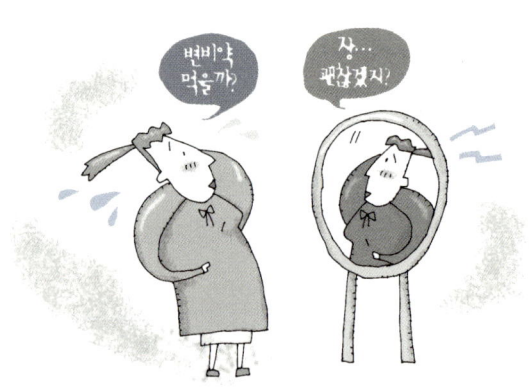

Q. 할리우드 비밀 다이어트 약은 무엇일까?

A. 하다 하다 다이어트 약에 심지어 갑상선 호르몬제까지 사용되고 있다. 미국의 유명 가수 브리트니 스피어스가 급격한 체중 감량으로 유명세를 탄 적이 있는데, 식사를 거의 하지 않으면서 몸의 대사를 증가시키는 갑상선 호르몬제를 사용했다고 한다.

갑상선 호르몬제는 우리나라에서도 다이어트 약에 처방되기도 하며 주사제로도 많이 사용된다. 갑상선 호르몬제를 투여하면 갑상선 항진증과 같은 상태가 되어 몸의 대사가 빨라지고 열이 나며 에너지 소모가 급격히 많아진다.

갑상선 호르몬제는 원래 갑상선 호르몬이 부족한, 갑상선 기능 저하증의 치료를 위해 처방하는 약이다. 그런데 이 호르몬제를 아무런 문제가 없는 일반인이 복용할 경우 과잉 투여된 호르몬으로 인해 심장이 빨리 뛰고 혈압이 높아진다. 심하면 안구가 돌출되는 갑상선 항진증의 증상이 발생하기도 한다.

갑상선 호르몬을 지속적으로 복용할 경우 결국 갑상선 기능에 이상을 초래해 약물 중단 시 갑상선 기능 저하로 몸이 붓고 살이 찌며 기운이 없는 질병 상태가 된다. 건강했던 사람이 평생 약을 복용하며 살아야 하는 질병까지 얻게 되는 것이다.

갑상선 호르몬제는 또한 영양소를 고갈시켜 칼슘 소실로 인한 골다공증을 유발하기도 하며 피부가 이유 없이 가려운 증상, 불면증 등을 빈번히 일으킨다.

우리 몸은 굉장히 복잡한 시스템을 통해 호르몬을 적절히 조절하도록 정교하게 작동한다. 다이어트를 목적으로 이러한 조절 시스템을 고장 낸다면 영구적으로 회복이 불가능한 상태가 될 수도 있다는 사실을 꼭 명심하기 바란다.

Q. 아연이 부족하면 정말 거식증에 걸리나?

A. 반복되는 다이어트는 사람에 따라 극심한 스트레스로 이어진다. 심하게는

음식에 대한 공포감까지 느끼게 하는데, 거식증(Anorexia Nervosa)은 몸무게에 대한 공포로 음식을 거의 먹지 않는 증상을 말하고, 폭식증(Bulimia Nervosa)은 순간적으로 많은 양의 음식을 먹고 토하기를 반복하는 증상을 뜻한다.

이 2가지 모두 섭식장애인데 근본적인 원인은 정신적인 측면과 호르몬의 변화를 포함해 지극히 복잡할 수도 있다. 섭식장애는 대부분 항우울제와 같은 정신과 약물을 사용해 치료한다.

최근 영양학자들 사이에서는 영양소의 불균형에서 거식증 해결의 실마리를 찾았다는 주장이 힘을 얻고 있는데, 여기서 언급되는 대표적인 영양소가 바로 아연이다.

사람들은 다이어트 방법의 하나로 극단적인 채식주의를 선택한다. 채식을 하는 거식증 환자와 채식을 하지 않은 일반인의 식사를 분석한 캐나다 연구팀에 따르면 대부분의 채식주의 식사는 아연과 필수지방, 그리고 단백질 결핍을 초래한다고 한다. 이렇게 잘 먹지 않는 패턴이 정착되면 아연의 부족을 피할 수 없고, 그로 인해 더욱 심한 식욕 상실과 우울증이 동반하여 나타난다는 것이다.

아연 결핍 증상은 거식증과 증상이 비슷하고 거식증의 회복 및 우울감 개선에 아연 보충이 도움이 된다는 연구 결과는 많다. 그러나 아연 결핍이 반드시 거식증으로 이어진다고 할 수는 없다. 또한 약으로 치료해야 할 정도의 거식증에 아연만 복용하면 된다고 생각해서도 안 된다.

거식증을 겪는 사람을 위한 최선의 방법은 심리적인 치료와 영양요법을 병행하는 것이다. 영양요법은 음식의 양보다 질을 중시하고 매일 필요한 만큼의 아연을 보충하는 것이다.

다이어트 보조제 이용 가이드

식습관 조절 및 운동이 가장 좋은 다이어트 방법이지만 좀 더 욕심을 낸다면 '다이어트 보조제'의 도움을 받을 수 있다. 다만 생활습관이나 복용하는 약, 질병 등에 따라 개인에 맞게 상담을 통해 구입해야 한다. BMI(kg/m², kg-몸무게, m-키)지수가 '27' 이상일 경우에는 지방 흡수를 억제하는 '제니칼'과 같은 약 사용도 고려해 볼 수 있다.

성분	작용	주의사항
가르시니아캄보지아 추출물	남은 탄수화물이 지방이 되는 것을 막는다. 탄수화물 과다 섭취 시 추천	수유기, 임산부는 피할 것. 간, 신장, 심장 이상자 복용 주의
공액 리놀레산	지방 흡수를 막고 지방세포를 없애준다. 지방식 위주의 식사로 과체중일 때 추천	메스꺼움이나 식욕부진 등 위장장애가 있다. 과도하게 섭취 시 간, 비장 비대 가능
히비스커스 등 복합 추출물	지방을 변으로 배출하고, 지방 세포의 증식을 막는다.	식사 조절과 운동을 병행해야 효과적이다.
그린마테 추출물	몸속 체지방을 태우고 분해한다.	하루 3g 정도 섭취해야 체지방 감소를 기대할 수 있다.
녹차 추출물	체지방 축적을 막는다.	위장장애, 초조, 불안, 불면 가능

※ 식품의약품안전처가 인정하는 '체지방 감소' 기능성 원료는 13가지로 이 외에도 다양한 성분들이 있다.

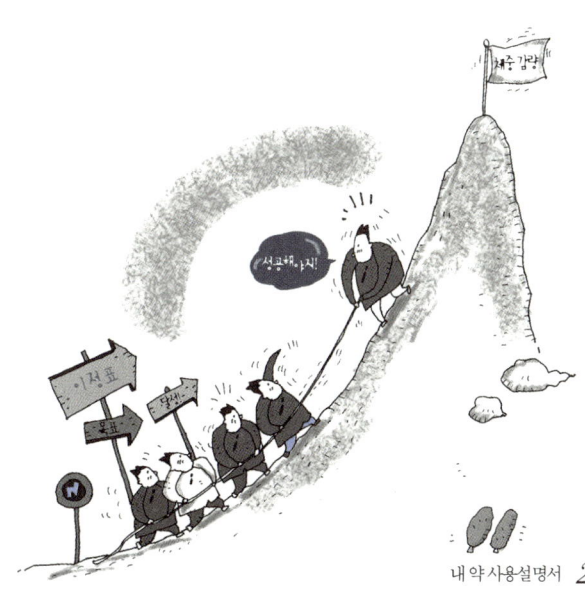

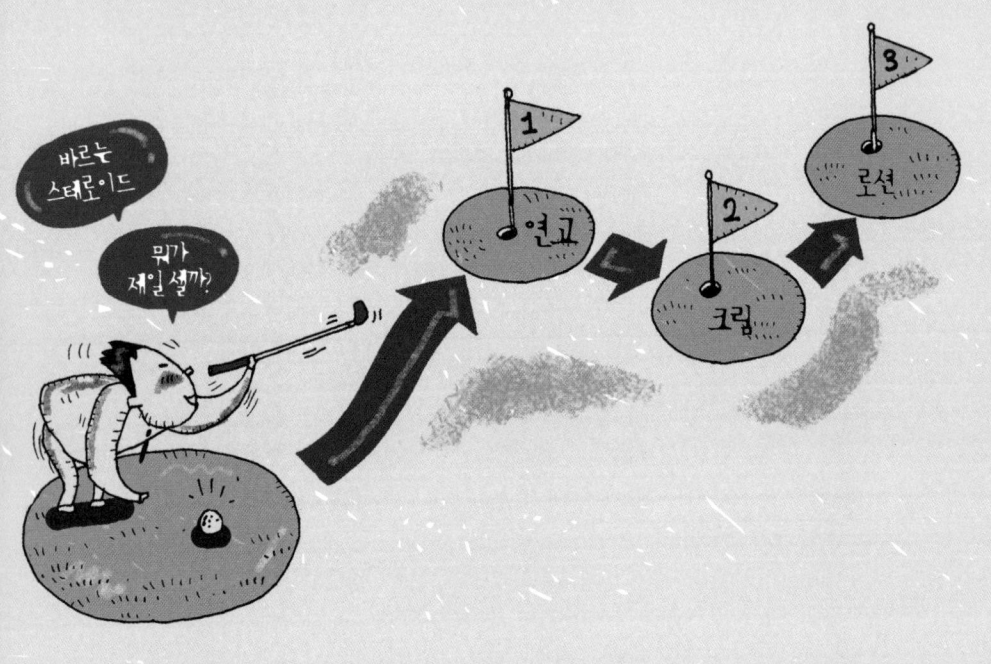

Chapter 8
외용제

잘못된 습관이 흉터를 만든다!

아이가 넘어져 무릎에 상처가 나거나 손가락을 칼에 베이면 사람들은 대부분 제일 먼저 '소독'을 해야 한다고 생각한다. 피부과나 성형외과에서 처치를 받은 사람들도 집에 돌아가 다시 상처를 깨끗하게 소독하기 위해 '빨간약'이나 '에탄올'을 사러 약국을 들른다.

이렇게 상처를 열심히 소독하는 습관이 오히려 상처 치유에 방해가 된다는 사실을 알고 있는가?
에탄올이나 과산화수소수 등 가정에서 많이 사용하는 소독제는 상처 조직에 오히려 자극을 주고 피부 재생에도 악영향을 미친다. 사실 빨간약이나 소독제는 '상처 부위'가 아닌 '상처 주변'을 소독하는 데 쓴다.

간혹 상처에 물이 닿으면 피부가 곪는다고들 하는데 이는 정말 무지한 소리다. 상처를 깨끗이 세척하는 데 가장 좋은 것은 '생리식염수'나 '흐르는 수돗물'이다. 생리식염수를 항상 휴대할 수는 없으므로 흙이나 지저분한 것이 상처에 묻으면 재빨리 '흐르는 물'에 씻는 것이 가장 좋다.

상처 소독과 함께 사람들이 필수적으로 많이 하는 응급처치는 상처에

후시딘이나 마데카솔과 같은 연고를 바르는 것이다. 하지만 후시딘이나 마데카솔과 같은 '항생제 연고'는 상처 부위의 감염이 의심될 경우 사용하는 '감염 치료제'라는 사실을 기억해야 한다. 이런 연고를 바른다고 해서 모든 상처가 빨리 낫고 흉터가 없어지지는 않는다.

감염된 피부는 반들반들 반짝거리고 빨갛게 부어오르는 특징이 있다. 이러한 증상이 보이면 재빨리 항생제 연고를 사용해 감염을 치료해야 한다. 그런데 항생제 연고를 아무 상처에나 바르다 보면 약이 잘 듣지 않는 '내성균'이 생겨나는 원인이 되기도 한다. 실제로 후시딘이나 마데카솔, 박트로반 등 귀에 익숙한 항생제 연고들의 내성은 심각한 것으로 보고되고 있다.

그렇다면 상처 치유와 흉터 예방에 정말로 도움이 되는 방법은 무엇일까?
우리가 피부 관리를 할 때 가장 신경 쓰는 것이 무엇인지 떠올려보자. 비싼 돈을 주고 화장품을 사는 것도, 피부 관리실을 다니는 것도 바로 피부를 촉촉하게 해주는 '보습'과 '피부 재생'을 위해서일 것이다.

상처 치료와 흉터 예방을 위한 첫 번째 원칙은 '피부에서 수분이 날아가지 않게 보호하고 피부 온도를 유지시켜 주는 것'이다.

드레싱을 자주 갈아주는 습관, 드레싱을 열고 하루에도 여러 번 상처를 다시 소독하는 습관은 오히려 피부를 건조하게 만들고 상처 부위의 온도를 떨어지게 만들어 치료에 방해가 된다. 또 상처가 잘 아물도록 병원에서 처치해 준 부위는 특별한 지시가 없는 한 그대로 보존하는 것이 좋다.

두 번째 원칙은 항생제 연고를 여러 번 바르기보다 '상처 보호를 위해 밴드를 잘 붙여두는 것'이다.

상처가 생기자마자 즉시 지혈을 하고 습윤밴드를 붙이는 것은 아주 좋은 습관이다. 듀오덤, 메디폼 등의 습윤밴드는 일반 밴드보다 촉촉한 환경을 만들어주므로 상처 치료에 필요한 최상의 환경을 제공한다.

그런데 이 습윤밴드를 사용하면서 조금만 진물이 차올라도 바로바로 갈아주는 습관은 오히려 상처 치료를 방해한다. '진물'은 더러운 것이 아니라 상처 치료에 꼭 필요한 물질을 함유한 '천연의 치료제'다. 될 수 있으면 진물이 환부에 오래 머물 수 있도록 습윤밴드는 2~3일에 한 번쯤 갈아주는 것이 좋다(단, 광범위하게 붙이거나 오래 붙여둘 경우 피부 알레르기를 유발할 수 있다).

상처가 아물거나 딱지가 떨어진 후부터는 '흉터 관리'를 시작해야 한다. 사람들은 이 시기에도 습윤밴드를 붙여두는데, 그보다는 전문적인 흉터 관리 제품을 사용해야 한다.

흉터는 새살이 돋으면서 콜라겐이 과도하게 생성되어 불룩하게 올라오고 빨갛게 되는 것이 특징이다. 이런 경우 흉터 부위를 손가락으로 지긋이 눌러 마사지를 해주면 조직을 부드럽게 만들고 흉터가 자리 잡는 것을 예방할 수 있다(수분 크림을 바르고 마사지를 해주면 더욱 좋다).

흉터 케어 제품으로는 양파 추출물, 실리콘 성분의 연고가 있다. 이 중 실리콘 연고가 더 효과적이라는 임상 결과가 있지만 사용 만족도는 개인별로 다를 수 있다. 중요한 것은 눈에 띄는 효과가 없다고 해서 금세 사용을 중지하면 안 된다는 것이다. 상처가 아물고 피부가 재생되는 기간은 6개월에서 길게는 1년 반까지도 소요되므로 '꾸준히 바르는 것'이 중요하다.

★ 간혹 피부가 움푹 파인 흉터에 '흉터 케어 연고'를 바르려는 사람들을 많이 본다. 그런데 이러한 흉터 관리 제품들은 모두 깊이 파인 상처에는 별 효과가 없다. 파인 흉터는 레이저 치료를 받거나 박피 효과가 있는 연고를 처방받아 사용해야 한다.

상처의 초기 관리는 흉터 예방에도 큰 역할을 하므로 보습, 보온이 중요하다는 사실을 기억하고 잘못된 상처 케어 습관은 미련 없이 버리도록 하자.

다친 발톱에 왜 무좀약을 바르나?

TV 광고에서 갈라지고 변색된 발톱에 바르면 좋다고 선전하는 제품을 보니 꼭 내 얘기 같다며 약국에 사러 오는 환자들이 많다. 혹시나 싶어 증상을 설명해 보라고 하면 정말 다양한 얘기들이 쏟아져 나온다.

"발톱 무좀이 심해 병원 약을 먹어도 호전되지 않아요. 이제는 발톱이 반 이상 감염되었어요."

"넘어져서 발톱을 다쳤는데 그 이후 모양이 이상하게 변했어요. 발톱에 멍이 들었는데 어떤 약을 바르는 게 좋을까요?"

미안하지만 이런 경우 바르는 물약은 도움이 되지 않는다고 말해주어도 막무가내로 한 번 써보겠다는 사람들이 적지 않다. 매니큐어처럼 바르는 물약은 간단히 말해 '무좀약'이다. 피부에 살고 있는 곰팡이균이 손톱이나 발톱에 침투해 생긴 손발톱 무좀에 쓰는 약이라는 말이다.

특히 손이나 발에 무좀이나 습진이 있는 경우 쉽게 손발톱 무좀이 생기는데, '손발톱 무좀'에는 무좀 연고를 발라도 소용이 없다. 딱딱한 손발톱은 약물이 흡수, 통과하기 어려운 곳이기 때문에 피부에 바르는 연고나 크림을 사용할 경우 약 성분이 흡수되지 않는다.

바르는 '네일라카'의 경우 특수 기술로 손톱이나 발톱에까지 약이 잘 흡수되도록 만든 것이다. 그런데 이 국소 치료제 또한 감염이 많이 진행된 상태에서는 큰 도움이 되지 않으므로 손발톱 무좀이 심한(약 50~60% 이상 감염) 경우에는 먹는 약을 처방받아 함께 사용해야 한다.

'네일라카'를 사러 오는 사람들의 증상을 들어보면 정말 곰팡이 감염이 맞나 싶은 사람들이 있는데, 이런 경우는 피부과 검진(각질을 살짝 긁어낸 다음 간단히 시약을 떨어뜨리면 곰팡이균이 있는지 확인할 수 있다)을 받아보는 것이 좋다.

간혹 외상이 없어도 발톱이 검게 변하고 멍든 것처럼 변색된 사람들이 있는데 이런 경우 네일라카 사용을 주의해야 한다. 이럴 때는 항진균제인 네일라카는 적절한 치료제가 아니므로 항생제 투약이 필요한지 판단하기 위해 재빨리 진료를 받아야 한다.

★ 피부 감염균 중에서도 내성균으로 불리는 황색포도상구균과 같은 세균 감염 증상의 특징은 손발톱 색이 '멍든 것'처럼 검게 변하는 것이다.

손발톱 무좀인 경우에만 네일라카 사용을 추천하는데 사용법 및 사용기간을 지키는 것이 매우 중요하다. 먹는 항진균제나 네일라카의 경우 모두 완치율이 떨어지는 이유는 사람들이 치료를 중도에 포기하기 때문이다. 발톱의 경우 1년, 손톱의 경우 6개월은 기본으로 꾸준히 약을 사용해야 감염이 치료된다.

그런데 대체 왜 손발톱에 곰팡이 감염이나 세균 감염이 생기는 걸까?

사실 사람의 피부에는 곰팡이나 세균이 항상 함께 살아가고 있다. 평소에는 아무런 탈이 없다가 상처나 면역 저하 등의 원인으로 감염이 발생하게 된다. 네일케어나 발톱을 압박하는 킬힐 등의 불편한 신발이 손발톱에 외상을 주고, 상처를 통해 균에 감염되는 경우가 흔하다. 수영장이나 목욕탕 등 공공 샤워시설을 맨발로 돌아다닐 경우에도 감염이 전파된다.

우리가 네일 케어를 할 때 잘라내는 큐티클이나 손발톱을 싸고 있는 살들은 사실 균 침투를 막아주고 손발톱을 보호하는 역할을 해주기 때문에 깔끔히 제거하는 것이 손발톱 건강에는 좋지 않다. 깨끗하게 소독하지 않은 기구들을 사용하는 것 또한 감염 전파의 원인이므로 개인 전용 기구를 사용하거나 소독을 철저히 해야 한다.

손발톱은 특히 오염이 되기 쉬운 부분이기 때문에 항상 청결에 신경을 쓰고 외상이 생기지 않도록 잘 관리하는 것이 중요하다. 손발톱을 너무 짧게 자르면 좋지 않고 특히 발톱은 동그랗게 자르면 안 된다. 샤워 후 잘라주면 말랑말랑한 상태라 상할 우려가 적다.

손발톱이 어느 날 이유 없이 두꺼워지고 색깔이 회색빛으로 탁하게 변한다면 손발톱 무좀을 의심할 수 있다. 방치할 경우 점점 더 번져나가게 되므로 증상이 의심되는 즉시 의사나 약사에게 상담을 받아야 한다.

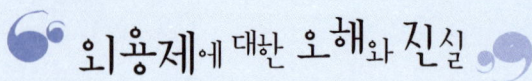
외용제에 대한 오해와 진실

Q. 주름 예방에 좋다는 비타민 A 크림 정말로 효과가 좋을까?

A. 한때 TV에서 비타민 A 크림을 얼굴에 바르면 주름을 예방한다고 해서 너도나도 비타민 A 연고를 사는 통에 품절 사태가 일어난 적이 있었다. 당시 사람들은 더 강한 농도의 약을 처방해 주는 병원을 일부러 찾아다니기도 했다.

'스티바에이', '이크림' 등의 크림은 비타민 A 유도체로서 레티놀산의 일종인 '트레티노인(Tretinoin)'이라는 성분을 함유하고 있다. 원래는 여드름 피부나 광노화로 인한 색소 침착 등을 완화하기 위해 처방되는 약이다. 각질과 같은 피부 표피를 탈락시키는 '박피 작용'을 하기 때문에 각질이 모공을 덮어 발생하는 여드름이나 피부염, 색소 침착에도 효과가 있다.

그런데 이 성분은 과량의 비타민 A를 함유해 기형아 유발의 위험이 있으므로 가임기 여성이 사용하는 것은 금물이며, 피부를 햇볕에 매우 예민하게 만들어 '일광화상'을 일으키기도 한다. 피부 자극 또한 심해 여드름 치료를 위해 비타민 A 크림을 처방받아 사용하는 사람들 중 많은 이들은 얼굴이 빨갛게 되면서 매우 따갑고 입술이 부풀어 오르는 등의 부작용을 호소한다. 실제로 주름 예방을 위해 비타민 A 크림을 남용하는 사람들을 보면 얼굴 전체가 붉게 변한 경우가 많다. 이는 약으로 인한 '광과민성'이 발생해 햇볕에 피부가 예민해지고 '홍조'가 나타나기 때문이다.

피부 표면을 살짝 벗겨내는 작용만으로 깊이 자리 잡은 주름을 없애지는 못한다. 주름 개선 및 예방을 위해 무분별하게 사용한 비타민 A 크림 때문에 따갑고 건조한 피부를 갖게 되어 오랜 기간 피부과 치료를 받는 사람들이 많다는 사실을 기억하자.

Q. 효과 좋은 기미 치료제, 왜 사용하지 말라고 하는가?

A. 기미 치료제로 인기가 많았던 '도미나 크림'의 주성분은 '하이드로퀴논(Hydroquinone)'으로 미백제의 일종이다. 피부에 색소가 침착되는 것을 막아 기미를 옅게 만들어주지만, 알레르기와 피부염을 일으키고 장기적으로 사용 시 피부 변색, 발암의 위험이 있다.

그런데 요즘은 이 도미나 크림만으로 만족스러운 결과를 얻지 못한 사람들이 처방이 필요한 '지혈제'까지 기미 치료를 위해 남용하고 있다. 그것은 '도란

사민'이라는 이름의 약으로 특히 중년 여성들이 이 약을 수개월 동안 복용하는 경우가 있는데 이 약의 '위험한 부작용'에 대해 잘 모른다.

기미 치료를 위해 처방하는 지혈제의 주성분은 '트라넥삼산(Tranexamic Acid)'으로 일반약에 속하는 일부 기미 치료제에도 포함되어 있다. 이 성분은 원래 혈관이나 혈소판 이상으로 피하, 점막에 출혈이 일어나 자색의 반점이 생기는 질병에 치료제로 사용된다. 백혈병, 빈혈, 암, 각종 수술로 인해 출혈이 멈추지 않을 때 지혈제로 처방하는 약인데 문제는 혈전을 만들기 때문에 뇌경색, 심근경색 등 생명을 위협하는 부작용을 일으킨다는 것이다.

기미는 반드시 치료해야 하는 질병이 아니다. 단순히 외관상 피부 톤을 밝게 만들기 위해 혈전 생성으로 인한 위험한 심혈관계 부작용까지 떠안으면서 지혈제를 복용하고자 하는 것은 매우 어리석은 선택이 아닐 수 없다. 쉽게 처방해 주는 약이라 할지라도 내 건강을 지키기 위해 사용해도 되는 약인지 성분에 대한 정보를 찾아보고 고민해 보아야 한다.

Q. 벌레 물린 데, 모기 물린 데 바르는 외용제 어떤 것이 좋은가?

A. 벌레나 모기 물린데 바르는 외용제는 성분 조성이 크게 다르지 않다. 가려움을 가라앉히는 데 도움이 되는 항히스타민제와 국소 마취제, 피부에 청량감을 주는 멘톨이나 캄파 등이 섞여 있다.

그런데 '바르는 항히스타민제'는 알레르기 반응의 일종인 피부염을 일으킬 수 있어 간혹 약을 도포한 피부에 물집이 잡히고 심한 발진이 생기기도 한다. 실제 이런 외용제를 바르고 피부 알레르기가 심각하게 나타나 응급실에 갔다는 사람들도 있다. 특히 '디부카인(Dibucaine)'과 같은 국소 마취제가 함유된 제품을 지속적으로 사용할 경우 '접촉성 피부염'의 원인이 되므로 각별한 주의를 요한다. 이러한 부작용은 어린이용 크림이라 해서 예외는 아니며 특히 붙이는 패치 제품은 점착성 물질로 인해 심한 피부 발진을 일으키기도 한다.

긁어서 상처가 난 피부에는 피부 자극을 유발하는 이러한 외용제 사용은 피하는 것이 좋다. 시원한 물에 적신 거즈를 덮어두는 것도 가려움 완화에 도움이 되며 빨갛게 부어오른 피부에는 약한 스테로이드 크림을 하루 1회, 3~4일 정도 사용하거나 '칼라민 로션'을 수회 덧발라주는 것도 좋다.

만약 벌레에 물린 후 가려움이 심하다면 '먹는 항히스타민제'를 선택해 복용하자. 두드러기가 넓게 번지면서 호흡이 가빠진다면 이는 심각한 쇼크로 이어질 수 있으니 빨리 병원에 가서 주사를 맞아야 한다.

스테로이드 연고가 곰팡이를 키운다

하루는 온 얼굴이 빨갛게 돼서 약국에 온 여학생이 스테로이드 연고를 찾았다. 연고를 처음 사용하느냐고 물으니 1년 정도 발랐다고 한다. 약국을 찾아와 피부과 레이저 시술에 대해 상담하던 할머니도 입가에 실핏줄이 많이 드러나 보였는데 물어보니 역시나 스테로이드 연고를 자주 발랐다고 대답한다.

'스테로이드 연고'는 오래 사용할 경우 이렇게 '피부를 얇게 만들고 혈관을 확장시키는 부작용'이 있다. 사람들은 이것이 약 부작용인 줄도 모르고 연고를 바른다. 일시적으로 혈관이 수축되고 피부가 하얗게 되는 스테로이드의 효과 때문에 다시 연고를 사용하는 악순환을 반복하는 것이다.

습진으로 인해 피부과를 가면 대부분 스테로이드 연고를 주기 때문에 약에 익숙해진 사람들은 어떤 피부 문제에도 이 연고를 사용하면 된다고 생각한다. 심지어 곰팡이 감염으로 인한 습진에 '항진균제 연고'를 처방해도 스테로이드 연고만 사용할 뿐 항진균제는 열심히 바르지 않는다. 스테로이드 연고를 바르면 빨리 증상이 개선되기 때문에 주 치료제의 필요성을 못 느끼는 것이다.

그런데 이렇게 '스테로이드 연고'만 계속 바를 경우 겉으로 보기에는 피부가 멀쩡해 보여도 안으로는 균이 마구 퍼져나가게 내버려두는 꼴이 된다. '스테로이드 연고'가 피부의 면역 반응을 억제하기 때문에 감염이 진행된다 해도 아무런 반응이 나타나지 않아 나도 모르는 사이 감염이 많이 번지기도 한다. 따라서 감염을 치료하는 연고를 반드시 함께 사용해야 한다.

그럼 왜 이런 스테로이드 연고를 피부과에서 자주 처방하는 것일까?
'스테로이드 연고'는 피부의 염증과 면역 반응을 억제해 여러 피부질환 개선에 두루 효과가 좋기 때문이다. 아토피, 접촉성 피부염과 같은 습진, 건선, 수포성 질환 등 거의 모든 피부질환에서 개선 효과가 빨리 나타난다. 다만 근본적인 원인 치료보다는 '일시적인 증상 완화'를 위해 처방하는 경우가 많다.

병원에서 '스테로이드 연고'를 처방받은 사람들은 약국에 와서 정말 연고를 써도 되는지 다시 한 번 묻는 경우가 있다. 알려진 스테로이드 연고의 부작용은 대부분 환자들이 오남용했을 때 많이 발생하는 것으로 정확한 진단과 처방 하에 적당량 사용할 때는 오히려 득이 된다고 할 수 있다. 적절한 시기에 약을 사용하지 않으면 피부병이 악화되거나 나중에 더 많은 양의 약을 사용해야 되기 때문이다.

사람들이 흔히 걱정하는 스테로이드 연고의 부작용은 강도가 센 성분일수록, 오래 바를수록 많이 나타난다. 약국에서 '일반약'으로 판매하는 '스테로이드 연고'는 세기가 약한 제품일 것이라 생각해 남용하기 쉬운데, 일반약인 스테로이드 연고도 약한 것부터 중간 정도의 세기까지 다양한 제품들이 있다.

스테로이드 연고는 성분 자체의 강도 외에도 어떤 제형(연고, 크림, 겔, 로션 등)으로 만들어졌는지, 그리고 연고를 사용하는 피부의 두께나 상태에 따라서도 연고의 효과와 부작용이 달라진다. 의사나 약사가 연고를 권할 때는 이러한 모든 상황을 종합적으로 판단해 적절한 성분과 제형의 약을 권하는 것이다.

그런데 문제는 사람들이 사용하고 남은 연고를 아무 곳에나 발라 부작용에 쉽게 노출된다는 점이다. 예를 들어 손바닥이나 발바닥은 피부가 두껍기 때문에 강도가 제일 센 연고를 주는데 이런 약을 얼굴 등 피부가 얇은 부위에 바르면 단 몇 번만 발라도 피부가 탈색되고 실핏줄이 드러나는 등의 부작용이 발생할 수 있다.

'스테로이드 연고'는 사용기간을 잘 지키는 것 또한 매우 중요하다. 일반약을 구입해 셀프케어를 하는 경우 매일 사용한다면 약 1~2주 이내로 사용을 제한하는 것이 좋다(물론 성분이나 적용 부위에 따른 선택은 약사의 상담이 필요하다). 피부 위축, 혈관 확장 등과 같은 부작용은 대부분 3~4주 이상 사용 시 나타나기 때문이다.

가끔 효과가 없다고 생각해서 하루에 5~6번씩 바르는 환자들이 있는데 이런 잘못된 사용법이 부작용의 원인이 된다. '스테로이드 연고'는 하루 1회만 발라주어도 효과를 충분히 얻을 수 있어 여러 번 바르지 않아도 된다. 얼굴이나 목 등 피부가 얇은 부위에는 소량만 아주 얇게 펴서 발라야 하고, 손이나 발바닥에는 충분한 양을 발라야 하는 등 부위별로 바르는 양도 달라야 한다.

'스테로이드 연고' 자체는 소위 말해 '나쁜 약'이 아니다. 전문지식이 없이 오남용하는 '나쁜 습관'이 스테로이드 연고를 부작용 많은 나쁜 약으로 만든 것이다. 연고를 듬뿍 짜서 피부에 얹어두거나 바른 후 옷에 묻을까봐 밴드를 붙여두는 등의 습관 또한 약물 흡수를 높여 부작용만 증가시킬 뿐이다. 결국 연고를 바를 때도 올바른 방법과 습관을 익히는 것이 가장 중요하다.

 성분에 따라 '강도'가 다른 스테로이드 연고

스테로이드 연고는 성분에 따라 강도가 다르며 일반적으로 많이 볼 수 있는 제품명으로 분류하자면 다음과 같다. 같은 성분이라 할지라도 '연고〉크림〉로션'의 제형 순으로 강도가 다르다. 피부가 얇은 부위나 영유아에게는 강도가 약한 제품을 사용하도록 하고 손이나 발바닥 등 피부가 두꺼운 부위에는 강한 강도의 제품을 사용하도록 한다.

강도 레벨(낮을수록 강함)	성분 및 함량	제품명
레벨 1 : 매우 강함	Clobetasol propionate 0.05% C, O	더모베이트, 데마론, 도모호론, 베타베이트, 크로베이트연고
	Diflorasone diacetate 0.05% C, O	디프론크림, 디프라크림, 푸라손크림
	Diflucortolone valerate 0.3%	네리소나연고, 디푸코, 나네신
레벨 2 : 강함	Betamethasone dipropionate 0.05% C, O	네오덤, 라벤다, 스칸지, 실크론, 베타크로지, 스타손
	Desoxymethasone 0.25% C, O, 0.05% G	데옥손겔, 데옥손연고, 메타파손겔, 데타손연고 0.25%, 에스파손겔
	Fluocinonide 0.05% O	라이덱스
	Halcinonide 0.1%	베로단연고
	Mometasone furoate 0.1% O	라이덱스, 에로콤연고
레벨 3 : 중간보다 강함	Amcinonide 0.1% C, L	비스덤크림
	Difluprednate 0.05%	리베카
	Desoxymethasone 0.25% L	데옥손로션, 데타손로션, 에스파손로션
	Fluocinonide 0.05% C, G	나이드, 라이덱스, 엑스엘완겔
레벨 4 : 중간 세기	Budesonide 0.025% C	나리코트, 로지나, 베베, 부데손, 제크
	Desoxymethasone 0.05% O	데타손연고 0.05%
	Mometasone furoate 0.1% C	에로콤크림, 더모타손, 모메타손, 모메손, 에로신
	Methylprednisolone aceponate 0.1% C, O	아드반탄연고, 아디코트크림, 프레반탄연고
	Triamcinolone acetonide 0.1% O	전문약 : 리시놀, 제미코트, 트리나, 트리시놀 일반약 : 오라메디

※ C : 크림 / O : 연고 / L : 로션 / G : 겔

강도 레벨(낮을수록 강함)	성분 및 함량	제품명
레벨 5 : 중간보다 약함	Betamethasone valerate	전문약 : 덴드리액, 바롤액, 부광에몰액 일반약(복합제) : 겐지스톤, 겐트리손지, 니아로, 노바손, 다나손, 더마론, 더마베타지, 더마톤지, 데마코트에스, 라밴덤, 바이스톤지, 베데스타지, 베타겐지, 세라손지, 세스톤G, 세피덤지, 센스타지, 센스톤지, 스타인, 실크론에스, 쎄라스톤, 쎄레스톤지, 쎄레코트, 쎄로겐, 아리코트에스, 에스지, 크린지, 트리겐타지
	Clobetasone butyrate 0.05% C	유모베이트, 유베나크림, 아미솔, 토피손
	Fluocinolone acetonide 0.025% C, 0.01% O	플로린크림, 후루모트크림
	Fluticasone propionate 0.05% C	큐티베이트크림
	Hydrocortisone butyrate 0.1% L	톨로이드로션
	Hydrocortisone valerate 0.2% C	하이드코트크림, 하이티손크림, 코티손크림
	Prednicarbate	더마톱, 더마키드, 더모프레드, 더미소론, 데르민, 데모큐, 락티케어제마지스, 베베킨, 베스톱, 베이드, 보드미, 아토톱, 티티베, 카르손, 프레딘, 프레벨, 프레카
	Triamcinolone acetonide 0.1% C	대우트리암시놀론크림, 트리코트
레벨 6 : 약함	Alclomethasone dipropionate 0.05%	디프로반, 아모타손, 알로반, 알메손, 알크로반, 알타손, 프로코트
	Desonide 0.05% C	데소나, 데스덤, 데스오웬, 데스원, 아토맥스, 제스윈, 케어덤, 토피덤
레벨 7 : 제일 약함	Dexamethasone 0.1%	단일제 : 맥시덱스안연고, 페리덱스연고 복합제 : 네오덱스안연고, 맥시트롤안연고, 토라빈덱스안연고, 포러스안연고
	Hydrocortisone 2.5%/1%	락티손, 락티케어 2.5%/1%, 더모케어로션 2.5%, 스무스케어, 코티케어로션, 하이로손로션
	Hydrocortisone acetate	일반약(복합제) : 나나솔, 네오솔, 더마티손, 데카미솔, 레오신, 복합마데카솔, 센티손, 쎄레마일드
	Prednisolone C, L Prednisolone acetate	바나론, 프레드니솔론크림/로션
	Prednisolone valeroacetate	일반약 : 베로아, 보송, 삼아리도멕스, 스몰, 페미코트, 프레디

※ C : 크림 / O : 연고 / L : 로션 / G : 겔

피부암을 일으키는 '연고 바르는 습관'

스테로이드 성분이 아니라는 이유만으로 아이 엄마들 사이에서 인기를 끌고 있는 연고가 하나 있다. 바로 '면역 억제제' 성분의 연고다. 인터넷 검색창에 프로토픽, 토피크로 등의 이름을 입력하면 이 연고에 대해 확인할 수 있는데, 심지어 아이 엄마들끼리 카페에서 서로 연고를 사고팔거나 나누어 바르기까지 한다니 인기가 많기는 많은가 보다.

그런데 이 '면역 억제제 연고'를 남용하면 스테로이드 연고의 부작용보다 더 무서운 '피부암의 원인'이 된다는 사실을 알고 있을까? 실제 약국에 오는 환자들에게 물어봐도 이 연고의 사용법과 사용기간, 부작용에 대해 정확하게 알고 있는 사람들이 거의 없다.

★ 아토피와 같은 피부염은 우리 몸의 면역 반응이 지나치게 예민해져 발생한다. 과도한 면역 반응으로 인해 피부에 항상 염증이 생기게 되는데 스테로이드 연고로도 잘 낫지 않는 염증에는 피부의 면역 반응을 억제시키는 연고를 처방한다.

그런데 우리 피부의 면역 기능이 약해지면 피부염이 개선되는 반면에 UV와 같은 발암물질로부터 피부를 방어하는 작용 또한 사라지게 된다. 그래서 이 면역 억제제 연고의 부작용으로 보고된 것이 바로 피부암이다. 스테로이드의 사용을 피하기 위해 무조건 바르면 좋은 약이 절대 아니라는 것이다.

'면역 억제제 연고'는 해외 약사 시험에서 단골 시험 문제로 출제될 만큼 '사용법'이 아주 중요한 약이다. 연고를 어떻게 바르냐에 따라 부작용이 증가하기 때문에 반드시 다음과 같은 원칙을 지켜야 한다.

- 피부염이 심한 부위에 아주 소량만 얇게 펴 바른다. 바른 후에는 밴드를 붙이거나 드레싱을 하지 않는다. 이는 스테로이드 연고의 경우도 마찬가지다. 드레싱을 하게 되면 약물 흡수를 과도하게 증가시켜 부작용이 발생할 수 있기 때문이다. 외출 시에는 반드시 피부에 썬크림을 듬뿍 발라 UV로부터 피부를 보호해야 한다.
- 사용기간을 반드시 지킨다. 보통은 2~6주 정도 의사의 지시에 따라 최대한 짧게 사용하는 것이 바람직하다. 때에 따라 수개월 정도 사용하는 경우도 있지만, 이럴 때는 증상이 호전되면 바로 사용 횟수를 줄이고 사용을 제한해야 한다.

스테로이드 성분이 아니기 때문에 안전할 거라는 생각은 절대 금물이다. 피부에는 매우 다양한 균이 살고 있고 생활 속 UV 또한 늘 피부 건강을 위협한다. 이러한 유해 환경으로부터 피부를 보호하는 것이 바로 우리 몸이 가진 면역 기능이다.

피부의 면역 기능을 잠재우는 '면역 억제제 연고'는 효과가 좋은 만큼 많은 위험 또한 감수해야 한다는 사실을 잊지 말자. 아토피가 있는 아기 얼굴에 '면역 억제제 연고'를 듬뿍 발라준 후 햇볕 아래 외출을 강행하는 나쁜 엄마가 되어서는 안 될 것이다.

파스 때문에 화상을 입는다고?

근육통이나 몸살 등의 이유로 파스를 찾는 사람들은 흔히 '센 파스'를 원한다. 먹는 진통제는 센 약을 기피하는 사람들도 붙이는 파스에는 아무런 거리낌이 없다. 여기저기 아플 때는 심지어 파스를 여러 장 몸에 붙이고 자기도 한다.

파스로 인한 부작용은 가벼운 물집이나 발진 등의 알레르기 반응뿐 아니라 치료가 꼭 필요할 정도의 화상이나 피부 표피가 벗겨지는 표피 박탈까지 다양하다. 또 보이지 않는 등이나 허리에 파스를 자주 붙이다가 어느 날 갑자기 피부가 검게 변한 걸 발견하고 놀라서 약국을 찾는 사람들도 많다.

"대체 무슨 파스를 붙였기에 피부가 벗겨지기까지 할까?"

이런 의심을 할 수도 있겠지만, 소비자보호원의 자료에 따르면 시중에 유통되는 파스의 접착력을 테스트한 결과 기준치를 심지어 15배가량 초과하는 제품도 있다. 사람들이 잘 떨어지지 않는 파스를 선호하기 때문에 강력한 접착제를 사용하다 보니 파스를 뗄 때 피부 표피까지 파스에 붙어 떨어지는 일이 벌어지는 것이다.

접착제뿐 아니라 붙이는 파스의 성분 자체도 부작용의 원인이 될 수 있다. 케토톱, 케펜텍 등은 소염진통제 성분인 '케토프로펜'이라는 성분을 함유하고 있다. 이 성분은 빛과 반응해 독성이나 알레르기 반응을 유발하는 광과민성을 갖고 있어 피부에 '발진'을 일으키기도 한다.

프랑스에서는 광과민성 부작용이 있는 '케토프로펜'이 함유된 제품을 회수하고 시판을 중지했다. 국내에서는 '광과민성 주의'라는 표기를 했지만, 별다른 주의 조치 없이 '케토프로펜' 성분이 함유된 제품을 판매하고 있다.

이미 몇 해 전 식약처에서 이 성분에 대한 안전성 검토가 필요하다고 발표했지만, 부작용에 대한 인식은 아직까지 부족한 실정이다.

★ 광과민 반응으로는 두드러기, 수포 등의 가벼운 증상도 있지만 장기간 빛에 노출될 경우 어지러움, 호흡 곤란 등의 전신 부작용이 발생할 수도 있어 주의를 요한다. '케토프로펜' 성분의 파스 사용 후 약 2주까지 이러한 부작용의 위험이 있으므로 외출 시에는 자외선 차단제를 사용하고 될 수 있으면 파스를 붙인 자리는 옷으로 가리는 것이 좋다.

'케토프로펜'을 포함한 모든 '소염진통제' 성분의 파스는 천식 환자에게 알레르기를 유발할 수 있어 천식이 있거나 소염진통제 성분에 알레르기가 있는 경우 사용을 피해야 한다. 먹는 약이 아닌 파스는 안심하고 사용하기 쉬운데 실제 소염진통제 파스를 붙이고 천식 발작이 발생해 호흡 곤란으로 응급실에 실려 간 환자도 있다.

이와 같은 부작용 방지뿐 아니라 원하는 효과를 얻기 위해서라도 파스에 대해 기본적인 내용들은 알아둘 필요가 있다.

파스는 크게 소염진통제 성분과 복합 성분의 파스로 구분한다.
● 소염진통제 성분의 파스는 사용 시 특별한 느낌이 없지만 통증과 염증

완화에 효과가 좋다. 소염진통제 파스를 붙이면 후끈후끈한 느낌이 없기 때문에 효과가 없을 거라 생각하는 사람들이 많은데 이는 잘못된 상식이다.

관절염이나 만성 통증의 경우 먹는 소염진통제를 장기 복용하면 위장관 부작용 등의 문제가 생기는데, 파스는 그러한 전신 부작용 없이 소염진통제를 국소적으로 잘 전달한다. 그런 이유로 위가 약해 소염진통제를 먹기 힘든 경우나 노년기 관절염과 같은 만성 통증에는 소염진통제 파스를 처방한다.

- 복합 성분의 파스는 크게 핫파스와 쿨파스로 나눌 수 있다. 핫파스는 고추의 매운 성분인 캡사이신 등을 함유해 후끈후끈한 느낌을 주고 혈액순환을 촉진해 통증을 완화시킨다. 신경통, 만성 통증에 효과적이지만 피부 자극이 심하다는 단점이 있다.

반면에 쿨파스는 멘톨, 박하유 등을 함유해 피부를 차갑게 식히고 혈관을 수축시켜 냉찜질 효과를 준다. 발목을 갑자기 삐거나 타박상을 입은 경우, 급성 통증, 붓기 완화에는 쿨파스가 좋다.

다만 하루 이틀 정도 지나서도 통증이 지속될 경우에는 오히려 핫파스나 온찜질이 효과적이다.

붙이는 파스의 경우 성분에 관계없이 어떤 제품이든 접착제로 인한 피부 알레르기를 일으킬 수 있다. 사람들은 사용하기 편하다는 이유로 부직포를 덧대지 않아도 되는 제품을 찾는데 부직포를 위에 덧붙이는 제품들이 피부 알레르기 부작용이 적다(이러한 제품은 겉에 '카타플라스마'라는 제형 표기가 되어 있다).

파스를 붙이기만 하면 피부가 빨개지고 따갑거나 간지럽다면 연고 형태의 소염진통제를 사용하는 것이 좋다. 붙여두면 저절로 약이 흡수되는 파스와 달리 자주 사용해야 하는 것이 단점이지만, 관절 등 파스가 떨어지기 쉬운 부위에 사용하기 좋고 접착제로 인한 피부 알레르기 걱정이 없다. 바르면서 저절로 마사지까지 해주게 되므로 일석이조의 효과를 얻을 수도 있다.

운동을 할 때나 움직임이 많은 경우 일시적으로 빠른 통증 완화를 원한다면 뿌리는 파스를 써도 좋다. 여러 번 뿌려도 되지만 피부 화상 등의 부작용 방지를 위해 10~20cm 이상 거리를 떨어뜨려 사용하고 3초 이내로 뿌려야 한다.

파스는 피부를 통해 약효가 있는 성분을 흡수시키는 또 다른 형태의 '약'이다. 먹는 약과 마찬가지로 함유된 성분의 효과 및 작용 시간, 사용 가능 연령이 제각각 다르다. 잘못된 사용으로 인해 증상을 악화시키거나 심각한 부작용을 겪을 수도 있으므로 반드시 상담을 통해 적절한 제품을 선택하고 사용법을 숙지하길 바란다.

또한 아무리 효과가 좋은 파스라 하더라도 파스는 일시적으로 통증을 완화시켜줄 뿐 통증의 근본 원인을 해결해 주지는 못한다. 때문에 남용해서는 결코 안 되며, 일주일 이상 통증이 지속될 경우에는 반드시 진료를 통해 원인을 찾고 적절한 치료를 받아야 한다.

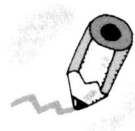

안전한 약 사용을 위한 안내

Reference guide

우리들이 가장 많이 찾는 일반약 베스트 판매순위

'일반의약품'은 의사의 처방없이도 소비자의 선택에 따라 구매가 가능한 약이다. 그러다 보니 제약회사는 주로 TV 광고나 홍보 마케팅을 최대한 활용해 사람들의 시선을 끌려고 애쓴다. 따라서 약에 대해 전문지식이 부족한 소비자들은 반드시 '일반의약품'을 선택하고 사용함에 있어 더욱 주의를 기울여야 한다.

다음은 전체 제약시장 판매 데이터 조사기관, 약국 주력 온·오프라인 도매업체에서 최근 1년간 소비자들이 가장 선호했던 '일반의약품(건강기능식품 포함)'이 무엇인지 개별 조사한 내용이다. 이러한 조사는 지금까지 어떤 매체나 기관, 책에서도 실시 및 공개되지 않았다.

하지만 《내 약 사용설명서》는 현실적 문제들을 고려해 가장 합리적이고 실질적인 정보를 도출하고자 소비자와 가장 가까이 있는 약국, 전국 약국에 약을 공급하는 제약회사, 약품 도매업체 등을 통해 '약품 사용 실태'를 이 책을 읽는 독자에게 제공하고자 한다.

다음의 판매순위를 통해 실제 우리가 어떤 일반약을 가장 선호하며 또 많이 사용하고 있는지 간접적으로 알 수 있을 것이다. 아울러 매출 순위 상위의 인기 약에 대해서는 보다 안전한 약 사용을 위해 앞서 책에 설명한 내용들을 참고하여 독자의 '바른 약 사용 가이드'로 삼길 바란다.

- 조사 기간 : 2015년 6월 1일 ~ 2016년 5월 31일
- 조사 대상 : 전체 제약시장 / 전국 약국 17000처

전국 약국에 약을 공급하는 제약회사 및 도매 포함 전체 제약시장 비처방약 판매순위

순위	제조사	제품명
1	동아제약	박카스-디
2	동화약품	까스활명수-큐액
3	동국제약	인사돌정
4	일동제약	아로나민-골드정
5	광동제약	광동원방우황청심원액
6	동아제약	판피린-큐액
7	일동제약	아로나민씨플러스정
8	명인제약	이가탄에프캡슐
9	한국메나리니	풀케어네일라카
10	한독약품	케토톱플라스타
11	동화약품	후시딘연고
12	대웅제약	복합우루사연질캡슐
13	한국베링거인겔하임	둘코락스-에스장용정
14	한국존슨앤드존슨	타이레놀이알정
15	동화약품	판콜에스내복액
16	삼진제약	게보린정
17	고려은단	고려은단비타민씨정
18	한국존슨앤드존슨	타이레놀정
19	동국제약	인사돌플러스정
20	동국제약	마데카솔케어연고
21	보령제약	겔포스엠현탁액
22	한국엠에스디	머시론정
23	동국제약	센시아정
24	한독약품	훼스탈플러스정
25	유한양행	유한비타민씨정
26	대웅제약	임팩타민프리미엄정
27	한국화이자	센트룸실버어드밴스정
28	한국유씨비	지르텍정
29	한국멘소래담	멘소래담로오숀
30	제이더블유중외제약	크린조
31	동화약품	잇치페이스트
32	유한양행	삐콤-씨정
33	한국화이자	센트룸어드밴스정
34	한국노바티스	오트리빈멘톨분무제
35	동국제약	판시딜캡슐
36	레킷벤키저	스트렙실트로키
37	대웅제약	우루사연질캡슐
38	광동제약	광동쌍화탕
39	레킷벤키저	개비스콘더블액션현탁액
40	신신제약	신신파스아렉스
41	경남제약	레모나산

순위	제조사	제품명
42	삼일제약	어린이부루펜시럽
43	한미약품	텐텐츄정
44	동국제약	훼라민큐정
45	동아제약	마이보라정
46	현대약품	마이녹실액
47	한미약품	케어가글액
48	태극제약	도미나크림
49	동성제약	정로환당의정
50	한국다케다제약	알보칠콘센트레이트액

약국 주력 온·오프라인 거래 도매 H약품의 전국 약국 비처방약 판매순위

순위	분류	제조사	제품명
1	일반의약품	한국메나리니	풀케어네일라카 3.3㎖
2	건강기능식품	고려은단	비타민씨정 1000㎎ 300T
3	일반의약품	일동제약	아로나민골드정 100T
4	의약부외품	한국메나리니	더마틱스울트라 7g
5	일반의약품	한독약품	케토톱플라스타 34매
6	일반의약품	동아제약	판피린큐액 20㎖ 30병
7	일반의약품	태극제약	도미나크림 60g
8	일반의약품	한국얀센	타이레놀정 500㎎ 10T
9	의약부외품	한국메나리니	더마틱스울트라 15g
10	일반의약품	한독약품	훼스탈플러스정 10T
11	일반의약품	레킷벤키저	개비스콘더블액션현탁액 10㎖ 4포
12	일반의약품	레킷벤키저	스트렙실 허니앤레몬 트로키 12T
13	일반의약품	동화약품	까스활명수큐액 75㎖
14	일반의약품	삼진제약	게보린정 10T
15	일반의약품	레킷벤키저	스트렙실 오렌지 트로키 12T
16	일반의약품	태극제약	벤트플라겔 15g
17	일반의약품	보령제약	겔포스엠현탁액 4포 10ea
18	일반의약품	한국얀센	타이레놀이알서방정 650㎎ 10T
19	일반의약품	한국다케다제약	알보칠액 5㎖
20	일반의약품	대웅제약	복합우루사연질캡슐 60C
21	일반의약품	한독약품	케토톱플라스타 7매
22	일반의약품	부광약품	파로돈탁스치약 100g
23	일반의약품	대웅제약	복합우루사연질캡슐 120C
24	일반의약품	한국코와	카베진코와에스정 100T
25	일반의약품	한국베링거인겔하임	둘코락스에스장용정 20T
26	일반의약품	글락소스미스클라인	드리클로액 20㎖
27	일반의약품	멘소래담	멘소래담로오숀 75㎖

순위	분류	제조사	제품명
28	건강기능식품	솔가	엽산정 400mcg 100T
29	일반의약품	동화약품	후시딘연고 5g
30	일반의약품	태극제약	벤트락스겔 10g
31	일반의약품	레킷벤키저	개비스콘더블액션현탁액 10㎖ 12포
32	일반의약품	명인제약	이가탄에프캡슐 100C
33	일반의약품	한국화이자	센트룸어드밴스정 100T
34	의약부외품	디엠바이오	균이팡 500㎖
35	건강기능식품	동서식품	호올스 아이스블루 9T
36	일반의약품	삼일제약	어린이부루펜시럽 90㎖
37	일반의약품	갈더마코리아	엘크라넬알파액 100㎖
38	일반의약품	부광약품	아락실과립 8g 30포
39	일반의약품	삼일제약	액티피드정 10T
40	일반의약품	대웅제약	복합우루사연질캡슐 60C
41	건강기능식품	솔가	엽산정 800mcg 100T
42	일반의약품	한독약품	로푸록스네일라카 3g
43	일반의약품	레킷벤키저	개비스콘페퍼민트현탁액 10㎖ 4포
44	일반의약품	현대약품	버물리에스액 50㎖
45	건강기능식품	바슈롬	오큐비전50플러스 60C
46	건강기능식품	동서식품	호올스 하니레몬 9T
47	일반의약품	한국얀센	니조랄액 2% 100㎖
48	일반의약품	대웅제약	우루사연질캡슐 100C
49	일반의약품	광동제약	원방우황청심원 1환
50	일반의약품	제일약품	쿨파프 5매
51	일반의약품	한국노바티스	오트리빈멘톨 0.1% 분무제
52	의약부외품	밴드닥터	밴드닥터 19m×72m 22매 20개입
53	일반의약품	한국화이자	센트룸실버어드밴스정 100T
54	일반의약품	광동제약	원방우황청심원액 50㎖
55	건강기능식품	바이엘코리아	노발락AD
56	일반의약품	한국엠에스디	머시론정 21T
57	건강기능식품	동서식품	호올스 체리 9T
58	화장품	하우동천	질경이정 20T
59	일반의약품	멘소래담	멘소래담로션 450㎖
60	일반의약품	한국노바티스	라미실원스외용액 4g
61	일반의약품	멘소래담	멘소래담로션 100㎖
62	일반의약품	삼일제약	제로정 20T
63	일반의약품	광동제약	광동쌍화탕 100㎖
64	일반의약품	광동제약	우황청심원액 30㎖
65	일반의약품	대웅제약	이지엔6애니연질캡슐 10C
66	건강기능식품	고려은단	고려은단 12g
67	일반의약품	신화제약	비장원 20포
68	의약부외품	니베아	니베아립케어 모이스처
69	일반의약품	광동제약	우황청심원 1환
70	일반의약품	한독약품	클리어아이즈점안액 15㎖

혼동하기 쉬운 내용들에 대한 안전장치

건강기능식품과 건강식품, 의약품은 차이가 있다.

먼저 '의약품'이란 질병을 치료·예방할 목적으로 '식약처(식품의약품안전처)'에서 '의약품'으로 허가를 받아야 한다.

'건강기능식품'이란 인체에 영양소를 조절하거나 생리학적 작용과 같은 기능을 가진 원료나 성분을 사용하여 제조·가공한 식품으로 역시 '식약처'에서 '건강기능식품'으로 인정을 해야 한다.

의외로 많은 소비자가 '건강기능식품'과 '건강식품'의 차이를 구분하지 못한다. '건강기능식품'은 식약처로부터 기능성과 안전성을 인정받은 제품으로 '라벨'에 '건강기능식품 인증마크' 또는 '건강기능식품이라는 표기'가 되어 있다. 반면, 건강에 좋다고 여겨져 널리 섭취된 일반적인 식품을 '건강식품'이라고 한다.

※ 같은 홍삼을 원료로 한 비슷한 포장의 제품이라도 홍삼유효성분인 진세노사이드가 들어 있어야 하며, 원료·함량·기능이 모두 라벨에 표시된 제품이 '건강기능식품'이다. 만일 이러한 표시가 없는 홍삼 제품은 '건강식품'이다.

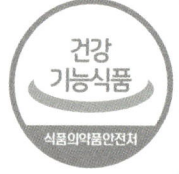
건강기능식품 인증마크

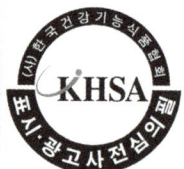
과대 광고를 구별하는 사전 심의필 마크

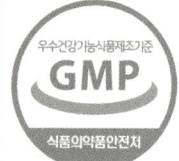
우수한 품질을 인증하는 품질관리 인증마크

국내제조제품일 경우 'GMP 마크'가 있는지 꼭 확인해야 한다. GMP 마크가 있는 제품은 제조 시설 기준에 맞게 관리된 곳에서 만들어진 제품이라고 신뢰할 수 있다.

'건강기능식품'의 정확한 기능을 알고 싶다면 제품 라벨의 '영양기능정보'를 확인하면 된다. 또 식약처의 '식품안전정보포털'에서도 제품검색을 통해 확인할 수 있다.

제품에 함유된 기능성 원료나 성분의 모든 기능을 전부 포장에 표시해야 하는 건 아니다. 복합 비타민, 미네랄 제품처럼 너무 많은 종류의 원료가 들어 있다면 강조하고 싶은 영양기능만 적어놓기도 한다.

건강기능식품에는 '어떤 효과가 있다'라는 말은 정확한 표현이 아니다. '의약품'에만 효능·효과가 있다는 말을 사용할 수 있으며, 건강기능식품에는 '영양소 섭취나 생리 활성 기능'이 있다는 문구를 사용할 수 있다.

건강기능식품 구매 전 확인사항

❶ 나에게 꼭 필요한 기능성인가?
❷ 국가에서 인정한 '건강기능식품' 문구 또는 마크가 있는가?
※ 수입품의 경우 한글로 표시되어 있지 않다면 '식품의약품안전처'의 승인을 받아 정식 수입, 판매된 제품이 아니다.
❸ 과대광고가 아니라는 '표시·광고 사전 심의필' 마크가 있는가?
❹ 안전한 섭취방법은 무엇인가?
❺ 우수한 품질의 'GMP' 인증마크가 있는가?
❻ 유통기한이 충분히 남았는가?

안전한 의약품과 건강기능식품 사용을 위한 상담과 정보안내

▶ 대한약사회 약학정보원 http://health.kr ☎ 02-3471-7575
약의 색상, 모양, 제형 등으로 약 성분을 검색할 수 있어 약효나 부작용에 대한 정보를 얻을 수 있다.

▶ 식품안전정보포털 http://www.foodsafetykorea.go.kr ☎ 1399
'건강기능식품' 제품과 구입하려는 각종 식품정보를 검색할 수 있다.

▶ 식품의약품안전처 온라인의약도서관 http://drug.mfds.go.kr ☎ 1577-1255
인터넷·스마트폰을 통해 최신의 다양한 의약품 정보를 검색할 수 있다.

▶ 소비자 상담 전화 ☎ 1372
공정거래위원회에서 운영하는 전국 통합 소비자 상담 전화로 신속한 상담을 받을 수 있다.

▶ 중앙응급의료센터 http://www.e-gen.or.kr ☎ 119
전국 응급의료체계를 담당하는 기관으로 구급차를 운영하는 기관인 119, 이송업체, 병원, 응급실, 약국에 대한 정보를 제공받을 수 있다.

▶ 한국의약품안전관리원 http://www.drugsafe.or.kr ☎ 1644-6223
약물 부작용 신고 및 부작용의 인과관계 정보를 제공받을 수 있다.

내 약 사용설명서
How Medication Works

초판 1쇄 발행 _ 2016년 07월 18일
초판 6쇄 발행 _ 2021년 06월 08일

지은이 _ 이지현

펴낸곳 _ 세상풍경
펴낸이 _ 최형준

기획&디자인 _ 시니어C | **제작** _ 도담프린팅 | **재판** _ 블루엔

등록 _ 2007년 3월 28일 제313-2007-81호
주소 _ 서울시 마포구 서교동 376-11번지 YMCA빌딩 2층
도서 문의 _ **전화** 02-322-4491 | **이메일** seniorc@naver.com
도서 주문 _ **전화** 02-322-4410 | **팩스** 02-322-4492
도서 물류 및 반품 _ 북패스 031-953-2913 경기도 파주시 파주읍 백석리 453-1

© 2016 세상풍경 & 이지현 Jennifer Lee
이 책에 실린 모든 내용, 디자인, 이미지, 편집 구성의 저작권 및 출판권은 세상풍경에게 있습니다.
이 책은 저작권법에 의해 보호받는 저작물이므로 본사의 서면 허락 없이는 어떠한 형태로도 이용하실 수 없습니다.
신 저작권법에 의하여 한국 내에서 보호를 받는 저작물이므로 무단전재와 무단복제를 금합니다.
잘못된 책은 구입한 서점에서 바꿔 드립니다.

값 15,000원
ISBN 979-11-85141-21-3 13510

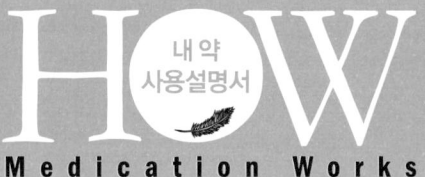